Gunter Eckert, Judith Kösters, Sandra Habicht,
Stephan Hübner, Heike Ließmann (Hg.)

Ernährung

Genuss – Gesundheit – Geschäft

Gunter Eckert, Judith Kösters, Sandra Habicht,
Stephan Hübner, Heike Ließmann (Hg.)

Ernährung

Genuss – Gesundheit – Geschäft

WOCHEN
SCHAU
VERLAG

Bibliografische Information der Deutschen Nationalbibliothek

Die Deutsche Nationalbibliothek verzeichnet diese Publikation in der Deutschen Nationalbibliografie; detaillierte bibliografische Daten sind im Internet unter http://dnb.d-nb.de abrufbar.

Die 23 Kapitel dieses Buches basieren auf dem hr-iNFO Funkkolleg Ernährung, wissenschaftlich begleitet vom Institut für Ernährungswissenschaft der Justus-Liebig-Universität Gießen. Die Radio-Sendungen wie die Texte sollen Argumente und Zusammenhänge liefern und Lust machen, in Debatten einzusteigen. (Zusatzmaterialien und Audios: funkkolleg-ernaehrung.de)

www.wochenschau-verlag.de

Wissenschaftliche Mitarbeit: Jana Roßney

Umschlagbild: hr / © www.thinstockphotos.com/Vlajko611
Gedruckt auf chlorfrei gebleichtem Papier
Gesamtherstellung: Wochenschau Verlag
ISBN 978-3-7344-0883-0 (Buch)
E-Book ISBN 978-3-7344-0884-7 (PDF)
ISBN 978-3-7344-0885-4 (EPUB)

Inhalt

Ernährung
Ein Vorwort

Ernährung ist in aller Munde – im wahrsten Sinne des Wortes. Die Menschen müssen essen und trinken, um die Funktionsfähigkeit ihrer Körper zu gewährleisten. Fette, Kohlenhydrate, Eiweiße, Mineralstoffe, Spurenelemente und Vitamine spielen dabei eine zentrale Rolle. In der Frühzeit stand der Kampf um die Nahrung im Mittelpunkt um zu überleben. Heute wird der Kampf um Nahrung bei uns eher durch den Kampf gegen den Überfluss abgelöst. Über- und Fehlernährung sind Ursache für viele Krankheiten, die die Menschen und unser Gesundheitssystem belasten. Adipositas oder Diabetes mellitus Typ2 sind nicht nur Folge von Fehlernährung, sondern auch wesentliche Risikofaktoren für Herz-Kreislauf-Erkrankungen, Krebs oder Neurodegenerative Erkrankungen wie Alzheimer und Demenz. Die Probleme scheinen auf der Hand zu liegen, genauso wie die Konzepte diese zu lösen. In der Realität ist es mit der Ernährung aber doch viel komplizierter als nur die Empfehlung auszusprechen sich ausgewogener zu ernähren – also ballaststoffreich, mit wenig Zucker und Salz, weniger Fleisch, viel Obst und Gemüse und beim Fett ein gesundes Maß . Die Gazetten sind voll guter Ratschläge, Bücher zu der „richtigen" Ernährung gibt es zu Hauf und in den Medien finden sich zahlreiche „Experten", die genau wissen wollen was gut für uns ist. Woran soll man sich denn nun halten im Dschungel der schier unübersehbaren Anleitungen, um eine gesunde, nachhaltige und umweltbewusste Ernährung in unseren Alltag zu integrieren?

Es scheint gerade so, dass auch die Ernährungswissenschaften kein einheitliches Konzept haben. Dies ist im Wesentlichen darauf zurückzuführen, dass die wissenschaftliche Auseinandersetzung mit der Ernährung stetig neue Erkenntnisse liefert, die so manche Empfehlung revidieren. Empfehlungen zur Ernährung können nur fundiert sein, wenn sie sich auf wissenschaftliche Erkenntnissen stützen. Auf dieser Basis spricht etwa die Deutsche Gesellschaft für Ernährung ihre Empfehlungen aus. Dennoch kursieren unzählige trendige oder vermeintlich heilsame Konzepte ohne wissenschaftliche Grundlage und viele Menschen geben sich bereitwillig so manchem Mythos hin, der die Ernährung umgibt.

Gesund soll die Ernährung sein, aber auch nachhaltig, ressourcen- und umweltschonend. Von den Böden über die Anbauweisen, die Produktion, den Transport bis zur die Werbung für Lebensmittel gilt es, die gesamte Wertschöpfungskette kritisch zu beleuchten. Apropos Werbung, wie sieht es denn eigentlich mit der Kommunikation über Lebensmittel und Ernährung im Allgemeinen aus?

Mit diesen und weiteren spannenden Themen wie Lebensmittelverschwendung, Mikroplastik oder Design-Food beschäftigen sich das hr-iNFO Funkkolleg „Ernährung“ und das vorliegende Begleitbuch. Viel Spaß mit dieser Vertiefung des Wissens über die „richtige Ernährung“!

Frankfurt am Main, im Februar 2020
Im Namen der Herausgeber:
Prof. Gunter Eckert,
Dr. Sandra Habicht,
Judith Kösters,
Stephan Hübner,
Heike Ließmann

JULIANE ORTH

Das Märchen von der richtigen Ernährung

In der Küche von Paläo-Koch Manuel Schneider in Mainz. Man könnte auch sagen: Steinzeit-Koch. Denn genau das ist die Grundidee hinter der so genannten Paläo-Ernährung: Kochen und Essen wie die Menschen in der Steinzeit, genauer gesagt der Altsteinzeit, dem Paläolithikum. Manuel Schneider kocht heute Zucchini-Nudeln. „Dazu gibt es ein Spargel-Gemüse aus grünem und weißem Spargel an einer Sauce aus Kokosmehl mit Weißwein und Tapiokastärke, fermentierten Salzzitronen, und im Anschluss kommen noch ein paar frische Heidelbeeren drauf."

Die Zutaten stehen schön angerichtet und fertig portioniert nebeneinander parat. Steinzeit-Küche? Sieht eher nach moderner Koch-Show aus. Trotzdem ist alles absolut paläokonform, sagt Manuel Schneider: „Wer sagt uns denn, dass gewisse Zutaten, wie wir sie heute kennen, in einer anderen Form nicht schon damals vorhanden waren? Wir wissen, die Aubergine sah früher anders aus als heute. Diese große Frucht war früher eine ganz, ganz kleine. Aber wir gehen davon aus, hätte es die Möglichkeiten und Zutaten, mit denen wir heute arbeiten, damals schon gegeben, man hätte sich genauso ernährt."

Welche Lebensmittel nun genau „paläokonform" sind, also der Ernährung in der Altsteinzeit entsprechen oder zumindest nahekommen, darüber gibt es in der Paläo-Szene unterschiedliche Auffassungen. Dahinter steckt der Wunsch, sich möglichst „natürlich" und damit vermeintlich „richtig" zu ernähren.Aber gibt es überhaupt eine bestimmte Ernährungsform, die dem Menschen in die Wiege gelegt ist, die die Natur also für ihn „vorgesehen" hat? Die Paläodiät-Verfechter gehen davon aus. Sie schauen weit zurück. Millionen von Jahren hat es gedauert, bis sich der moderne Mensch entwickelte. Die Altsteinzeit, das Paläolithikum, begann vor rund zweieinhalb Millionen Jahren. Und endete erst vor 10.000 bis 20.000 Jahren, als die Menschen sesshaft wurden, als sie begannen, Ackerbau zu betreiben und Vieh zu halten. Millionen Jahre menschliche Evolution, weitgehend ohne Getreide und Milch und gerade einmal 10.000 bis 20.000 Jahre mit – im Vergleich ein Wimpernschlag. Gejagt und gesammelt wurde also quasi schon immer – alles andere kam viel später dazu. So spät, dass sich unsere Körper darauf möglicherweise noch gar nicht richtig einstellen konnten und unsere Mägen evolutionstechnisch in der Steinzeit hängengeblieben sind – so die grobe Argumentationslinie der Paläo-Verfechter.

Aber zunächst kocht Manuel Schneider – nach Paläo-Art. Manchmal tut er das zwar auch an einer Feuerstelle, hier schaltet er aber einfach den Herd ein. Er erklärt: „Natürlich ist Industriestrom oder Strom generell nicht paläokonform, aber da ich keinen Gasanschluss in der Küche habe, muss ich mir leider damit behelfen."

Strom ist also notfalls zugelassen in der Paläoküche. Ansonsten sind erlaubt: viel Gemüse, Nüsse, Körner, Samen, Saaten, Fleisch und Fisch. Viele Fette sind möglich, aber nicht alle. Und auch sonst gibt es so einiges, wovon der Paläokoch unbedingt die Finger lässt, zum Beispiel Soja, Hülsenfrüchte, Getreide und Lupinen, wie Manuel Schneider ausführt, weil die Jäger und Sammler der Altsteinzeit – so die Annahme – die noch nicht kannten. Und auch weil das nach Paläo-Lesart Nahrungsmittel sind, die erst verarbeitet werden müssen, bevor der Körper sie verwerten und daraus Energie ziehen kann. Viele Hülsenfrüchte, zum Beispiel Kichererbsen oder Bohnen, sind roh verzehrt giftig für den Menschen. Eine Zucchini kann man dagegen auch roh konsumieren und der Körper kann die Nährstoffe nutzen – auch wenn sie den meisten in gekochter Form besser schmecken dürfte.

Manuel Schneider spannt die Zucchini in den Spiralschneider und dreht den Hebel. Was sich da aus der Maschine windet, sieht aus wie grün-weiße Spaghetti in Spiralform, verhält sich aber nicht so. „Al dente ist nicht", lacht der Paläo-Koch.

Die Spargel ziehen inzwischen schon in der Pfanne vor sich hin und bekommen an einigen Stellen eine braune Färbung. So ein etwas ursprüngliches Aussehen ist in der Paläo-Küche durchaus beabsichtigt, wie Manuel Schmidt erläutert: „Der Spargel als ungleichmäßige und natürliche Erdfrucht-Variante ist nicht ganz gleichmäßig, aber das ist völlig normal, da wir ja nicht etwas perfekt Geformtes in die Pfanne gelegt haben, sondern etwas mit Bewegung, Wellen, Ecken und Kanten. Darum wird das auch mal etwas anders aussehen. Der Teller lebt schon durch Formen und Varianten, die man so durchaus nicht erwartet hätte."

Der fertig angerichtete Teller kann sich sehen lassen. Die Grün-, Weiß- und Blau-Töne machen sofort Appetit: Die Basis bilden die Zucchini-Spiralen, darauf liegen die Spargel und dazwischen blitzen die Heidelbeeren auf. Und es schmeckt auch gut: Die Spargel sind sehr knackig und durch die dunklen Stellen leicht deftig. Die Zucchini-Nudeln sind ungewohnt weich und bekommen durch die Soße eine zitronig-säuerliche Note.

Der Geschmack der Rezepte war es letztlich auch, der Manuel Schneider von der Paläo-Küche überzeugt hat. Außerdem hält er die Paläo-Ernährung für ökologischer, weil im Anbau der Lebensmittel weniger Wasser verschwendet und mehr auf gute Tierhaltung geachtet werde. Wenn er überhaupt Fleisch verwendet, nimmt Manuel Schneider gerne Wildfleisch oder Fleisch von Weidetieren. Paläo-Küche gleich viel Fleisch – diese Gleichung gilt bei ihm nicht: „Unsere Vorfahren im Paläolithikum mussten sich ihr Fleisch erarbeiten durch Jagd. Da gab es nicht zwölf Monate im Jahr Wild, Mammut, Säbelzahntiger, was auch immer. Da musste gehaushaltet werden, da hat man angefangen, natürliche Produkte zu essen. Und man hat ausprobiert: Diese Pflanze dort, ich beiß' mal rein, im schlimmsten Fall bin ich halt tot. Diesen Erfahrungen haben wir zu verdanken, dass wir heute wissen, was wir essen können."

Wer überlebte und genug Nachkommen aufziehen konnte, also den Fortbestand seiner Art sichern konnte, hatte offenbar nicht die schlechteste Wahl bei der Ernährung getroffen.

Aber was aßen unsere Vorfahren denn nun? Und wie finden Wissenschaftler das heraus? Hans Konrad Biesalski ist Ernährungsmediziner und war Professor für Biologische Chemie und Ernährungswissenschaft an der Uni Hohenheim. Er erklärt, dass Forscher die Zähne aus Skelettfunden untersucht haben. „Da gibt es Zähne, die haben enormen Abrieb, da geht man davon aus, die haben harte Wurzeln und Ähnliches verzehrt. Und dann gibt es solche, die sind sehr scharf wie unsere Schneidezähne. Da sagt man, die haben Fleisch zerreißen müssen und und und. Das ist die eine Seite. Die andere Seite: Ich kann durch den Nachweis bestimmter Isotope in den Zähnen feststellen, ob die Ernährung vorwiegend pflanzlich, gemischt oder vorwiegend tierisch war."

Klar ist: *Die* Ernährung der Steinzeit gab es nicht. Ob die frühen Menschen vorwiegend Fleisch oder komplett vegetarisch aßen, hängt auch von den klimatischen und landschaftlichen Gegebenheiten ab. Und auch die unterlagen dem Wandel. Hans Konrad Biesalski hat als Ernährungsmediziner die Bedeutung der Mikronährstoffe für die Evolution des Menschen erforscht. Während Makronährstoffe die Grundbausteine Fett, Kohlenhydrate und Proteine umfassen, bezeichnen Mikronährstoffe Vitamine und Mineralien wie Vitamin C, Calcium oder Eisen.

Hans Konrad Biesalski beginnt seinen Rückblick mit dem Beispiel des Menschenaffen *Sahelanthropus tchadensis*, der am Tschadsee in Zentralafrika lebte, etwa sieben Millionen Jahre vor unserer Zeit. Möglicherweise gehörte er zu den letzten gemeinsamen Vorfahren von Mensch und Schimpanse, es gibt dazu unterschiedliche Theorien. Vermutlich ging der Sahelanthropus tchadensis aufrecht – und er lebte in einem ausgesprochen reichhaltigen Ökosystem. Denn damals war der Tschadsee rund hundertmal größer als heute und hatte ein flaches und sumpfiges Ufer, das ihm vielfältige Nahrung bot. Hans Konrad Biesalski beschreibt die Lebensumstände: „Der saß in den Bäumen am See – und Menschen waren immer am See –, in den Bäumen war er geschützt, er hat Blätter gefunden und Früchte. Ab und an ist er an den See gegangen und hat was getrunken. Dann hat er einen Flösselhecht gefangen und ganz gegessen. Danach ist er zurück auf seinen Baum, da war er geschützt. Er hatte das, was wir heute eine vegetabile, also pflanzlich basierte Mischkost nennen."

Gräser, Fische, Weichtiere und Algen aus dem See versorgten ihn also mit einer Vielzahl von Mikronährstoffen. Und das trug offenbar dazu bei, dass der spätere Mensch sich zum aufrechten Gang hin entwickelte. Der Fischfang im Flachwasser begünstigte das. Hans Konrad Biesalski bezieht sich auf eine These des Berliner Biologen Carsten Niemitz: „Wenn man Fisch fangen will, muss man ganz ruhig im Wasser stehen, manchmal eine Stunde, manchmal auch länger. Das hat man gut bei Orang-Utans beobachtet. Die stehen im Wasser, schlagen mit der linken Hand aufs Wasser und greifen mit der rechten zu. Carsten Niemitz hat das schön entwickelt: Der Mensch war viele Jahre auf den Fischfang angewiesen, auch noch vor zwei Millionen Jahren, als er in die Savanne ging. Das hat dazu beigetragen, dass er den aufrechten Gang beibehalten hat. Viele Entwicklungen, die später kamen, haben diese günstige Körperhaltung dann ausgenutzt. Das heißt: Für den Menschen war es ein Vorteil, dass er aufrecht gehen konnte."

Vor zwei bis zweieinhalb Millionen Jahren änderte sich das Klima. Die Veränderung brachte starken Regen, aber auch große Trockenheit mit sich. Früchte und Beeren als Lieferanten wichtiger Nährstoffe wurden knapper. Die flachen Seeränder trockneten aus, wodurch der Abstand vom geschützten Waldrand zum See größer wurde. Und damit auch die Gefahren.

Hans Konrad Biesalski erklärt, warum das trotzdem zur Fortentwicklung beigetragen hat: „Was hat der Mensch, der vor zwei Millionen Jahren auftauchende Homo erectus, gemacht? Er ist in die Savanne gelaufen und hat dort Tiere gefunden, die er erlegen konnte. Und er hat sie – das ist ganz entscheidend – ganz verzehrt. Er hat nicht nur das Muskelfleisch gegessen, sondern auch die Innereien. Und Innereien wie Leber und Niere sind die Speicherorte für Mikronährstoffe. Das hat zu seiner Weiterentwicklung und zum Gehirnwachstum beigetragen."

Dass der Hunger den Menschen in die Savanne trieb und zum Jäger machte, beeinflusste auch sein Sozialverhalten. Ein Teil der Gruppenmitglieder blieb beim Nachwuchs und andere gingen gemeinsam jagen und brachten das Fleisch nach Hause. Hans Konrad Biesalski sieht hier eine Grundlage für die soziale Komponente der Ernährung – die ebenfalls dazu gehört, wenn es um die Frage geht, was eigentlich natürliche Ernährung ist: Nämlich gemeinsam zu essen – und etwas vom Essen abzugeben an andere: „Die Erfahrung des Teilens und des Altruismus, die eine wesentliche Basis des menschlichen Zusammenlebens ist, ist schon sehr alt und wurde sicher durch diese Form der Ernährung nochmal stärker implementiert."

Bei der Frage, was der Mensch nun „von Natur aus" isst, sind sich – bei allen Zweifeln im Detail – Anthropologen und Ernährungsmediziner grundsätzlich einig: Der Mensch ist ein Omnivor, ein Allesfresser. Und der Hunger trieb ihn dazu, immer wieder Neues zu probieren. So gelangte er an viele Mikronährstoffe, die er zum Überleben und zur Weiterentwicklung brauchte.

Warum betrachten dann die Paläo-Anhänger nur Fleisch, Fisch und pflanzliche Nahrung wie Beeren oder Nüsse als „natürliche" Lebensmittel für den Menschen, Milch und Getreide dagegen als „unnatürlich"? Weil, so das Argument, die 10.000 bis höchstens 20.000 Jahre Evolution seit der Sesshaftwerdung unmöglich ausreichen konnten, um den menschlichen Organismus auf diese Lebensmittel einzustellen.

Die US-amerikanische Evolutionsbiologin Marlene Zuk von der University of Minnesota widerlegt diese These in ihrem 2013 erschienenen Buch „Paleofantasy". Sie zeigt: Evolution kann langsam, aber sie kann auch sehr schnell vonstattengehen. Wenn die Eigenschaft, Milch oder Getreide gut verdauen zu können, sich als vorteilhaft erweist, kann sich das menschliche Verdauungssystem also auch über wenige Generationen hinweg anpassen. Denn Evolution ist ja nie ein abgeschlossener Prozess:

> *Es gibt diese Idee, dass die Menschen in der Evolutionsgeschichte an einem Punkt waren, wo ihre Körper mit der Natur um sie herum perfekt synchronisiert waren. Und dass wir dann irgendwann später auf Abwege kamen – ob durch den Beginn des Ackerbaus, durch die Erfindung von Pfeil und Bogen oder durch die dauernde Verfügbarkeit von Hamburgern. Aber das zeugt von einer falschen Vorstellung von Evolution. (Zuk, S. 120)*

Gerade die Verträglichkeit von Milch – genauer gesagt des Milchzucker-Anteils Laktose – ist für die Evolutions- und Verhaltensforscherin Marlene Zuk ein faszinierendes Thema. Die meisten Europäer können als Erwachsene Milch verdauen, aber nur die wenigsten Asiaten. In Afrika gibt es große, regionale Unterschiede, was die Laktose-Verträglichkeit betrifft. Offenbar war oder ist es in einigen Weltregionen und einigen Gesellschaften evolutionär gesehen nützlicher, Milch zu vertragen als in anderen. So hat sich die Laktoseverträglichkeit vor allem in den Gegenden durchgesetzt, in denen die Menschen begannen, Vieh zu halten. Und Vieh zu halten, war wiederum umso attraktiver, je besser Milch vertragen wurde, so dass sich diese Entwicklungen gegenseitig verstärkten.

Der deutsche Ernährungswissenschaftler Claus Leitzmann beantwortet die Frage nach der natürlichen Ernährung des Menschen sehr präzise. Für ihn ist klar: Der Mensch ist von Natur aus Pflanzenfresser. 20 Jahre lang war Claus Leitzmann Professor am Institut für Ernährungswissenschaft der Universität Gießen und gilt als wichtiger Begründer der Lehre von der Vollwert-Ernährung. Zur Untermauerung seiner These vergleicht er die physiologischen und anatomischen Gegebenheiten des Menschen mit denen typischer Fleisch- bzw. Pflanzenfresser im Tierreich: „Da kann man sehr schnell feststellen, dass wir im Speichel ein stärkeabbauendes Enzym haben, die Amylase. Das deutet darauf hin, dass die Stärke immer eine große Rolle gespielt hat, sonst hätten wir die Amylase nicht. Auf der anderen Seite stellen wir fest, dass der Mensch nicht in der Lage ist, Vitamin C selbst zu synthetisieren. Ein eindeutiges Zeichen dafür, dass wir in der Vergangenheit immer Vitamin C zugeführt bekommen haben, und das ist nur in Pflanzen enthalten. Das deutet darauf hin, dass wir eine kontinuierliche, überwiegend pflanzliche Ernährung hatten. Wenn man all diese Sachen zusammenträgt, dann kommen wir ohne Zweifel zu dem Schluss, dass wir von Natur aus überwiegend Pflanzenfresser sind. Das heißt: Das wäre unsere natürliche Ernährung."

Claus Leitzmann hat daraus persönliche Konsequenzen gezogen: Er ernährt sich seit vielen Jahrzehnten vegetarisch. Es gibt Untersuchungen, die zeigen, dass Vegetarier im Schnitt gesünder leben: Sie sind seltener übergewichtig und haben weniger Herz-Kreislauf-Erkrankungen, Bluthochdruck und andere sogenannte Zivilisationskrankheiten. Der genaue Zusammenhang ist allerdings umstritten. Und um einen gesundheitlichen Effekt haben zu können, muss die vegetarische und auch die vegane Ernährung bestimmte Voraussetzungen erfüllen, sagt Claus Leitzmann: „Pflanzlich unterscheidet nicht zwischen Vollkorn- und Weißmehlprodukten. Wir sollten ausschließlich Vollkornprodukte verzehren und nicht Weißmehlprodukte. Der deutsche Markt erzählt uns etwas anderes: Mindestens 85 Prozent aller Getreideprodukte sind Weißmehlprodukte. Und da sind ganz viele wertvolle Substanzen schon abgetrennt oder nicht mehr vorhanden. Außerdem sollte man mit Zucker sehr vorsichtig sein, Zucker ist zwar ein pflanzliches Produkt, aber nicht gut für unsere Gesundheit. Also: Wenn man das weiße Mehl meidet und den Zucker, dann hat man schon ganz viel richtig gemacht. Das gilt übrigens auch für Fleischesser."

Wichtig in der Vollwert-Ernährung ist die Art der Verarbeitung: Die Lebensmittel sollen möglichst unverarbeitet sein – also keine Fertigessen und ohne industrielle Zusatzstoffe. Lange Zeit war das selbstverständlich. Früher war auch Gemüse deutlich erschwinglicher als Fleisch und Wurst. Die Industrialisierung, wachsender Wohlstand, Diät-Moden, aber auch gesellschaftliche Entwicklungen haben das verändert. Täglicher Fleischkonsum und Fertigprodukte gelten heute für viele als normal.

Claus Leitzmann beschäftigt sich damit, wie es zum Wandel in den Ernährungsgewohnheiten kommen konnte: „Die Arbeitswelten haben sich verändert, die Menschen mussten auf Konserven oder vorbereitete Essen zurückgreifen, weil das convenient war. Frauen sind berufstätig geworden und kochen nicht mehr jeden Tag für die Familie. Dadurch ist es einfacher, Fertigprodukte zu verkaufen, und zwar ganz stark getrieben durch kommerzielle Interessen. Da gibt es Unternehmen, die sich schon vor 200 Jahren überlegt haben, wie man große Mengen an Menschen mit Nahrungsmitteln versorgt. Und das hat sich ausgeweitet, so dass wir heute, wenn man in Supermärkte geht, überwiegend Fertigprodukte finden. Ich würde sagen, 80 bis 90 Prozent der Regale sind gefüllt mit Fertigprodukten. Und die brauchen wir eigentlich nicht, zumindest nicht in diesem Maße."

Das Etikett „Vollwertkost" ist seit seinen Hoch-Zeiten in den 1980er-Jahren aus der Mode gekommen – der Trend ging eher zu so genannten Low-Carb-Diäten, also hin zu Ernährungsstilen, die auf eine hohe Protein-Zufuhr und wenig Getreide und überhaupt wenig Kohlenhydrate setzen. Im weiteren Sinne könnte man auch die Paläo-Diät der Low-Carb-Bewegung zuordnen. Aber Claus Leitzmann ist sich sicher: Ein Vollwert-Comeback steht bevor – wenn auch möglicherweise unter neuem Namen. „Clean Eating" etwa – auf Deutsch wörtlich: „Sauberes Essen". Im Prinzip sei das Vollwerternährung. Und in den USA sei heute viel von der „Whole Food, Plant Based Diet" die Rede – was man grob mit „vegetarische Vollwertkost" übersetzen könnte. Er beschreibt das Prinzip der Vollwerternährung ganz knapp: „Möglichst wenig verarbeitet. Und dieses Whole Food Plant-Based ist ein Riesenthema in den USA. Es wird nicht lange dauern, dann wird es auch hier ein Thema sein. Das wird wahrscheinlich das Ende der Low Carb-Diäten bedeuten."

In wesentlichen Punkten sind sich die Anhänger vieler Gesundheits-Ernährungs-Stile einig – von der Paläo- oder Steinzeit-Diät über Clean Eating bis hin zur Vollwertkost: mit frischen Zutaten selbst kochen oder auch mal Gemüse roh essen, keine Fertig-Mahlzeiten, wenig Weißmehl, Fleisch und Zucker. Viel

Wasser trinken und in Bewegung bleiben. Und genau in diese Richtung geht auch der Konsens unter aktuellen Ernährungswissenschaftlerinnen und -wissenschaftlern. Das bestätigt auch Gunter Eckert, wissenschaftlicher Beirat des hr-iNFO Funkkollegs Ernährung und Professor am Institut für Ernährungswissenschaft der Universität Gießen. Gleichzeitig kann er verstehen, dass beim Verbraucher der Eindruck entsteht, es würden alle paar Jahre neue Ernährungsweisen propagiert: „Manchmal hat man den Eindruck, das wird ins Philosophische gezogen und man ist immer auf der Suche nach DER richtigen Ernährung. Aber jeder muss für sich den richtigen Weg und vor allem das richtige Maß finden."

Das richtige Maß finden. In einer Zeit, in der wir – zumindest in der westlichen Welt – beinahe immer von Nahrung im Überfluss umgeben sind: Genau das scheint die größte Herausforderung der modernen Ernährung zu sein – und zwar eine, auf die uns die Evolution möglicherweise wirklich schlecht vorbereitet hat.

Um richtig zu essen und auch die richtige Menge zu essen, braucht es Aufklärung und Bildung, sagt Gunter Eckert: „Diese Kompetenz, die der Einzelne für seine Entscheidung braucht, die sollte meiner Meinung nach schon in der Schule gelehrt werden. Es gibt in Hessen in einigen Schulen ein Fach Ernährung. Aber das ist bei weitem nicht die Regel. Ich glaube, es ist wichtig, dass unsere Kinder – sogar schon im Kindergartenalter – darüber Bescheid wissen, wie unsere Lebensmittel zusammengesetzt sind. Was gut, was gesund ist, um eine Kompetenz aufzubauen und um an der Theke die richtige Entscheidung zu treffen."

Und das nicht nur mit Blick auf uns selbst. Unsere Ernährungs-Entscheidungen haben Auswirkungen weit über unsere persönliche Situation hinaus. Der wachsende Fleischkonsum belastet das Klima. Industrielle Landwirtschaft und Monokulturen zerstören fruchtbaren Boden. Kann eine Ernährungsform als natürlich gelten, die in der Konsequenz der Natur schadet? Wer sich ernsthaft mit Ernährung auseinandersetzen will, der kommt an diesen Fragen kaum vorbei.

Literatur

BIESALSKI, Hans Konrad (2015): Mikronährstoffe als Motor der Evolution. Berlin: Springer Spektrum.

BIESALSKI, Hans Konrad (2017): Unsere Ernährungsbiographie: Wer sie kennt, lebt gesünder. München: Knaus.

ELMADFA, Ibrahim/Leitzmann Claus (2019): Ernährung des Menschen (6. Aufl.). Stuttgart: UTB.

LEITZMANN, Claus (2019): Die 101 wichtigsten Fragen – Gesunde Ernährung. München: Verlag C.H. Beck.

ZUK, Marlene (2013): Paleofantasy. What evolution really tells us about sex, diet, and how we live. New York: W.W. Norton & Company.

DAGMAR RÖHRLICH

Böden, Labore, Substrate – wo wächst unser Essen?

Ein Labor an der niederländischen Universität Wageningen. Unter rotem und weißem LED-Licht stehen Tomatenpflanzen dicht an dicht auf Regalbrettern.

Professor Leo Marcelis forscht an Zukunftsstrategien für die Landwirtschaft. Speziell interessiert ihn „vertical farming", also der Hightech-Anbau von Nahrungsmitteln in – wenn man so will – Hochregallagern. In seinem Labor erläutert er ein Experiment, bei dem er sich mit Tomatenpflanzen beschäftigt: „So, what you see here is an experimental setup of tomato plants actually growing in two layers under LED lighting. There is an airflow which comes through these holes. … You can see here the plant is just growing. You can see now the roots. It's growing on water …"

In diesem Experiment wachsen die Tomatenpflanzen auf zwei Ebenen. Ihre Wurzeln stecken in Wasser, das angereichert ist mit allem, was sie brauchen, und in dem Sauerstoff aus einem Schlauch blubbert. Raumtemperatur: 22 Grad Celsius.

Professor Leo Marcelis erklärt den Versuchsaufbau: „Mit diesem Experiment hier untersuchen wir, wie sich unterschiedliche Zusammensetzungen bei den zugefügten Mineralstoffen auf das Pflanzenwachstum auswirken."

Es wird also untersucht, wie sich unterschiedliche Zusammensetzungen der zugefügten Mineralstoffe auf das Pflanzenwachstum auswirken.

In einem Versuchsacker der Universität Bonn sind im Frühjahr zwei Arten Klee eingesät worden. Die Sonne brennt, es ist heiß. Professor Thomas Döring von der Universität Bonn ist Agrarökologe. Auf dem Acker hinter seinem Institut wird erprobt, wie sich in Zeiten des Klimawandels mit oft extremen Wetterbedingungen die Bodenfruchtbarkeit und damit die Ernten steigern lassen – mit ökologischen Mitteln. Thomas Döring beschäftigt sich mit den unterschiedlichen Eigenschaften der beiden Arten Klee: „Der Gelbklee ist etwas trockenheitstoleranter, der Schwedenklee braucht ein bisschen mehr Wasser, ist dafür aber auch etwas stärker überflutungstolerant oder stauwassertolerant. – Die Frage für das Klima ist: Was bringt das und was sind die längerfristigen Effekte über den Boden, zum Beispiel in der nächsten nachfolgenden Kultur?"

Schon heute stuft die FAO, Food and Agriculture Organization of the United Nations, die Ernährungs- und Landwirtschaftsorganisation der Vereinten Nationen, die Böden auf rund einem Drittel der gesamten landwirtschaftlich genutzten Fläche als mittel bis stark geschädigt ein. Doch von diesen Böden hängt die Ernährung der Menschheit ab. Denn die Weltbevölkerung wächst – und mit ihr der Druck auf die Böden:

- vor 9.500 Jahren: Weltbevölkerung 10 Millionen
- vor 3.500 Jahren: 80 Millionen
- vor 2.000 Jahren: 300 Millionen
- 1800: Weltbevölkerung eine Milliarde
- 1927: zwei Milliarden
- 1960: drei Milliarden
- 1999: sechs Milliarden
- 2011: sieben Milliarden
- 2019: 7,6 Milliarden Menschen
- Schätzungen für 2050: 9,6 Milliarden Menschen
- Schätzungen für 2100: 10,9 Milliarden Menschen

Professor Andreas Bürkert von der Universität Kassel erforscht Agrarökosysteme der Tropen und Subtropen. Die Aufgabe, die Welternährung sicherzustellen, sagt er, stellt sich nicht in einer fernen Zukunft, sondern unmittelbar: „Wir werden einen erhöhten Systemdruck bekommen. Das heißt, wir werden immer mehr von unserer Agrarlandschaft haben wollen. Das bezieht sich auf der einen Seite auf die direkten Ökosystemdienstleistungen, wie zum Beispiel Nahrungsmittel, die natürlich gesund, preiswert und jederzeit verfügbar sein sollen. Auf der anderen Seite aber auch auf die indirekten Dienstleistungen wie sauberes Wasser. Die nächste große Herausforderung ist natürlich, dass die Ansprüche der Menschheit immer stärker wachsen. Das heißt die Kluft zwischen dem, was möglich ist, und dem, was gefordert wird von Landschaften, von unseren Ressourcen, wird immer größer werden."

Woher wird unsere Nahrung künftig kommen? Aus einer Kunstwelt? Aus der industriellen Intensivlandwirtschaft? Oder klassisch vom Feld, ökologisch erzeugt?

Derzeit beruht die industrielle Landwirtschaft auf Maschinenbau und chemischer Industrie: auf Stickstoff-, Kali- und Phosphordüngern, auf Pestiziden, schweren Landmaschinen und Monokulturen. Mit diesen Mitteln habe sie es weit gebracht, sagt Professor Rainer Georg Jörgensen, Bodenbiologe an der Universität Kassel: „Insgesamt haben wir heute eine bessere Flächeneffizienz, höhere Erträge, günstige Lebensmittel; es sind heute natürlich sehr viel weniger Personen in der Landwirtschaft tätig, die sehr viel besser ausgebildet sind und insgesamt gibt es auf einem bestimmten Produktionsniveau auch eine höhere Ertragssicherheit."

Doch was im Laufe des vergangenen Jahrhunderts half, die Produktivität in bis dahin ungekannte Höhen zu schrauben, ist für die kommenden Herausforderungen keine Lösung mehr. Denn schon heute lebt die Menschheit bei den Böden über ihre Verhältnisse, wie Lisa Biber-Freudenberger, Spezialistin für Naturressourcen vom Zentrum für Entwicklungsforschung ZEF in Bonn, vorrechnet: „Wir haben global gesehen ungefähr 1,7 Hektar pro Person zur Verfügung, um für jeden Menschen seine Nahrung und auch andere Ressourcen, die er benötigt, anzubauen. In Deutschland verbrauchen wir aktuell ungefähr fünf Hektar pro Person und in China sind es drei Hektar."

Was an Fläche fehlt, wird durch Importe kompensiert – und immer häufiger durch das sogenannte „Landgrabbing" in Entwicklungsländern, erläutert Lisa Biber-Freudenberger: „Wir fangen an, immer mehr Flächen zu okkupieren und dort unsere Nahrungsmittel anzubauen. China hat zum Beispiel sehr viel Fläche in afrikanischen Ländern gepachtet."

Und die Probleme werden sich verschärfen: 2050, wenn die Weltbevölkerung wohl bei weit mehr als neun Milliarden Menschen liegen wird, steht pro Kopf weniger als ein Zehntel der heutigen Fläche zur Verfügung. Auch weil Ackerflächen im großen Stil verloren gehen, etwa durch Erosion oder Versalzung.

Prof. Leo Marcelis von der niederländischen Universität Wageningen überlegt, woher das Land für die Versorgung so vieler Menschen kommen soll. Da wir auch noch Platz für Siedlungen brauchen, müsse wohl die Produktivität des Landes gesteigert werden. Doch wie, so fragt er, können wir mehr auf weniger Land produzieren: „Woher soll das Land dafür kommen? Wir wollen nicht die ganze Natur zerstören, und wir brauchen Platz für unsere Siedlungen. Wenn Sie darüber nachdenken, ist klar: Wir müssen die Produktivität des Landes steigern. Doch wie können wir mehr auf weniger Land produzieren?"

Um die wachsende Menschheit zu ernähren, müssten die landwirtschaftlichen Erträge massiv steigen – und der Verbrauch an Boden und Wasser müsste massiv sinken. Fruchtbare Böden verschwinden weltweit vor allem aus sechs Gründen:

- Erstens: Versiegelung durch den Bau von Häusern, Industrieanlagen und Straßen.
- Zweitens: Erosion, die inzwischen dramatische Ausmaße angenommen hat.
- Drittens: Monokulturen und ständiger Anbau von „Humuszehrern" wie Mais oder Getreide laugen die Böden aus.

- Viertens: Versalzung von Böden – das ist die Kehrseite der Bewässerung. Weil ein Teil des bei der Bewässerung eingesetzten Wassers verdunstet, bleiben die in ihm gelösten Minerale im Boden zurück. In der Folge bilden sich Salze. Und weil Prognosen zufolge künftig immer größere Flächen bewässert werden, wird das Problem wachsen.
- Fünftens: Schwere Traktoren, Mähdrescher und andere Maschinen der industriellen Landwirtschaft verdichten die Böden stark und zerstören so den Lebensraum der Bodenorganismen. Doch diese spielen für die Bodenfruchtbarkeit eine Hauptrolle, weil sie für die Pflanzen die Nährstoffe aufschließen.
- Sechstens: Durch den Klimawandel wird es in manchen Gebieten so heiß und trocken werden, dass Landwirtschaft nicht mehr möglich ist. Andere Regionen werden gewinnen – falls die Niederschläge mitspielen. Die Dürre 2018 in Deutschland könnte durchaus nur ein Vorgeschmack gewesen sein. Doch die Landwirtschaft ist Opfer und Täter zugleich: Schließlich stammen mehr als sieben Prozent aller deutschen Treibhausgasemissionen aus dem Bereich Landwirtschaft, Stand 2017.

Weil Böden durch die langsame Verwitterung von Gestein entstehen, sind sie eine nicht erneuerbare Ressource. Dadurch wird das Schwinden fruchtbarer Böden besonders beunruhigend. Messungen zeigen, dass die Bodenfruchtbarkeit in vielen Regionen der Welt sinkt – auch dort, wo Kunstdünger eingesetzt wird.

Zur Bodenverschlechterung kommen oft auch Grundwasserprobleme hinzu – durch übernutzte Speicher oder den intensiven Einsatz von Stickstoffdüngern und Gülle aus der Tierhaltung. Professor Lutz Breuer, der an der Justus-Liebig-Universität Gießen den Wasserhaushalt von Landschaften erforscht, sagt dazu: „Man muss bedenken, dass in Deutschland allein 30 Prozent der Grundwasserfassungsregionen einfach zu viel Stickstoff und Nitrat aufweisen und im Grunde das Trinkwasser eben nicht mehr als Trinkwasser genutzt werden kann."

Die Böden stehen also schon heute unter Druck – eine schlechte Voraussetzung für die Versorgung einer schnell wachsenden Bevölkerung. Ein „Immermehr" der bislang üblichen Mittel und Strategien wird diesen Druck nicht mindern. Nicht nur, weil die Böden als Ressource endlich sind. Sondern es werden auch manche der Düngemittel ausgehen, die in den vergangenen Jahrzehnten den Erfolg der Intensivlandwirtschaft vorangetrieben haben. Rainer Georg Jörgensen von der Universität Kassel sieht das Ende des bisherigen Verfahrens voraus: „Wenn die bergmännisch gewonnenen Nährstoffe wie Kalium und Phosphor erschöpft sind – vielleicht in 50 Jahren oder in 300 Jahren –, dann wird man auf das Wissen der ökologischen Landwirtschaft zurückgreifen müssen."

Für den Bonner Agrarökologen Thomas Döring ist es entscheidend, die Begrenztheit der Ressourcen anzuerkennen und damit umzugehen: „Industrielle Landwirtschaft und ökologische Landwirtschaft sind Schlagworte, die vielleicht zu polarisierend sind. Ich glaube, wir kommen auf jeden Fall nicht darum herum, ökologische Gesetzmäßigkeiten anzuerkennen. Es gibt Grenzen in den Ressourcen, und wenn wir Ressourcen weiterhin über ihre Erneuerungsfähigkeit hinaus ausbeuten, werden wir sehr bald große Probleme kriegen. Das ist eine ökologische Grundgegebenheit, mit der wir einfach zurechtkommen müssen."

Uralte Techniken könnten helfen, die Landwirtschaft fit zu machen für den Klimawandel. Ein Beispiel ist die Felderwirtschaft. Bei ihr wechseln immer wieder die Pflanzen, die auf einem Feld angebaut werden. Auch die Versuche an Hülsenfruchtgewächsen, sogenannten Leguminosen, die auf dem Feld hinter Thomas Dörings Institut laufen, können dazu beitragen. Und da kommt jetzt wieder der Klee ins Spiel, wie der Agrarökologe ausführt, der die Mischung der Pflanzen im Öko-Anbau beschreibt: „Im Ökolandbau werden häufig solche Futterleguminosen wie der Gelbklee oder der Schwedenklee – häufiger sind der Weißklee oder der Rotklee – zusammen mit Gräsern eingesetzt, um den Boden mit Stickstoff anzureichern, um Futter zur Verfügung zu stellen, um den Boden biologisch anzureichern, um gleichzeitig auch Bodenruhe zu erzeugen und Unkraut zu unterdrücken."

Thomas Döring erforscht die Vorteile solcher gemischten Kulturen. In ihnen wird nicht nur eine Sorte Weizen, Roggen oder Klee angebaut, sondern man pflanzt gleichzeitig mehrere – mit unterschiedlichen Eigenschaften. Gelbklee etwa kommt mit Dürre gut zurecht. Mit Staunässe wird Schwedenklee besser fertig. Wie die optimale Kombination aussehen kann, das ist das Thema seiner Untersuchungen: „Uns interessiert, wie die beiden Arten sich miteinander in dieser Mischung verhalten. Kann es zur Risikominderung beitragen, wenn wir jetzt beide Arten gemischt anbauen?"

In Thomas Dörings Büro an der Universität Bonn wird das Gespräch grundsätzlicher. Ja, sagt Thomas Döring, er sei der Überzeugung, dass die Landwirtschaft im 21. Jahrhundert eine Technisierung brauche – auch die ökologische Landwirtschaft. Hightech könnte zum Bindeglied zwischen ökologischer und konventioneller Landwirtschaft werden – und eine Verbesserung für beide: „Ich glaube nicht, dass wir ganz auf technische Entwicklungen verzichten sollten oder können, um diese ökologischen Ziele zu erreichen. Der Grundgedanke, der bei vielen dieser neuen Methoden dahintersteht, ist tatsächlich, dass man den Input, das heißt Pflanzenschutzmittel oder Düngemittel, reduzieren möchte und gezielter ausbringen möchte – dort, wo sie gebraucht werden, statt sie flächenmäßig zu verteilen."

In Bonn forschen Thomas Dörings Kollegen deshalb an autonomen Robotern, die für den ökologischen Landbau ebenso hilfreich sein können wie für den konventionellen. Die Roboter fahren über das Feld, mit ihren Sensoren registrieren sie selbstständig das Pflanzenwachstum, erkennen beispielsweise Nährstoffmangel, Krankheiten, Schädlingsbefall oder Unkräuter. So kann gezielt gehandelt werden, wie Thomas Döring die Vorteile dieser Technologie beschreibt: „Das heißt, man hat einen selektiven Pflanzenschutz, man hat eine selektive Unkrautkontrolle, eine selektive Düngung dort, wo es wirklich gebraucht wird."

Was bereits gut funktioniere, sei die kameragestützte Unkrautregulierung: Der Roboter erkenne die Kulturpflanzen per Kamera und Mustererkennung und hacke die Unkräuter dazwischen aus. Doch auch eine Schwachstelle der Robotertechnik macht Thomas Döring aus: „Im Prinzip wäre es gut, dann auch solche Unkrautpflanzen zu erkennen, die letztlich gar keinen Schaden verursachen, und die dann auch stehenzulassen, weil sie einen ökologischen Nutzen haben können, zum Beispiel als Ressource für Insekten."

Drohnen, selbstfahrende Traktoren und autonome Roboter könnten auf Feldern bald selbstverständlich sein. Präzisionsackerbau ist das Schlagwort. Ein Trend, der auch in den Niederlanden verfolgt wird. Dort hatte die Regierung im Jahr 2000 die Devise ausgegeben, mit der Hälfte der Ressourcen doppelt so viele Lebensmittel zu erzeugen. Eine Erfolgsgeschichte. In den Gewächshäusern ist der Pestizid-Einsatz um 90 Prozent gesunken. Und das klassische Gewächshaus bekommt Konkurrenz durch eine Hightech-Version des 21. Jahrhunderts: Vertical Farming – die vertikalen Gewächshäuser, an denen Leo Marcelis in Wageningen forscht. Er erklärt seine Motivation für seine Forschungen mit der enormen Bevölkerungsentwicklung. In seiner Kindheit seien die Niederlande das Land mit der höchsten Bevölkerungsdichte gewesen; heute haben weltweit gesehen manche Städte mehr Einwohner als die gesamten Niederlande: „When I was a kid at school, we always learned the Netherlands are the most dense country with population. But if you look worldwide there are many cities where just one city is bigger or have more inhabitants than the Netherlands as a whole."

Seit 2008 leben weltweit erstmals mehr Menschen in Städten als auf dem Land. Eine Entwicklung, die sich fortsetzen wird. Bis 2030 rechnet der Bevölkerungsfonds der Vereinten Nationen mit fünf Milliarden Stadtbewohnern: Sie müssen versorgt werden – bei Frischprodukten auf möglichst kurzen Transportwegen.

Die „vertical farms" sind eine Spielart einer Hightech-Landwirtschaft, die die Lösungen sozusagen in Kunstwelten sucht. Leo Marcelis lässt Pflanzen in einem Gebäude in vielen Lagen übereinander wachsen. Für jede Lage werden

Licht, Temperatur, Luftfeuchtigkeit oder auch die CO_2-Konzentration kontrolliert. Wenn in einer vertikalen Farm 20 Lagen übereinander angebaut werden, ist der Ertrag pro Fläche um das 20-fache höher als im Freiland – bei sehr viel weniger Ressourcen- und Landverbrauch: „Wir lassen in einem Gebäude Pflanzen in vielen Lagen übereinander wachsen. Wir kontrollieren für jede Lage Licht, Temperatur, die Luftfeuchtigkeit oder auch die CO_2-Konzentration. Wenn in einer vertikalen Farm 20 Lagen übereinander angebaut werden, ist der Ertrag pro Fläche um das 20-fache höher als im Freiland – bei sehr viel weniger Ressourcen- und Landverbrauch."

Die Pflanzen wachsen unter künstlichem Licht, dessen Spektrum an ihre Bedürfnisse in der jeweiligen Wachstumsphase angepasst wird. Sie erhalten eine genau einkalkulierte Nachtruhe, und sie wachsen meist in Wasser, das mit allen Nährstoffen sowie nützlichen Mikroben und Pilzen angereichert ist. In der Blütezeit bekommen sie Insektenbesuch. Leo Marcelis erklärt, dass in den vertikalen Farmen die Qualität durch Veränderungen in den Anbaubedingungen kontrolliert werde. Man setze auf hohe Qualität, guten Geschmack und gutes Aussehen. Die Bedingungen können so eingestellt werden, dass die Pflanzen beispielsweise besonders viel Vitamin C bilden. Dabei sei das System außerdem in vielerlei Hinsicht sehr nachhaltig. Etwa, weil alles in einem Kreislauf geführt werde und nichts ins Grundwasser und nichts in die Luft gelange.

Der Wasserbedarf pro Kilogramm Gemüse liegt bei zwei bis drei Liter – einem Bruchteil dessen, was auf dem Feld verbraucht wird. Auch auf Pestizide wird verzichtet: Unkraut gibt es nicht in dieser Hightech-Kultur, und Schädlinge und Krankheiten werden durch ausgefeilte Hygienemaßnahmen und Luftfilter draußen gehalten. Ein Problem ist allerdings der hohe Stromverbrauch des Systems, das sei in Hinblick auf Nachhaltigkeit und Kosten ein großes Thema, gibt Leo Marcelis bedauernd zu. Man konzentriere sich daher auf den effizienten Einsatz von LED: „Das System braucht viel Strom – das ist ein großes Thema mit Blick auf Nachhaltigkeit und Kosten. Den größten Teil des Stroms verbrauchen die Lampen, deshalb konzentrieren wir unsere Forschungen auf den effizienten Einsatz der LED, denn das hilft uns sparen und ist gut für die Nachhaltigkeit."

Der hohen Kosten wegen eignen sich die vertikalen Farmen nicht für Massenware wie Weizen oder Mais und auch nicht für den Einsatz in Entwicklungs- und Schwellenländern. Doch gerade auf sie kommt es künftig an, sagt Lutz Breuer von der Justus-Liebig-Universität Gießen: „70 bis 80 Prozent der Welternährung werden heute durch kleinbäuerliche Landwirtschaft im globalen Süden produziert, das heißt, der Landwirt oder die Landwirtin, die auf ihren ein zwei Hektar großen Flächen vor allen Dingen Subsistenzwirtschaft betreiben, also Landwirtschaft für den Eigenbedarf, um sich selber zu ernähren."

Kleine Betriebe, die nur das auf den Markt bringen, was sie nicht selbst verbrauchen, sind für die Ernährungssicherheit zentral – und ihre Bedeutung wird auch in Zukunft nicht sinken, wie Lutz Breuer voraussagt: „Aber wir werden mit Sicherheit nicht auf den intensivsten Flächen die gesamte landwirtschaftliche Produktion herstellen können, die für die Weltbevölkerung für die Ernährung notwendig sind. Es ist eben nicht dadurch getan, dass wir einfach nur intensiver und noch intensiver die Landwirtschaft betreiben und damit dann die Weltbevölkerung retten, was den Ernährungsstatus angeht."

Um die wachsende Weltbevölkerung zu ernähren, müssen auch die kleinbäuerlichen Betriebe ertragreicher produzieren. Dafür werden jedoch andere Techniken erforscht als für die Äcker der Industrienationen. Ein Beispiel ist der Einsatz von sogenannten Push-Pull-Systemen zur biologischen Schädlingsbekämpfung. Um etwa Mais vor Käferbefall zu schützen, werden um kleine Felder herum Gräser gepflanzt, die die Schädlinge anziehen – und zwischen den Nutzpflanzen wiederum wachsen Kräuter, die Käfer vertreiben und gleichzeitig das Wachstum von Unkräutern in Grenzen halten. Lutz Breuer beschreibt dieses System als natürlichen Pflanzenschutz: „Diese Art von Push-Pull-Landwirtschaft ist im Grunde so etwas Ähnliches wie ein Pestizid, nur auf natürliche Art und Weise funktionierend und eben nicht durch künstliche Pestizide hervorgerufen. Das sind landwirtschaftliche Formen, die bereits in den Tropen und Subtropen von Hunderttausenden von Landwirten durchgeführt werden, aber es muss eben dahin gehen, dass es Millionen von Landwirtinnen und Landwirten sind."

Solche Verbesserungen sind für die afrikanische Landwirtschaft besonders wichtig, sagt Lisa Biber-Freudenberger vom Zentrum für Entwicklungsforschung ZEF in Bonn, denn: „Der Großteil des Bevölkerungswachstums wird in Afrika stattfinden, also da, wo heute schon ein Drittel der Menschen hungrig zu Bett geht und ungefähr 200 Prozent Bevölkerungswachstum erwarten werden."

Gleichzeitig zählt Afrika zu den Gebieten, die am stärksten vom Klimawandel betroffen sein werden. Ein Teil der Lösung soll die Rückbesinnung auf heimische Feldfrüchte sein. Doch dies verlangt gesellschaftliche Veränderungen. Ein Beispiel dafür ist der Mais. Er wird derzeit in Afrika angebaut, obwohl er viel Regen zur richtigen Zeit braucht und langsam reift. Für das afrikanische Klima ist er deshalb eigentlich nicht gut geeignet, sagt Dr. Oliver Kirui vom Zentrum für Entwicklungsforschung in Bonn. Er beschreibt, wie die afrikanischen Bauern versuchen, ihre Produktpaletten zu erweitern und auf traditionelle Feldfrüchte umzusteigen, die weniger Wasser brauchen und dürretoleranter sind. Doch viele dieser traditionellen Feldfrüchte sind so lange nicht beachtet worden, dass sie schwierig zu vermarkten sind. Die Verbraucher glauben, dass ihnen etwas fehlt, wenn sie sich mit Kassava, Süßkartoffeln, Sorghum oder Hirse und anderen traditionellen Lebensmitteln ernähren: „Die Bauern versuchen inzwischen glücklicherweise, ihre Produktpaletten zu erweitern und auf traditionelle Feldfrüchte umzusteigen, die weniger Wasser brauchen und dürretoleranter sind. Doch viele dieser traditionellen Feldfrüchte sind so lange nicht beachtet worden, dass sie schwierig zu vermarkten sind. Die Verbraucher glauben, dass ihnen etwas fehlt, wenn sie sich mit Kassava, Süßkartoffeln, Sorghum oder Hirse und anderen traditionellen Lebensmitteln ernähren."

Deshalb laufen Aufklärungskampagnen – und sie zeigen erste Erfolge: Inzwischen zeichnet sich ein Trend zurück zu den traditionellen Feldfrüchten ab.

Doch auch den Entwicklungs- und Schwellenländern kann die Technisierung helfen. Das sieht man schon heute etwa im ostafrikanischen Rift-Valley. Dort messen Spezialisten mit kleinen portablen Geräten die Eigenschaften des Bodens, schicken die Daten über ein Handy an eine Datenbank in ihrer Firmenzentrale – und der Bauer erhält innerhalb von zehn Minuten einen detaillierten Bericht über den Nährstoffbedarf seiner Pflanzen und wie er sie optimal versorgen kann. Das kostet zwar ein paar Dollar, vermeidet aber Ernteverluste durch Fehlentscheidungen. Dieses Projekt ist einer der Mosaiksteine, die dabei helfen, die rapide wachsende Menschheit zu ernähren – eine Mammut-Aufgabe, für die es keine „einzig wahre" Lösung gibt.

Quellen

http://www.fao.org/fileadmin/templates/wsfs/docs/expert_paper/How_to_Feed_the_World_in_2050.pdf

https://www.umweltbundesamt.de/daten/land-forstwirtschaft/beitrag-der-landwirtschaft-zu-den-treibhausgas#textpart-1

Kollage Weltbevölkerung Klaus Müller (2017): Atlas zur historischen Demographie der Menschheit und UN World Population Prospects https://esa.un.org/unpd/wpp/

ANTJE SIEB

Fett und Zucker – vom Genuss zur Gefahr

Wenn wir abnehmen wollen, müssen wir weniger Kalorien zu uns nehmen, als wir täglich brauchen. Aber was lässt man dabei am besten weg? Fett klingt logisch. Schließlich hat es von allen Nährstoffen die höchste Energiedichte. Doch in den letzten Jahren hat sich der Fokus vom Fettgehalt in Lebensmitteln als Hauptverursacher weg entwickelt. Denn viel wichtiger ist es, laut Weltgesundheitsorganisation WHO, die Kalorienaufnahme zu senken und den Energieverbrauch zu steigern. Was aber nicht heißt, dass man beim Fett jetzt völlig ungehemmt zuschlagen sollte. Aber die Wurzel allen Übels ist Fett offenbar nicht.

Der Ernährungsforscher Gunther Eckert, Professor für Ernährung in Prävention und Therapie an der Justus-Liebig-Universität Gießen, erklärt das genauer: „Heute geht man eher davon aus, die Gesamtzufuhr zu vermindern, den Fettgehalt zu justieren, man legt aber eher den Fokus auf die Fettqualität. Die Frage ist: Wie ist das Fett zusammengesetzt, sind da viele ungesättigte Fettsäuren vorhanden – die haben nämlich einen positiven Einfluss auf den Cholesterinspiegel. Früher hat man gedacht, bloß kein tierisches Fett, da ist viel Cholesterin drin, aber das Nahrungscholesterin hat nur einen ganz geringen Einfluss auf die Cholesterinspiegel im Blut, da sind es eher die Fettsäuren im Fett, die hier negativ wirken."

Ein halber Löffel Leinöl im Müsli gilt aufgrund der Alpha Linolensäure, einer darin reichlich enthaltenen Omega-3-Fettsäure, als sehr gesund – selbst wenn man eigentlich abnehmen möchte. Wenn es das richtige Fett ist und man insgesamt nicht zu viel isst, ist Fett also durchaus in Ordnung.

Alpha-Linolensäure ist eine essenzielle Fettsäure, die wir über die Nahrung zu uns nehmen müssen, weil sie unser Körper nicht selbst herstellen kann. Das ist auch bei den meisten Vitaminen so. Fettsäuren sind die Hauptbestandteile der Fette. Ihr Grundgerüst ist eine Kette von aneinandergereihten Kohlenstoffatomen. Sind die Kohlenstoffe durch stabile chemische Bindungen verbunden, dann handelt es sich um gesättigte Fettsäuren. Bei ungesättigten Fettsäuren sind innerhalb der Kette auch weniger stabile Bindungen zu finden. Sie machen das Fett flüssiger und weniger haltbar.

Allerdings ist auch schon ein neuer Bösewicht ausgemacht: Zucker. Professor Andreas Pfeiffer sucht am Deutschen Institut für Ernährungsforschung Potsdam-Rehbrücke nach den Ursachen von schwerem Übergewicht, der sogenannten Adipositas, und Krankheiten wie Diabetes mellitus Typ 2, die Zuckerkrankheit. Und dabei kam heraus, dass Zucker in unserem Körper ungünstige Wirkungen haben kann. Alle Kohlenhydrate bestehen im Prinzip aus Zuckerbausteinen. Allerdings kann unser Körper sie nicht alle gleich schnell in ihre Einzelteile zerlegen. Haushaltszucker wird von unserem Verdauungssystem schnell gespalten in die einfachen Zucker Glucose und Fructose. Andreas Pfeiffer erklärt, wie die Wirkung von Zucker im Körper untersucht wurde: „Es wird ja oft betont, dass Zucker schädlich ist und ungünstig, aber oft ist der Grund nicht genau bekannt. Wir haben uns mit Stoffwechselantworten auf Zucker befasst, haben untersucht, unter welchen Bedingungen Zucker ungünstige Wirkung hat auf das Leberfett, auf die Insulinwirksamkeit, die sogenannte Insulinresistenz, auf Energieaufnahme, auf Inflammation, so eine leichte Entzündung, die bei Adipositas häufig vorkommt. Zucker hat in der Form, wie wir ihn essen, tatsächlich ungünstige Eigenschaften, und das hat er eben deswegen, weil er schnell aufgenommen wird."

Glucose kann schon im oberen Dünndarm aufgenommen werden. Dort setzt sie Hormone frei, die unseren Stoffwechsel eher ungünstig beeinflussen, nämlich in Richtung effektives Energiespeichern, indem sie zum Beispiel den Fettabbau bremsen. Die Fructose, der zweite Bestandteil von Haushaltszucker, macht die Sache auch nicht besser. Sie wird in der Leber abgebaut und fördert dort in großen Mengen wahrscheinlich die Entstehung einer Fettleber. Manche Wissenschaftler halten Fructose sogar für gesundheitsschädlicher als Glucose. Eine ungünstige Kombination also, vor allem, wenn Übergewicht dazukommt. Andreas Pfeiffer erläutert das genauer: „Die physiologischen Wirkungen sind ungünstig für jeden, spielen aber vor allem eine Rolle, wenn man dick wird. Übergewicht ist eine Komponente für Fettleber, Insulinresistenz, die ganzen Stoffwechselstörungen, die sich dann Richtung Diabetes entwickeln können. Für denjenigen, der sein Gewicht kontrolliert, ist es kein großes Problem. Aber wer sich gesund ernährt, lebt auch sowieso besser und bekommt all die schönen Mikronährstoffe mit, die in pflanzlicher oder auch tierischer Nahrung enthalten sind. Diese Leute bleiben relativ gesund, das sehen wir auch. Ich glaube, Zucker ist eine Hauptkomponente für das Dickwerden, weil wir durch diese Art der Nahrung eben verführt werden. Aber solange man schlank bleibt – vor allem, wenn dann noch körperliche Bewegung hinzukommt –, ist der Zucker an sich nicht toxisch, für meine Begriffe."

Aber auch für dünne Menschen ist zu viel Zucker wahrscheinlich nicht ideal. Denn wenn man statt einer ausgewogenen Mahlzeit eine Menge Süßigkeiten isst, dann fehlen wichtige Nährstoffe.

Professor Hans Hauner, Leiter des Else-Kröner-Fresenius-Zentrums für Ernährungsmedizin, forscht seit Jahrzehnten in München daran, warum Menschen dick werden, und was man dagegen tun kann: „Man kann grob sagen, jeder Deutsche konsumiert jeden Tag etwa 100 g Zucker. Das ist eine Menge, die wir durchaus als problematisch ansehen. Zucker enthält viel Energie und insbesondere zuckerhaltige Getränke verdrängen andere Nährstoffe, die der Körper aber auch braucht. Genau darum geht im Augenblick die Diskussion. Es gibt Leute, die meinen, es ist der Zucker allein, der die Menschen dick macht – nach meiner Überzeugung lässt sich das mit dem, was wir bisher aus Studien wissen, nicht eindeutig belegen."

Die Weltgesundheitsorganisation sieht keine eindeutigen, aber immerhin ausreichende Beweise für einen Zusammenhang zwischen Zuckerverzehr und Übergewicht. Am besten kann man dabei Softdrinks wissenschaftlich nachweisen, dass sie dick machen. Insgesamt sei aber alles etwas komplizierter, meint der Gießener Professor Gunter Eckert – dem Fett oder auch dem Zucker alle Schuld zuzuschieben, sei keine Lösung: „Unsere Ernährung ist sehr komplex und muss auch sehr komplex sein, weil wir unglaublich viele Bausteine brauchen. Ich denke, man sollte sich nicht nur auf einen Baustein fixieren, sondern das Gesamtbild im Auge behalten."

Zucker zu reduzieren, ist deshalb zwar eine gute Idee, aber wahrscheinlich nur ein Faktor von vielen, sagt Hans Hauner: „Wenn ich an diesem Rädchen drehe, werde ich das Problem Übergewicht nicht sofort lösen, man braucht auch die anderen Elemente, wie der hohe Fettkonsum, Fast Food, Convenience Food, das Zwischendurchessen, das ständige Snacking. Die Leute haben keine festen Mahlzeiten mehr, das sind Ursachen, die zum Übergewicht beitragen, wir brauchen breitere Strategien, um am Ende das Übergewichtsproblem einzudämmen."

Eine Zeitlang weniger essen reicht zwar zum Abnehmen. Die meisten nehmen danach aber wieder zu, dank Jo-Jo-Effekt. Um dauerhaft abzunehmen, muss man in der Regel seinen Lebensstil umstellen. Und zwar in verschiedener Hinsicht: einerseits gesünder essen, andererseits sich mehr bewegen, und die Psychologie spielt schließlich auch noch mit rein. Viele Menschen essen zum Beispiel mehr als sonst, wenn es ihnen schlecht geht oder wenn sie gestresst sind. Wenn das häufig passiert, muss man andere Wege finden, um mit Stress oder Ärger umzugehen. Verhaltenstherapie kann dabei helfen. Und all diese Veränderungen sollte man dann beibehalten. Dass dies keine Kleinigkeit ist, weiß auch Gunter Eckert: „Allein mit Sport und Ernährungsumstellung ist es dann auch nicht getan, man muss sozusagen die innere Einstellung ändern, und das ist schon eine Riesenherausforderung."

Muss man dabei wie bei Alkohol oder Zigaretten sogar gegen eine Art Sucht ankämpfen? Darüber sind sich die Fachleute nicht wirklich einig, sagt Professorin Britta Renner, Gesundheitspsychologin von der Universität Konstanz: „Das wird in der Wissenschaft kontrovers diskutiert, ob wir da von Abhängigkeit oder Sucht sprechen können, ich bin da skeptisch. In den Extremen vielleicht. Trotzdem kennt natürlich jeder einzelne Situationen, die mit Sucht nichts zu tun haben, aber in denen man mal kurz die Kontrolle verliert. Das ist dieses Chips-Phänomen, dass man die Tüte leer isst. Das sind aber im Grunde genommen einzelne Handlungen, bei denen wir das finden."

Essen ist fast überall in großer Auswahl und schnell zugänglich. Die meisten von uns müssen es weder jagen noch ernten, es kommt auf Anruf sogar bis an die heimische Wohnungstür. Das ist auch ein Grund dafür, dass vielen das Schlankbleiben schwerfällt, sagt Gunter Eckert: „Wenn Sie schauen, wie sich heute die Arbeitswelt gestaltet, letztendlich haben wir eher sitzende Tätigkeiten, auch die Fortbewegungsmöglichkeiten sind ganz andere. Unsere Großväter sind zum Arbeiten noch in die nächstgelegene Stadt gelaufen, 5, 6, 7 km, das waren ganz andere Bewegungsmuster, und natürlich spielt die Verfügbarkeit von Lebensmitteln mit hoher Nährstoffdichte eine große Rolle."

Wer in heutigen bequemen Zeiten übergewichtig ist, der ist nicht einfach willensschwach oder verfressen. Unsere Umwelt und auch viele biologische Faktoren tragen dazu bei, dass Menschen mehr Kalorien zu sich nehmen als sie brauchen. Einfach abstellen lässt sich das aber bisher nicht – Medikamente zum Abnehmen sind in der Regel nur mäßig erfolgreich. Aber warum mögen wir oft das am liebsten, was uns am schlechtesten bekommt? Das liegt auch daran, dass der Mensch über Jahrhunderte auf Mangelzeiten eingerichtet war und den erst kurz andauernden Überfluss nicht gut verkraftet, erklärt Gunter Eckert: „Das ist evolutionär bedingt. In früheren Zeiten bedeutete, etwas Süßes zu bekommen, schnelle Energie, und auch Fette waren notwendige Energie zum Überleben. Fett ist ein Geschmacksträger, weil sich im Fett besonders gut Aromastoffe lösen, da läuft einem das Wasser im Munde zusammen und signalisiert dem Körper, da kommt Energie."

Hormone, die das Speichern von Energie fördern, machen auch Sinn, findet der Potsdamer Ernährungsforscher Prof. Andreas Pfeiffer: „Wenn man sich das phylogenetisch anguckt, wofür wir sowas haben, dann war es ja früher zum

Überleben wichtig, dass wir Nahrung gut verwerten – um über den Winter zu kommen, sozusagen. Heutzutage schlägt das zurück, wo wir ein fantastisches Nahrungsangebot haben, jederzeit und viel zu viel, und wir uns da nicht gut kontrollieren können."

Gegen Übergewicht sind viele also nicht gut gewappnet. Professor Martin Wabitsch von der Uniklinik Ulm betreut seit über 30 Jahren übergewichtige Jugendliche und hat das 2018 bei einem wissenschaftlichen Kongress so zusammengefasst: „Wir haben viel gelernt in der Zeit. Wir haben anfangs noch gedacht, wir können jedes übergewichtige Kind dünn machen, wenn wir nur die Eltern mit behandeln. Und wir haben gelernt, das ist gar nicht so einfach. Wir reagieren aber immer noch so, wenn wir übergewichtige Kinder auf der Straße sehen, wir denken, die sind faul, die machen keinen Sport, und das führt zu einer Diskriminierung, Stigmatisierung, die nicht korrekt ist."

Wahrscheinlich spielt bei vielen Übergewichtigen die genetische Veranlagung eine große Rolle: Es gibt genetische Faktoren, die in Kombination mit dem Lebensstil Übergewicht begünstigen. Allerdings ist es nur ganz selten ein einziges Gen, das den Unterschied macht – die Regel sind komplexere Kombinationen von Ursachen. Sie wirken sich wahrscheinlich auf Regelkreisläufe im Gehirn, auf Hunger und Sättigung oder Nahrungsvorlieben aus. Wer ohne große Probleme normalgewichtig bleibt und wer schnell zunimmt, lässt sich daher kaum vorhersagen. Fest steht allerdings: Ab einem gewissen Punkt ist Übergewicht kein reines Schönheitsproblem mehr, sondern beeinträchtigt unsere Gesundheit. Schuld daran ist zum Beispiel das Fettgewebe, erklärt Dr. Sandra Habicht, Ernährungswissenschaftlerin an der Universität Gießen: „Es gibt natürlich unter der Haut liegendes Depotfett, was eher schützende Wärmeisolation darstellt und aus unserer Sicht metabolisch nicht so gravierend ist. Aber das Fett, das wir zudem auch im Bauchraum einlagern, das um die Eingeweide herumliegt, da werden Entzündungsmediatoren gebildet, die in die Blutbahn gelangen und den Stoffwechsel im gesamten Körper beeinflussen."

Das erhöht insgesamt das Risiko für Erkrankungen wie Typ-2-Diabetes, Herz-Kreislauf-Erkrankungen oder eine verfettete Leber. Wer etwa ein sogenannter Birnentyp ist, also die Fettschichten bevorzugt an Po und Oberschenkeln ablagert, der kann sich möglicherweise etwas mehr Übergewicht leisten. Beim Apfeltyp, der Fett eher am und im Bauch anlagert, ist das anders.

Der Taillenumfang gilt als Maß für das ungünstige Bauchfett. Liegt er bei Frauen über 80 cm, ist das Krankheitsrisiko erhöht, ab 88 cm ist es stark erhöht. Bei Männern gelten entsprechend 94 cm beziehungsweise 102 cm als kritische Grenzen.

Online lässt sich der täglich empfohlene Kalorienverbrauch schnell ausrechnen: Gewicht, Größe, Alter, Geschlecht, tägliche Bewegung, daraus berechnet die Seite der Universität Hohenheim den täglichen Kalorienbedarf. Der Kalorienverbrauch, den man mit Online-Rechnern ermittelt, ist nur eine Schätzung und kann individuell auch höher oder niedriger sein.

Mit einer Pizza beim Italiener ist davon schnell mal ein gutes Drittel weg. Gemüse dagegen kann man kiloweise essen, solange man es nicht frittiert oder in Sahnesoße ertränkt. Wer abnehmen will, muss weniger Kalorien zu sich nehmen, als er verbraucht: Manchen Menschen fällt es leichter, auf Kohlenhydrate wie Brot und Nudeln weitgehend zu verzichten. Andere essen lieber weniger Fettes. Vermutlich ist es vorteilhaft, wenn man darauf achtet, genug Eiweiß zu essen. Einige Forscher vermuten, dass wir eher weiteressen, wenn unser Eiweißbedarf noch nicht gedeckt ist.

Der Vorstellung, dass man deutlich mehr essen dürfe, wenn man Sport treibt, erteilt Professorin Christine Graf, Sportmedizinerin von der Sporthochschule Köln, eine Absage: „Sport hilft uns gar nicht beim Abnehmen, das ist das Gemeine an der ganzen Geschichte. Sport wird überschätzt, was den Kalorienverbrauch angeht. Eine Tafel Schokolade, eine Stunde durch den Wald laufen. Das ist ganz wichtig, sich das immer wieder zu vergegenwärtigen."

Um täglich bei Tisch ungebremst zuschlagen zu können, müsste man mehr trainieren, als die meisten von uns unter Sport verstehen. Das soll aber nicht heißen, dass Sport gar nicht hilfreich wäre – man muss nur trotzdem auch beim Essen aufpassen. Dafür hat Bewegung auch andere Vorteile, erklärt die Sportmedizinerin: „Jede Muskulatur, die kontrahiert, setzt Faktoren frei, die einen kleinen Reiz setzen, das eine ist die Energie, aber wir müssen uns anpassen auf die Belastungssituation, und das führt dazu, dass wir eine bessere Insulinempfindlichkeit haben und generell etwas höheren Umsatz."

Die bessere Insulinempfindlichkeit wirkt dem Typ-2-Diabetes entgegen. Und selbst wenn Sport unseren Speck nicht im Alleingang beseitigt, macht er ihn möglicherweise trotzdem gesünder. Eine These: Bewegung könnte aus unseren schädlichen weißen Speicherfettzellen gutartige beige Fettzellen machen, erklärt Christine Graf: „Körperliche Aktivität kann über die Kontraktion Faktoren freisetzen, die in der Lage sind, diese Fettzellen so zu verändern, dass sie nicht mehr ‚böse' Faktoren freisetzen, sondern an der Energieverbrennung beteiligt sind. Das ist eine andere Qualität des Fettgewebes. Diese gesunden Fettzellen nennt man braune Fettzellen – Babies haben die. Bei uns entwickeln sie sich in Richtung braunes Fettgewebe, das sind dann letztendlich beige Fettzellen."

Fettgewebe, das mehr kann als Fett speichern, und ein geringeres Risiko für Krankheiten wie Typ-2-Diabetes oder Herz-Kreislauf-Erkrankungen – Bewegung ist deshalb fester Bestandteil der Behandlung von Übergewicht oder Adipositas. Sinnvolle Programme beziehen Ernährung, Bewegung, psychologische Aspekte und bei Kindern nach Möglichkeit die ganze Familie mit ein. Das gilt als die erfolgversprechendste Kombination. Je früher man anfängt, desto besser: Bei Grundschulkindern sind die Erfolge größer als bei Jugendlichen. Martin Wabitsch von der Uniklinik Ulm ist überzeugt, dass intensive Schulung und Betreuung Erfolg haben kann: „Wir können über gute Programme sehr wohl Gewicht aufhalten und einen positiven Einfluss gewinnen auf den Lebensstil der Familie, der Betroffenen – wenn Jugendliche dann erst mal extrem adipös sind, dann hilft oft gar nichts mehr. Verhaltensänderung gehen nicht mehr, die können sich auch kaum noch bewegen, dann bleibt nur noch die Adipositas-Chirurgie. Wir haben extra eine Sprechstunde, wir kennen das Leid dieser jungen Menschen. Und ich hätte gern, dass da mehr getan wird in Zukunft."

Bei extremem Übergewicht raten viele Experten zur Operation – ein Magenband, Schlauchmagen oder Magenbypass verändert dann die Verdauung so stark, dass viel essen schwierig wird oder die Nahrung schlechter verwertet werden kann. Die meisten Betroffenen nehmen damit deutlich ab. Folgeerkrankungen wie Typ-2-Diabetes können in vielen Fällen komplett verschwinden oder sich bessern. Die Operation bedeutet aber nicht, dass das Problem Übergewicht sozusagen von selbst verschwindet, erklärt Professor Gunter Eckert von der Universität Gießen: „Die Eingriffe, die da gemacht werden, das sind irreversible Eingriffe. Man muss den Patienten bewusst machen, dass sie ihr Leben komplett ändern müssen vom Tag der Operation an, denn die Portionen, die gegessen werden können, sind weitaus geringer, es kommen da zum Teil Magen-Darm-Probleme hinzu, eine Operation ist sicher nicht der Weg für die breite Masse."

Eine passende Behandlung ist in jedem Fall schwer zu finden. Und die Erfolge sind häufig nur klein und kurzfristig. Die Devise heißt deshalb: Prävention, also verhindern, dass es so weit kommt. Das beginnt schon in der Schwangerschaft. Denn die ersten 1.000 Tage im Leben eines Kindes, die neun Monate Schwangerschaft mitgezählt, könnten prägend sein für späteres Übergewicht und für verschiedene Krankheitsrisiken. Das bestätigt auch Sandra Habicht:

„Es gibt tatsächlich die zwei Ansätze, die zu Übergewicht führen: Wenn das Kind im Mutterleib erstens dem Übergewicht oder einer schnellen Gewichtszunahme der Mutter während der Schwangerschaft ausgesetzt war oder bei Unterernährung der Mutter während der Schwangerschaft."

Deshalb sollen Informationskampagnen und Schulungsprogramme dafür sorgen, dass werdende Eltern wissen, was gut ist und was schlecht.

Ausreichend Bewegung und begrenzte Bildschirmzeit, ausreichend Schlaf, gesunde Ernährung, wenig Zucker – das sollten gute Voraussetzungen sein, um Übergewicht zu verhindern. Allerdings erreichen die Informationen manche Bevölkerungsgruppen nur schlecht. Hier könnte eine bessere Information in den Schulen helfen, hofft Sandra Habicht: „Ansetzen kann man gut bei den Kindern, heute haben wir so viel Nachmittagsbetreuung und Schulverpflegung wie noch nie, das ist ein guter Ansatz, um einen Ausgleich zu schaffen zwischen den sozialen Schichten, den Kindern einerseits das Wissen zur Verfügung zu stellen und andererseits, dass sie regelmäßige gesunde Mahlzeiten haben. Strukturierte Mahlzeitenplanung ist wichtig, das müssen wir aber von Kind auf lernen."

Mittlerweile wird auch diskutiert, ob die sogenannte Verhaltensprävention, die den Lebensstil der Menschen ändern soll, als Strategie tatsächlich ausreicht. Viele Wissenschaftler plädieren deshalb dafür, zusätzlich auch die Verhältnisse zu ändern – mehr Bewegungsmöglichkeiten, genauere Vorschriften für Schul-Caterer oder Steuern auf ungesunde Lebensmittel und Getränke könnten Möglichkeiten sein, um Betroffenen gesunde Entscheidungen zu erleichtern. Ernährungsbezogene Steuerkonzepte befürwortet etwa Hans Hauner vom Else-Kröner-Fresenius-Zentrum für Ernährungsmedizin: „Zucker in Getränken ist ein Problem, das könnte man beseitigen oder durch eine Steuer belegen, so dass sich die Preise erhöhen, und stattdessen könnte man die Kosten für Obst und Gemüse senken, so dass sich am Ende der Verbraucher leichter tut, sich für die gesunde Wahl zu entscheiden."

Auch eine leicht verständliche Kennzeichnung auf jeder Müslipackung könnte möglicherweise hilfreich sein. Auch in Deutschland soll wie in anderen europäischen Ländern nun der sogenannte Nutri-Score eingeführt werden. Auch solche Maßnahmen könnten helfen, Menschen eine gesündere Wahl beim Essen leichter oder überhaupt erst möglich zu machen.

Quellen

AL-KHUDAIRY, L./Loveman, E./Colquitt, J. L./Mead, E./Johnson, R. E./Fraser, H./Olajide, J./Murphy, M./Velho, R./O'Malley, C./Azevedo, L. B./Ells, L. J./Metzendorf, M./Rees, K. (2017): Diet, physical activity and behavioural interventions for the treatment of overweight or obese adolescents aged 12 to 17 years. https://www.cochrane.org/CD012691/ENDOC_diet-physical-activity-and-behavioural-interventions-treatment-overweight-or-obese-adolescents-aged

COLQUITT, J. L./Loveman, E./O'Malley, C./Azevedo, L. B./Mead, E./Al-Khudairy, L./Ells, L. J./Metzendorf, M./Rees, K. (2016): Diet, physical activity, and behavioural interventions for the treatment of overweight or obesity in preschool children up to the age of 6 years. https://www.cochrane.org/CD012105/ENDOC_diet-physical-activity-and-behavioural-interventions-treatment-overweight-or-obesity-preschool

DEUTSCHE ADIPOSITAS-GESELLSCHAFT (DAG)/DEUTSCHE DIABETES GESELLSCHAFT (DDG)/DEUTSCHE GESELLSCHAFT FÜR ERNÄHRUNG (DGE)/DEUTSCHE GESELLSCHAFT FÜR ERNÄHRUNGSMEDIZIN (DGEM) (Hg.) (2014): Interdisziplinäre Leitlinie der Qualität S3 zur „Prävention und Therapie der Adipositas". https://www.adipositas-gesellschaft.de/fileadmin/PDF/Leitlinien/050-001l_S3_Adipositas_Praevention_Therapie_2014-06_-_UEA_24.10.2014.pdf

DEUTSCHE GESELLSCHAFT FÜR ERNÄHRUNG E. V (DGE) (Hg.) (2015): Fettzufuhr und Prävention ausgewählter ernährungsmitbedingter Krankheiten. Evidenzbasierte Leitlinie. Bonn. https://www.dge.de/uploads/media/Gesamt-DGE-Leitlinie-Fett-2015.pdf

KOLETZKO, B./Cremer, M./Flothkötter, M./Graf, C./Hauner, H./Hellmers, C./Kersting, M./Krawinkel, M./Przyrembel, H./Röbl-Mathieu, M./Schiffner, U./Vetter, K./Weißenborn, A./Wöckel, A. (2018): Ernährung und Lebensstil vor und während der Schwangerschaft – Handlungsempfehlungen des bundesweiten Netzwerks Gesund ins Leben. Geburtshilfe und Frauenheilkunde, 78 (12), S. 1–22. DOI https://doi.org/10.1055/a-0713-1058

MEAD, E./Brown, T./Rees, K./Azevedo, L. B./Whittaker, V./Jones, D./Olajide, J./Mainardi, G. M./Corpeleijn, E./O'Malley, C./Beardsmore, E./Al-Khudairy, L./Baur, L./Metzendorf, M./Demaio, A./Ells, L. J. (2017): Diet, physical activity and behavioural interventions for the treatment of overweight or obese children from the age of 6 to 11 years https://www.cochrane.org/CD012651/ENDOC_diet-physical-activity-and-behavioural-interventions-treatment-overweight-or-obese-children-age-6-11

WEIHRAUCH-BLÜHER, S./Kromeyer-Hauschild, K./Graf, C./Widhalm, K./Korsten-Reck, U./Jödicke, B./Markert, J./Müller, M. J./Moss, A./Wabitsch, M./Wiegand, S. (2018): Current Guidelines for Obesity Prevention in Childhood and Adolescence. In: Obes Facts 2018;11, S. 263–276. https://www.karger.com/Article/FullText/486512

WORLD HEALTH ORGANIZATION (WHO) (2015): Guidelines: Sugar intake for adults and children. Genf. https://apps.who.int/iris/bitstream/handle/10665/149782/9789241549028_eng.pdf;jsessionid=79F56F6BD0F8BE96F6EDCF0E173D0AF8?sequence=1

WORLD HEALTH ORGANIZATION (WHO) (2019): Guidelines on physical activity, sedentary behavior ans sleep for children under 5 years of age (Bewegungsempfehlungen für Kinder unter 5 Jahren). Genf. https://apps.who.int/iris/bitstream/handle/10665/311664/9789241550536-eng.pdf?sequence=1&isAllowed=y

Energiebedarfsrechner Uni Hohenheim: https://projekte.uni-hohenheim.de/wwwin140/info/interaktives/energiebed.htm

STEPHAN M. HÜBNER

Fressen und gefressen werden – Proteine im Nahrungskreislauf

Vorlesungszeit an der Justus-Liebig-Universität Gießen. Ökologie steht auf dem Lehrplan, die Lehre vom Miteinander der Organismen. Ein grundlegendes Thema ist hier das Fressen und Gefressen-Werden. Ihm liegen sogenannte „Nahrungsnetze" zugrunde, sagen Ökologen. Professor Volkmar Wolters leitet in Gießen die Arbeitsgruppe für Tierökologie und erklärt: „Nahrungsnetze sind vielleicht das erfolgreichste Konzept der Ökologie überhaupt. Ein sehr taugliches Werkzeug, um zu verstehen, warum bestimmte Dinge in Lebensgemeinschaften möglich sind, warum bestimmte Beziehungen eine besonders große Rolle spielen oder auch, da wir heute in der Zeit des Artensterbens leben, warum der Ausfall einer bestimmten Art besonders katastrophale Folgen für den Rest der Gemeinschaft hat." Den Begriff Nahrungsnetz prägte in der ersten Hälfte des 20. Jahrhunderts der britische Zoologe Charles Elton. Er wollte anschaulich machen, wie zwischen den Organismen die Energie weitergegeben wird, die das Leben am Laufen hält. Jedes Nahrungsnetz besteht aus Nahrungsketten, die Volkmar Wolters so definiert: „A frisst B, B frisst C, C frisst D und so weiter. Ein Nahrungsnetz ist im Prinzip die Verknüpfung solcher Ketten, wo die verschiedenen Beziehungen entlang von sogenannten trophischen Ebenen aufgeklärt werden, das heißt die Pflanzen als erste Produzenten, die Pflanzenfresser, die Tierfresser erster Ordnung, die Tierfresser zweiter Ordnung und so weiter."

Nahrungsketten bestehen in der Regel aus nur wenigen Gliedern, wie man die trophischen Ebenen auch nennt. Meist sind es nicht mehr als fünf. Vermutlich bleiben solche kurzen Nahrungsketten stabiler, wenn die Nahrungsverfügbarkeit einmal schwankt. Am Ende jeder Nahrungskette steht ein sogenanntes Spitzenraubtier. Das kann ein Greifvogel sein, eine Raubkatze oder auch der Mensch.

Ob Tier oder Mensch – gefressen oder gegessen wird, um sich mit Nährstoffen zu versorgen. Nährstoffe sind chemische Verbindungen. Dazu gehören Mikronährstoffe, wie Vitamine und Mineralstoffe, und die mengenmäßig viel wichtigeren Makronährstoffe: Kohlenhydrate, Fette und Proteine, auch Eiweiße genannt. Diese Makronährstoffe liefern die Grundbausteine für den Körper. Und sie versorgen ihn mit chemischer Energie. Diese chemische Energie ziehen Menschen und Tiere also aus anderen Lebewesen – Tieren, Pflanzen, Pilzen –, indem sie sie essen. Am Anfang einer Nahrungskette aber müssen Lebewesen stehen, die ihre chemische Energie selbst herstellen können: Pflanzen vor allem. Sie ziehen die Energie durch Fotosynthese direkt aus dem Sonnenlicht. Ist die chemische Energie dann einmal im System enthalten, wird sie auf vielfältigsten Wegen weitergegeben, sagt Volkmar Wolters: „Die meisten reißen Stücke irgendwo raus, aus der Pflanze, aus dem Tier, verzehren also ganze Stücke. Oder sie saugen Säfte, filtern Partikel aus dem Wasser oder leben im Substrat. Das sind die großen Kategorien. Bei der zweiten Gruppierungsmöglichkeit unterscheidet man in der Regel zwischen Pflanzenfressern, Tierfressern und Allesfressern. Man könnte noch die Aas- und Streufresser dazu nehmen, die also tote, organische Substanz aufnehmen."

Diese Resteverwerter, die Aasfresser, Streufresser und Destruenten, sind für das biologische Gleichgewicht im Ökosystem maßgebend. Zu ihnen zählen Bodentiere, Pilze und Bakterien. Sie leben von Exkrementen, von abgestorbenen Pflanzen oder Tieren. Nur einen kleinen Teil lassen sie übrig. Dieser wird in Humus verwandelt und verbessert so die Struktur der Böden, auf denen Menschen Gemüse oder Getreide anbauen. Die Erforschung dieser Resteverwerter oder Zersetzer findet nach Volkmar Wolters' Meinung zu wenig Aufmerksamkeit in der Ökologie: „Erstaunlicherweise wird nur etwa 30 Prozent der grünen Blattmasse tatsächlich von Pflanzenfressern gefressen. Der ganze Rest und zusätzlich noch die Pflanzenfresser und die Tierfresser selbst fallen irgendwann mal auf den Boden und werden dort zersetzt. Und die haben natürlich unheimlich wichtige Nährstoffe in ihren Körpern. Um diese Nährstoffe im System zu halten, werden alle diese Dinge mehrfach umgesetzt. Ein Regenwurm nutzt höchstens drei bis fünf Prozent des Kohlenstoffs, den er aufnimmt. Dann fressen andere an dessen Kot oder an dessen Biomasse, wenn sie ihn als Wurm aus dem Boden ziehen, oder an dessen abgestorbener Masse."

Grundsätzlich kann in der Natur fast alles gefressen, umgesetzt und wiederverwertet werden. Zumindest eins aber wird doch weniger im Zyklus des Fressens und gefressen Werdens: Von trophischer Ebene zu trophischer Ebene geht Energie verloren. Der Energiegehalt der Biomasse verringert sich, wie Volkmar Wolters kurz zusammenfasst: „Da gibt es die berühmte Daumenregel, die man auch als Zehn-Prozent-Regel bezeichnet: Nur etwa zehn Prozent der Biomasse, die auf einer trophischen Ebene aufgebaut wird, werden auf der nächsten Ebene auch wieder aufgebaut."

Andersherum gerechnet: Von einer trophischen Ebene zur anderen gehen der Nahrungskette rund 90 Prozent der vorhandenen Energie verloren. Bei Fleisch ist dieser Energieverlust besonders hoch. Das liegt vor allem daran, dass der Mensch immer seltener das gesamte Tier als Nahrungsquelle nutzt. Bevorzugt werden ausgewählte Teile, wie Rüdiger Wittig und Bruno Streit in ihrem Buch „Ökologie“ (S. 108) ausführen. Um den Fleischeshunger zu stillen, wurden die modernen Tierfabriken der industriellen Landwirtschaft erfunden. Der Mensch hat die Nahrungskette in diesem Fall also gezielt verkürzt: Gras – Kuh – Mensch. Geht es nur ums schnelle Produzieren, braucht es nicht mehr. Die kurze Formel Gras – Kuh – Mensch, sie mag funktionieren, solange sich nur ein Teil der Menschheit hauptsächlich so ernährt. Was die Ernährung der wachsenden Weltbevölkerung insgesamt angeht, kann diese Formel aber auf Dauer nicht aufgehen, meint der Gießener Ökologe Volkmar Wolters: „Das ist ja auch ein Problem der Ernährungsbiologie. Wenn Sie ein Kilo Fleisch von einer Kuh essen, dann brauchen Sie dafür zehn Kilo Pflanzensubstanz, die die Kuh essen muss. Und wir brauchen wiederum zehn Kilo Kuh, um ein Kilo Fleisch für den Verzehr zu produzieren, also wir würden sehr viel mehr Energie und Nährstoffe einsparen, wenn wir gleich die Pflanzen essen würden und nicht noch eine Kuh oder ein Schwein oder sonst was dazwischenschalteten.“

Man sollte also mehr vegetarisch essen. Und wenn doch Fleisch, dann wieder mehr auf Ganzkörperverwertung setzen. Das heißt, wenn schon ein Tier sein Leben für die menschliche Ernährung lässt, dann sollte möglichst alles von ihm auch genutzt werden. Vom besten Stück bis zu den Innereien. Was unseren Großeltern noch selbstverständlich war, ist Vielen heute fremd. Vielleicht auch, weil wir von unseren Nutztieren mittlerweile oft so entfremdet sind, dass sie uns nicht mehr als Lebewesen, sondern eher als Industriegut vorkommen.

Welch wichtiges Nahrungsmittel muss Fleisch sein, dass der Mensch dafür Nahrungsketten beeinflusst, Energieverschwendung hinnimmt und große Flächen Land für den Anbau von Tierfutter verwendet! Ein Hauptgrund dafür ist, dass Fleisch eine hervorragende Quelle für Eiweiße oder Proteine ist. Für den Ernährungsphysiologen Professor Peter Stehle vom Institut für Ernährungs- und Lebensmittelwissenschaften der Rheinischen Friedrich-Wilhelms-Universität Bonn ist das ganz logisch: „Wenn wir Fleisch essen, essen wir einen ganzen Körper. Da essen wir Muskeln. Und dass der Muskel viel Eiweiß enthalten muss, ist eigentlich klar, weil die Proteine für die Muskelkontraktion zuständig sind. Und deswegen enthält natürlich ein Stück Fleisch verhältnismäßig viel Eiweiß.“

Ohne Proteine zöge sich kein Muskel zusammen. Proteine helfen Krankheiten abzuwehren. Haare und Fingernägel bestehen aus Proteinen. Besonders wichtig ist das Kollagen. Es ist das häufigste Protein im menschlichen Körper. Kollagen gibt dem Körper Form und Struktur. Es festigt Haut, Knochen, Knorpel, Sehnen, aber auch Gefäßwände und Bindegewebe. Zudem sorgen bestimmte Proteine dafür, dass die zahlreichen biochemischen Reaktionen im Körper schnell genug ablaufen können. Diese Proteine heißen Enzyme. Und schließlich gibt es Proteine, die wie Hormone wirken. Besonders bekannt ist das Insulin. Ein Mangel an Insulin führt zu Typ-1-Diabetes.

Professor Harald Schwalbe ist Biochemiker an der Frankfurter Goethe-Universität. Er fasst die enorme Bedeutung von Proteinen so zusammen: „Man findet ungefähr 100.000 verschiedene Proteine im menschlichen Körper. Und das einfach in jeder Zelle, und fast alle Funktionen, die unsere Zellen haben, sei es Sehen, sei es Riechen, sei es Hören – all das hängt von Proteinen ab."

Jedes Eiweiß oder Protein ist aus Hunderten von kleineren Bausteinen zusammengefügt. Diese Bausteine heißen Aminosäuren. Sie bestehen vor allem aus den vier chemischen Elementen Kohlenstoff, Sauerstoff, Wasserstoff und – besonders wichtig – Stickstoff. Also: Kein Protein ohne Aminosäuren, keine Aminosäure ohne Stickstoff. Aber welchen Proteinbedarf hat der Mensch nun genau? Im Prinzip gar keinen, betont Peter Stehle: „Der Bedarf ist gegeben für die Aminosäuren und für die Menge Stickstoff, die wir in unserer Ernährung haben müssen. Also im Prinzip ist es eine Vereinfachung, dass wir sagen, der Mensch muss Protein essen. Was der Mensch wirklich essen muss, sind sogenannte unentbehrliche Aminosäuren, die er nicht selbst machen kann, und eben Stickstoff. Da aber Aminosäuren und Stickstoff fast ausschließlich von Protein geliefert werden, heißt es im Sprachgebrauch: Wir brauchen Protein."

Ein Mensch braucht täglich etwa 0,8 bis ein Gramm Eiweiß pro Kilogramm Körpergewicht. Die genaue Menge ist individuell verschieden und hängt ab vom Alter und von der Lebenssituation. Peter Stehle überträgt das auf Aminosäuren: „Generell gesehen, setzt der Körper insgesamt pro Tag ca. 300 Gramm Aminosäuren um. Der Körper baut also regelmäßig auch körpereigenes Eiweiß ab, dann entstehen freie Aminosäuren, die kommen in einen sogenannten Aminosäurepool, und von dort werden sie wieder neu verteilt, für andere Dinge benutzt und so weiter. Und in diesen Pool liefert natürlich auch das Nahrungseiweiß."

Die Verdauung der Proteine beginnt im Magen, sagt Ernährungswissenschaftler Peter Stehle. Die Proteine werden wieder in Aminosäuren aufgespalten. Und diese werden im Dünndarm in den Körper aufgenommen und dort weiterverarbeitet. Einige Arten von Aminosäuren kann der menschliche Körper selbst bauen, andere nicht. Letztere sind die so genannten essenziellen oder unentbehrlichen Aminosäuren – wie etwa Leucin, Phenylalanin oder Tryptophan. Essenzielle Aminosäuren müssen wir also mit der Nahrung zu uns nehmen, wenn der Proteinhaushalt richtig funktionieren soll. Wie der Ernährungsphysiologe Peter Stehle sagt, ändert sich der Bedarf an ihnen im Laufe der menschlichen Entwicklung: „Ein junger Mensch in der Entwicklungsphase braucht ungefähr 30 Prozent seiner Aminosäuren in Form von unentbehrlichen. Das heißt, das Eiweiß muss sehr hochwertig sein und damit alle wichtigen, unentbehrlichen Baustoffe liefern. Wenn er erwachsen wird, dann kann die Qualität des Eiweißes sinken. Dann ist der Körper so weit gereift, dass er letztendlich nur noch elf, zwölf Prozent der Aminosäuren in Form von unentbehrlichen braucht."

Fleisch und Fisch enthalten eine Menge dieser essenziellen Aminosäuren. Ernährt man sich vegetarisch oder vegan, wächst prinzipiell die Gefahr von Eiweißmangelerscheinungen. Soweit muss es aber nicht kommen, denn alle essenziellen Aminosäuren sind auch in Eiern, Milchprodukten oder Pflanzen enthalten. Kombiniert man pflanzliche Proteinquellen geschickt, bekommt man genug essenzielle Aminosäuren. Gerade, wenn man sich vegan ernährt und dadurch nicht nur auf Fleisch verzichtet, sondern auch auf Eier oder Milch, muss man sich ein bisschen auskennen mit Proteinquellen und Aminosäuren. Leucin etwa findet sich in Erbsen und Mandeln, Phenylalanin in Kürbiskernen und Walnüssen, Tryptophan in Spinat oder Karotten.

Wie aber funktioniert nun in unserem Körper der Prozess, bei dem aus Aminosäuren die Proteine entstehen? Der Biochemiker Harald Schwalbe kann das verständlich machen: „Wenn wir im Körper unsere eigenen Proteine herstellen, dann gibt es einen Bauplan dafür, und dieser Bauplan ist auf der DNA niedergeschrieben. Die DNA wird in der Zelle in einer großen Maschine, dem Ribosom, in die Proteinstruktur übersetzt. Das heißt, das Ribosom nimmt den Bauplan und setzt gemäß dieser Bauvorschrift das Protein zusammen, in der Proteinbiosynthese." Das klingt kompliziert, ist aber noch eine sehr vereinfachte Darstellung der Proteinbiosynthese. Kommen die Proteine aus dem Ribosom, der Protein-Baumaschine, heraus, ähneln sie erst einmal Perlenketten. Eine Aminosäure folgt der anderen. Damit diese Ketten funktionsfähig werden, müssen sie in noch kompliziertere, dreidimensionale Strukturen gefaltet werden. Harald Schwalbe von der Frankfurter Universität veranschaulicht das: „Stellen Sie sich vor, Sie nehmen eine Perlenkette, werfen sie hoch und lassen sie auf den Tisch fallen. Dann sind die Perlen immer anders angeordnet. Sie kriegen nie wieder das gleiche, sondern im Detail ist das immer anders. Und wenn sie dann weiter an die Perlenkette denken, dann ist ein Faden zwischen je zwei Perlen, um den sich jede Perle frei bewegen kann. Bei Proteinen müssen Sie sich vorstellen, dass es 5.000 solcher Fäden zwischen den Perlen gibt, die sich jede einzeln positionieren kann im Raum. Die Proteinfaltung ermöglicht, dass jedes Mal das Gleiche rauskommt. Das ist völlig faszinierend, weil jeder Zufall sagen würde, es müsste doch immer etwas anderes rauskommen."

In der Zelle gibt es unterschiedliche Strukturen, in die ein Protein gefaltet werden kann. Manche sehen am Ende korkenzieherartig aus, andere sind in ziehharmonikaartige Falten gelegt, wieder andere formieren sich zu Bündeln. Mittlerweile kann man diese Prozesse der Protein-Faltung auch künstlich in Gang bringen, sagt Harald Schwalbe: „Es gibt biologische Methoden, gentechnische Methoden, und es gibt chemisch-synthetische Methoden und Mischungen daraus. Das bekannteste Beispiel ist das Insulin. Bevor man Insulin gentechnisch herstellen konnte, wurde Schweine-Insulin aus Schweinen isoliert. Jetzt macht man das Insulin gentechnisch, indem man Bakterien sagt: Macht Insulin, macht ein fremdes Protein, was euch gar nichts angeht, aber produziert das. Das ist die effizienteste Art und Weise, viel Insulin herzustellen. Man kann auch chemisch Insulin herstellen. Der Vorteil der chemischen gegenüber der biochemischen Methode ist, dass man dort auch völlig andere Aminosäuren mit besseren Eigenschaften aufbauen kann, und damit kann man die Eigenschaften von Substanzen verbessern."

Doch egal, ob ein Protein künstlich oder natürlich entstanden ist: Auf jeden Fall enthält es Stickstoff. Und der umgibt uns überall: 78 Prozent der Luft bestehen aus gasförmigem Stickstoff – in Form von Stickstoffmolekülen aus zwei miteinander verbundenen Stickstoffatomen, kurz N_2. Damit aus diesem simplen Molekül N_2 ein Protein aus tausenden Atomen wird, bedarf es also eines immensen Aufwands. Zunächst muss der Stickstoff aus der Atmosphäre überhaupt für Lebewesen nutzbar gemacht werden. Bodenbakterien und Mikroorganismen fangen ihn aus der Luft heraus. Über sie gelangt er in die Pflanzen, dann in die Tiere und Menschen. Ein Übermaß an Stickstoff scheiden sie später etwa über den Harn aus. Im Körper wird der Stickstoff in Aminosäuren eingebaut, aus diesen entstehen die unentbehrlichen Proteine. Ohne die Böden und ohne die Pflanzen gäbe es also keinen geschlossenen Stickstoff-Kreislauf – und damit kein Leben. Kein Wunder, dass Stickstoff zu einem der wichtigsten Düngemittel in der Landwirtschaft wurde. Um an mehr Stickstoff zum Düngen zu kommen, hat der Mensch wieder einmal eine Art Abkürzung erfunden: den Kunstdünger – Stickstoff, per biochemischer Verfahren direkt aus der Atmosphäre gewonnen. Eine Erfindung mit Schattenseiten, findet der Ökologe Volkmar Wolters von der Universität Gießen: „Wir haben die Möglichkeit, Stickstoff zu binden, sind also nicht mehr unbedingt auf die Eiweiße angewiesen, die die Tiere oder die

Pflanzen vor uns synthetisiert haben. Damit können wir aber auch sehr viel mehr Stickstoff wieder an die Umwelt abgeben, als eigentlich im natürlichen Kreislauf enthalten sind – gut vielleicht für die Ernährung der Bevölkerung, aber zum Teil schlecht für die Umwelt."

Überdüngte Felder, überdüngte Gewässer. So fein sind die natürlichen Stoffkreisläufe eingependelt, dass dort für zusätzliche Nährstoffe eigentlich kein Platz ist. Auch hier stößt die Logik des „Immer mehr" beim Thema Ernährung an ihre Grenzen. Es kommt also darauf an, vorhandene Ressourcen nachhaltiger zu nutzen. Agrarwissenschaftler sind dabei, Kulturpflanzen zu züchten, die Stickstoff besser aufnehmen und verarbeiten können.[1] Volkmar Wolters weist auf die Bedeutung von Stickstoff hin: „Stickstoff wurde in der Nahrungsnetzanalyse eigentlich sträflich vernachlässigt, weil die sich überwiegend auf Kohlenstoff und Energie konzentriert hat. Aber die Weitergabe von Stickstoff entlang von Nahrungsketten und der Erhalt von Stickstoff in dem System sind von enormer Bedeutung für alle Lebensräume. Im Gegensatz zu Kohlenstoff muss ja Stickstoff im System gehalten werden, weil das ein Mangelstoff ist."

Denn Stickstoff macht zwar mit 78 Prozent den größten Teil der Atmosphäre aus, doch diesen Stickstoff kann der Körper noch nicht nutzen. Für ihn ist nur der Stickstoff aus den Proteinen verwertbar, die über die Nahrung aufgenommen werden. Die meisten Proteine stecken in Nüssen, Hülsenfrüchten und Fleisch. Auf ihr Gesamtgewicht bezogen, haben Nüsse einen durchschnittlichen Proteinanteil von etwa 17 Prozent. Bei Hülsenfrüchten sind es 15 Prozent. Das ist für Pflanzen ungewöhnlich hoch. Getreide, Reis und Kartoffeln etwa liefern Proteine nur im einstelligen Prozentbereich. Bei Obst sind es im Schnitt 0,7 Prozent. Der Proteingehalt von Fleisch ist deutlich höher, nämlich bis zu 19 Prozent. Was aber passiert im menschlichen Körper, wenn zu wenige proteinliefernde Lebensmittel zur Verfügung stehen, um den Tagesbedarf von 0,8 bis 1 Gramm pro Kilogramm Körpergewicht zu decken? Dazu stellt der Ernährungsforscher Peter Stehle von der Universität Bonn Überlegungen an: „Was macht der Körper? Er hat ja mehr oder minder ein Reservoir an Eiweiß, nämlich das Muskeleiweiß. Bei jeder Abnehmdiät kann man im Prinzip nicht verhindern, dass der Körper Muskeleiweiß abbaut. Wenn jemand eine solche Diät macht, nur tausend Kilokalorien pro Tag isst, aber zweieinhalbtausend Kilokalorien umsetzt, dann verliert er ja jeden Tag an Gewicht. Und es ist eben nicht nur Fettgewebe, sondern es ist auch Eiweiß, also Muskelgewebe. Und dieses Muskelgewebe wird hauptsächlich deswegen abgebaut, weil der Körper dann diese Aminosäuren

1 https://www.transgen.de/forschung/1467.effizientere-stickstoff-vorbild-leguminosen.html

braucht, weil diese ja von außen nicht mehr genügend nachkommen." Bei massivem Proteinmangel vermindert sich die körperliche und geistige Leistungsfähigkeit; später kann es auch zu Hungerödemen und Muskelschwund kommen. Auch die Abwehrbereitschaft gegenüber Infektionen ist vermindert.

Doch auch zu viel Eiweiß ist schädlich. Die Zunahme des Eiweißanteils in der Nahrung bewirkt zwar eine Stoffwechselsteigerung, weshalb Eiweiße bei Sportlern sehr beliebt sind. Peter Stehle mahnt da aber zur Vorsicht: „Es ist tatsächlich so, dass es eher eine Annahme ist, dass der Sportler mehr Eiweiß braucht, aber kein wissenschaftlicher Fakt. Wenn Sie mal berechnen, was ein Sportler an zusätzlichem Eiweiß braucht, um Muskelmasse aufzubauen, wenn er körperliche Leistung trainiert, dann sind es minimale Mengen an der Gesamtmenge, die wir essen. Es gab mal eine Tendenz in den 1980er-, 1990er-Jahren, da wurden den Sportlern teilweise drei, vier, fünf Gramm Protein pro Kilogramm Körpergewicht empfohlen; das haben zum Beispiel Bodybuilder so gemacht. Aber wenn die dazu noch wenig getrunken haben, sind die an Nierenversagen gestorben."

Welche und wie viele Proteine essen wir? In dieser Frage steckt eine enorme Sprengkraft. Für das Jahr 2100 erwarten die Vereinten Nationen gut elf Milliarden Erdenbürger. Wie soll für all diese Menschen die Ernährung gesichert werden, wenn Land und gute Böden heute schon knapp sind? Weltweit steigt der Fleisch-Hunger – und Anbauflächen und Weideareale sind endlich. Die vom Menschen geschaffene Nahrungskette Gras – Kuh – Mensch taugt nur bedingt und jedenfalls nicht als weltweites Modell. Wissenschaft und Marketing tüfteln an Alternativen. Insektenburger statt Fleisch-Buletten könnten eine Antwort sein. Denn Insekten als Nahrungsquelle sind, pro Gramm Protein gerechnet, deutlich ressourcenschonender als Rind, Schwein und Huhn – und stehen in einigen Weltgegenden seit jeher auf dem Speiseplan. Peter Stehle sieht in Insekten aber nur ansatzweise eine Perspektive für die Zukunft: „Insektenproteine werden schon eingesetzt, zum Beispiel für die Tierernährung in relativ großer Form. Das heißt, die werden aus den Produkten, aus den Insekten, isoliert und dann als Proteinpulver eingesetzt. Das könnte ich mir auch vorstellen, dass es in der menschlichen Ernährung funktioniert. Man kann ja dann Produkte herstellen, die Proteinzusätze haben. Und es könnten auch letztendlich Insektenproteine sein. Dass Insekten selbst, die Made, die Grille und so weiter, auf unseren Speiseplänen kontinuierlich auftauchen, das sehe ich im Moment noch nicht so."

Eine andere neue Alternative ist in Laboren produzierter Fleischersatz, für den kein Tier gepflegt, gefüttert und getötet werden muss. Von ihm sollen große Mengen schnell, wetterunabhängig und auf kleinem Raum hergestellt werden können. Dank abgekürzter Nahrungsketten und weniger Dünger würden auch die Ökosysteme weniger belastet. Wäre das ein Weg für die Zukunft? Peter Stehle ist da skeptisch: „Aus heutiger Sicht halte ich das für den falschen Weg. Das ist ein riesiger Aufwand. Ob man daraus dann Lebensmittel produzieren kann, bleibt auch noch dahingestellt. Der Aufwand ist energetisch und ökologisch riesig. Und ich bin mir nicht sicher, ob das letztendlich irgendeinen Beitrag liefern kann, wenn dadurch eben andere Ressourcen, wie Energie, verbraucht werden müssen."

Vielmehr ist der Bonner Ernährungsphysiologe davon überzeugt, dass die Zukunft woanders liegt: „Das klingt vielleicht paradox, aber letztendlich müssen wir in unserer Versorgung, glaube ich, eben nicht den Weg gehen, dass wir jetzt immer noch mehr Eiweiß aus dem Tier holen, sondern wir müssen eher den Weg rückwärts gehen und sagen, weniger Eiweiß aus tierischen Produkten, dann mehr pflanzliche Proteine für die eigene menschliche Ernährung. Und für die Ernährung der übriggebliebenen Tiere, die wir dann noch auf dem Speiseprogramm haben, müssen wir andere Quellen entdecken. Das wäre meine Philosophie."

Quellen

BRANDES, R./Lang, F./Schmidt, R. F. (Hg.) (2019): Physiologie des Menschen (32. Aufl.). Heidelberg: Springer.

CAMPBELL, N. A. (2015): Biologie. Hallbergmoos: Pearson.

HILDEBRANDT, J.-P./Bleckmann, H./Homberg, U. (2014): Penzlin – Lehrbuch der Tierphysiologie. Heidelberg: Springer.

SCHARF, K.-H./Sebald, F. (1999): Materialien für den Sekundarbereich II. Stoffwechselphysiologie. Hannover: Schroedel.

TISCHLER, W. (1993): Einführung in die Ökologie. Stuttgart: Gustav Fischer.

WITTIG, R./Streit, B. (2004): Ökologie. Stuttgart: Ulmer.

ANTJE SIEB

Weizen und andere Lieblingsfeinde

Essenseinladungen werden immer komplizierter: Jeder kennt mittlerweile einen oder mehrere, die auf Gluten oder Lactose verzichten. Werden wir tatsächlich immer empfindlicher? Unternehmen, die Produkte wie lactose- oder glutenfreie Lebensmittel herstellen, tun das zurzeit jedenfalls ziemlich erfolgreich. Das zeigt sich etwa in einem unscheinbaren flachen Gebäude am Rand des Städtchens Solms bei Wetzlar. Nur ein kleines Schild mit dem Wort Maisterei und der Geruch nach frisch Gebackenem verraten die Bäckerei. Das Besondere: Brot, Brötchen und Kuchen hier sind garantiert glutenfrei. Im Jahr 2014 hat Bäckermeister Robert Matheis den Betrieb gegründet. Die Nachfrage ging bald über die unmittelbare Umgebung hinaus, sagt Matheis: „Dann haben wir einfach das Brot in eine Tüte gesteckt und verschickt, so hat das angefangen, mit 10 Paketen die Woche, jetzt sind es etwa 1.000 im Monat." Heute beliefert Robert Matheis Reformhäuser und verkauft über einen eigenen Onlineshop. Während er am Anfang allein in der Backstube stand, sind jetzt drei Bäcker dabei, Brote, Brötchen und Kuchen zu produzieren.

Glutenfreie Ernährung boomt seit Jahren. Gluten ist ein Klebereiweiß, das in vielen Getreidearten vorkommt. Für Bäcker ist es extrem nützlich, denn es sorgt für Zusammenhalt und Struktur im Teig. Wer allerdings an Zöliakie erkrankt ist, dessen Körper reagiert fatal auf das Klebereiweiß. Gastroenterologe Professor Detlef Schuppan forscht an der Universität Mainz zu Zöliakie und weiß, dass dann nur eine strikte Diät helfen kann: „Gluten ist der Auslöser, es erzeugt eine entzündliche Reaktion bei den Patienten, die eine genetische Veranlagung dazu haben. Das lässt sich in der Regel leicht behandeln, wenn man es erkannt hat, durch eine strikt glutenfreie Diät, die aber auch nicht einfach durchzuführen ist."

Experten schätzen, dass einer von hundert Deutschen Zöliakie hat. Viele leben mit der Krankheit, ohne dass sie bislang erkannt worden ist. Schon kleine Mengen Gluten führen bei Erkrankten zum fehlgeleiteten Aktivieren von Immunzellen, die auf Dauer die Darmzotten zerstören. Mögliche Folgen sind zum Beispiel Mangelerscheinungen und ein erhöhtes Krebsrisiko – neben akuten Magen-Darm-Beschwerden. In den bei uns üblichen Getreidearten Weizen, Roggen, Dinkel oder Gerste ist Gluten enthalten. Deshalb sind in der Maisterei ganz andere Mehle im Einsatz als in einer normalen Bäckerei. Das richtige Mischungsverhältnis ist das Geheimnis, erklärt Robert Matheis: „Wir haben so um die 20 verschiedene Mehle, das ist sehr ungewöhnlich für eine Bäckerei. Beim glutenfreien Mehl kommt es darauf an, den Geschmack von Weizen oder Roggen zu ersetzen. Maismehl schmeckt so extrem, da denkt man, man hat ein Polentabrot, deshalb sind die Rezepte alle sehr kompliziert abgemischt mit teilweise zehn bis fünfzehn Komponenten, um einen Geschmack zu erzeugen wie von Weizen oder Roggen."

In den letzten Jahren haben Autoren wie William Davis oder David Perlmutter mit Büchern wie „Weizenwampe" oder „Dumm wie Brot" den Weizen zu einer Art Staatsfeind erklärt. Glaubt man ihnen, dann ist der Verzehr des jahrhundertealten Brotgetreides schuld an vielen Erkrankungen, von Übergewicht über Krebs bis Alzheimer. Allerdings spricht streng wissenschaftlich bisher nichts dafür, dass eine Ernährung ohne Weizen und andere glutenhaltige Getreide wie Dinkel, Roggen oder Gerste prinzipiell gesünder ist, sagt die Lebensmittelchemikerin Dr. Katharina Scherf vom Leibnitz-Institut für Lebensmittel-Systembiologie in Freising. Sie interessiert sich besonders dafür, wie es dazu kommt, dass manche Menschen Weizen und andere Getreide schlecht vertragen. „Man lebt nicht grundsätzlich gesünder damit, dass man auf Weizen verzichtet. Glutenfreie Ernährung bedingt ja auch, dass man nicht nur Gluten weglässt, sondern auch andere Teile der Ernährung etwas umstellt. Und somit kann es auch sein, dass das für manche einen positiven Effekt hat, einfach weil man sich generell mehr mit der Ernährung beschäftigt."

Ein Teil der Käufer glutenfreier Produkte hat aber offenbar echte Problem mit Weizen. Die Patienten klagen über Magen-Darm und andere Beschwerden. Ihnen geht es besser, wenn sie auf Glutenhaltiges oder auf Weizen verzichten. Manche ersetzen Weizen durch den als verträglicher geltenden, aber dennoch glutenhaltigen Dinkel. Bei Detlef Schuppans Patienten hilft das in der Regel aber nicht viel, wie er beschreibt: „Patienten wundern sich häufig, auf Dinkel ist es ein bisschen besser, aber immer noch schlimm. Und selbst alte Sorten wie Einkorn und Emmer werden in der Regel nicht besonders gut, vielleicht ein bisschen besser vertragen, wenn es um Allergien geht."

Wenn Betroffene zum Arzt gehen, werden sie häufig als Reizdarmpatienten eingeordnet. Sie haben keine Zöliakie und auch keine typische Weizenallergie mit unmittelbaren Symptomen, wie etwa Bäckerasthma. Detlef Schuppan sucht in Mainz nach den Ursachen dieser Erkrankung, der sogenannten Nicht-Zöliakie-Weizensensitivität. Das Gluten spielt hier wahrscheinlich keine Rolle. Schuppan vermutet eine neuartige Allergie auf andere Weizeneiweiße. Weizeneiweiße, deren Symptome verzögert auftreten. Das sieht der Gastroenterologe auch in seiner Praxis als Arzt bestätigt: „Die Leute nehmen sehr gebräuchliche Nahrungsmittel wie Weizen zu sich und bekommen nach vielen Stunden erst Bauchbeschwerden, Blähungen, Schmerzen, weniger Durchfall, eher Verstopfung. Das heißt, die Patienten und auch die Ärzte haben keine Möglichkeit, einen klaren Zusammenhang herzustellen zwischen dem Nahrungsmittel und den Beschwerden, weil die eben erst Stunden später auftreten. Das kann man natürlich dadurch erklären, dass sich Nahrungsmittel über den ganzen Darm ausbreiten müssen, von oben nach unten, bis eine ausreichend große Fläche betroffen ist, dass der Patient Beschwerden bekommt."

Neben Gluten finden sich im Weizen die sogenannten Amylase-Trypsin-Inhibitoren, kurz ATIs. Diese Stoffe helfen der Pflanze normalerweise beim Abwehren von Schädlingen. Detlef Schuppan ist sicher: Sie können Allergien und chronische Erkrankungen wie multiple Sklerose verstärken – und sind damit auch mit schuld an der Weizensensitivität. Mittlerweile gehen wir aufgrund unserer Daten davon aus, dass bis zu 20 Prozent der Bevölkerung ein Problem mit Weizen haben. Ob die Zahl der in Deutschland Betroffenen tatsächlich so hoch ist, bleibt umstritten. Aber: Wenn Gluten bei den meisten wohl gar nicht schuld ist an den Beschwerden, warum sollte dann eine glutenfreie Ernährung helfen? Das könnte daran liegen, dass in glutenfreien Produkten meist auch andere Weizenbestandteile fehlen oder reduziert vorhanden sind. Allergene etwa oder ATIs. Allerdings ist die Diskussion darum, was nun schuld ist an den Beschwerden nach Weizenverzehr, noch nicht beendet. Vielleicht gibt es *den* einen Hauptschuldigen auch gar nicht, sagt Lebensmittelchemikerin Katharina Scherf: „Es kann ja auch sein, dass manche Personen mehr auf den einen Inhaltsstoff reagieren und manche mehr auf den anderen."

Auch die sogenannten FODMAPs könnten an Darmbeschwerden schuld sein. FODMAPs sind bestimmte Kohlenhydrate. Zu ihnen gehören Zucker wie der Fruchtzucker Fructose und der Milchzucker Lactose, außerdem die Fructane. Fructane kommen auch im Weizen vor, als Speicherkohlenhydrate. Weil sie für Menschen unverdaulich sind, zählen sie zu den Ballaststoffen. Katharina Scherf hält es für möglich, dass sie auch Auslöser von Beschwerden sein können: „Die Fructane werden erst im Dickdarm abgebaut durch Mikroorganismen, und es kann sein, dass die bei manchen Personen Beschwerden verursachen, z.B. Blähungen, oder dass man sich aufgebläht fühlt. Das könnte schon durch solche Fructane hervorgerufen werden."

Dagegen könnte eine sogenannte Low-FODMAP-Diät helfen. Dabei verzichtet man nicht nur auf glutenhaltiges Getreide, sondern zum Beispiel auch auf manche Milchprodukte und auf bestimmte Obst- und Gemüsesorten. So nimmt man weniger Lactose und Fructose zu sich.

Es gibt aber auch noch den sogenannten NOCEBO[1] -Effekt: Wenn man sicher ist, dass einem Weizen oder ein anderes Nahrungsmittel schadet, dann bemerkt man auch Symptome.

Forscher haben deshalb versucht, Weizensensitivität per Blindtest zu diagnostizieren: Sie wollten wissen, ob auch dann Symptome auftreten, wenn den Patienten nicht bekannt war, dass ihr Essen Weizen oder Gluten enthält. Nur bei einem Teil der Patienten ließ sich so bestätigen, dass sie wirklich auf Weizen reagieren. Dieses Verfahren wird in der Regel aber nicht angewendet, so Katharina Scherf: „Die Prozedur ist aufwändig, deshalb wird sie relativ selten durchgeführt, unter anderem auch, weil viele Leute dann kein glutenhaltiges Produkt mehr zu sich nehmen möchten."

Kaum weniger aufwändig ist eine andere Untersuchung: Schaut man mit einem Endoskop, einem langen Untersuchungsschlauch, direkt in den Darm, dann kann man der Allergie gewissermaßen zusehen. Für den Mainzer Gastroenterologen Detlef Schuppan ist das eine Möglichkeit, Allergene wie Weizen, Hefe oder Milch direkt im Darm zu testen. Auch Dr. Reiner Ullrich von der Berliner Charité arbeitet mit dieser Methode. Dabei werden die jeweiligen Allergene direkt auf die Darmschleimhaut aufgetragen. Reiner Ullrich erklärt die Grundlage: „Die Methode ist eine Art Mikroskopie, die Sie am lebenden Menschen im Dünndarm vornehmen können. Wenn Sie vorher einen bestimmten Farbstoff gespritzt haben, dann können Sie wie unter einem Mikroskop die einzelnen Zellen, die die Darmwand bilden, sehen, und können beobachten, ob sich da Veränderungen oder Schädigungen zeigen."

Detlef Schuppan ergänzt die Beschreibung: „Dann spielt sich das wie in einem Video ab, dass da plötzlich ein Schwall von Flüssigkeit in den Darm kommt; es gibt da ein Loch, die Schleimhaut schwillt, das kann man quantitativ feststellen. Und alles innerhalb weniger Minuten."

Reiner Ullrich fasst zusammen: „Da scheint irgendein Schädigungsmechanismus vorhanden zu sein, der die Barriere in der Darmwand schädigt."

Zusammen mit Kollegen hat Detlef Schuppan die Därme von über hundert Reizdarmpatienten mit Allergenen aus Weizen, Hefe, Milch und Soja traktiert. Die weitaus meisten reagierten auf Weizen. Eine ähnliche Studie hat Dr. Reiner

---

1 Der NOCEBO-Effekt ist das Pendant zum bekannten PLACEBO-Effekt. Während lat. placebo bedeutet „ich werde gefallen", kommt NOCEBO von lat. nocere und heißt „ich werde schaden".

Ullrich an der Berliner Charité geleitet. Er wollte herausfinden, ob die teure und aufwendige Endoskopie-Methode tatsächlich verlässlich vorhersagen kann, welchen Patienten es mit einer glutenfreien Diät besser gehen würde. Das hat allerdings nicht so ganz geklappt, sagt Reiner Ullrich: „Es passt, das können wir schon sagen, bei uns nicht hundertprozentig zusammen, wir haben Patienten, die in der Endoskopie auf Weizen reagiert, aber dann nicht auf die weizenfreie Diät angesprochen haben, und umgekehrt: Patienten, die nicht auf Weizen reagiert haben, aber trotzdem ganz gut auf die weizenfreie Diät angesprochen haben."

Detlef Schuppan und Reiner Ullrich kommen trotzdem erst mal zur gleichen Behandlungsempfehlung: Wer glaubt, dass seine Probleme auf Weizen oder Gluten zurückzuführen sind, der solle ruhig eine glutenfreie Diät ausprobieren, in der etwa auf den glutenfreien Reis zurückgegriffen wird. Allzu viel schaden könne das nicht, findet Reiner Ullrich: „Dann darf man halt nicht nur Reis essen. Die wirklich sehr lange Erfahrung mit der glutenfreien Ernährung bei den Zöliakie-Patienten zeigt eigentlich, dass das nicht wirklich eine gefährliche Maßnahme ist."

Andere Wissenschaftler sehen ein Risiko von Nährstoffmangel oder ungesunder Ernährung. Die Freisinger Forscherin Katharina Scherf erklärt am Beispiel von Weizenvollkornmehl, warum: „Weizenvollkornmehl hat auch viele ernährungsphysiologisch positive Inhaltsstoffe, gerade Ballaststoffe, Vitamine und Mineralstoffe. Das heißt, wenn man auf Weizen verzichtet, muss man darauf achten, dass man keinen Mangel an Vitaminen oder Mineralstoffen bekommt, da viele glutenfreie Produkte sehr stark auf Stärke basiert sind und so dann Ballaststoffe fehlen."

Glutenfrei essen sollte man also nur mit gutem Grund und besser erst nach ärztlicher Beratung. Denn einerseits macht es Sinn zu überprüfen, ob man nicht doch unter Zöliakie leidet – dann muss man nämlich besonders penibel auf glutenfreies Essen achten. Und andererseits: Nicht jeder, der glaubt, glutenfrei zu essen, tut das auch. Das zumindest ist Reiner Ullrichs Erfahrung: „Wir haben einige Patienten erlebt, die gesagt haben, dass sie es schon mal mit einer glutenfreien Diät versucht haben, aber wenn man da mal nachfragt, was sie gegessen haben, bekommt man zum Teil abenteuerliche Antworten. Etwa, dass die nur noch Vollkorn gegessen haben und dachten, sie ernähren sich glutenfrei. Da ist es schon besser, wenn man das mal bei einer Ernährungsberatung erklärt bekommt."

Viele Menschen halten Dinkel für besser verträglich. Dabei enthält er eigentlich genauso viel Gluten, Fodmaps und ATIs wie Weizen, erklärt Katharina Scherf: „Man hört das sehr viel, dass Leute auf Dinkelprodukte nicht reagieren, beziehungsweise, dass sie die gut vertragen und Weizenprodukte nicht. Die Gründe sind etwas schwierig auszumachen, weil es, wenn man sich die Inhaltsstoffe der beiden Mehle anguckt, kaum Unterschiede gibt. Denn Dinkel und Weizen sind sehr nah miteinander verwandt."

In der Maisterei bei Robert Matheis in Solms werden weder Dinkel noch Emmer oder Einkorn verwendet, wie der Bäckermeister versichert: „Bei uns darf kein Gluten in den Teig, noch nicht mal Spuren, weil wir darauf spezialisiert sind, auch für Zöliakieerkrankte zu backen. Wir backen mit Buchweizen, Reis, Mais, Teffmehl – das ist eine äthiopische Zwerghirse."

Das Backen wird allerdings nicht leichter ohne Gluten. Denn als Klebereiweiß ist es für Bäcker enorm wichtig. Robert Matheis hat viel Erfahrung damit: „Gluten ist so entscheidend, weil es die komplette Wasseraufnahme regelt im Teig, und von der Textur her das Fluffige, Saftige, Knatschige hergibt. Da muss man viele Tricks anwenden, ich habe auch bestimmt drei bis vier Jahre gebraucht, bis unsere Qualität auf dem Stand war, wo sie heute ist."

Zöliakiekranke dürfen nach Möglichkeit nicht mal Spuren von Gluten zu sich nehmen. Wer hingegen eine atypische Allergie auf Weizen hat, bei dem ist das vielleicht anders, sagt Detlef Schuppan aus Mainz: „Das ist noch eine Vermutung, dass es sogar kontraproduktiv sein könnte, wenn die Patienten wie ein Zöliakiepatient komplett alle glutenhaltigen Produkte vermeiden, und dass es besser wäre, wenn sie nicht ganz so strikt sind, wenn es ihnen gut geht. Aber wir haben noch keine Studiendaten dazu. Aufgrund dessen, was wir über die Immunologie des Darmes und der Schleimhäute wissen, wäre es aber vernünftig."

Detlef Schuppans Theorie lautet: Wer gar keinen Weizen isst, der nimmt seinem Immunsystem die Chance, wieder eine gewisse Toleranz gegenüber dem Getreide zu entwickeln. Manche Reizdarmpatienten werden ihre Probleme auch ganz spontan wieder los, erklärt Reiner Ullrich – warum das so ist, weiß keiner so genau.

Man hat den Eindruck, dass immer mehr Menschen Weizen schlecht vertragen. Robert Matheis' glutenfreie Bäckerei zumindest ist stark gewachsen – aus dem Einmannbetrieb vor fünf Jahren wurde eine Firma mit insgesamt zwölf Beschäftigten. Der Chef schätzt, dass die meisten seiner Kunden tatsächlich unter Zöliakie leiden. Er erzählt aber auch von ganz anderer Kundschaft: „Es kommt dazu, dass einige Profisportler auf glutenfrei setzen. Wir beliefern auch diverse Profisportler und Fußballbundesligisten." Manche erhoffen sich weniger Verdauungsprobleme, andere zum Beispiel bessere Leistungen. Das allerdings ist wissenschaftlich umstritten. Bekommen insgesamt aber tatsächlich mehr Menschen als früher Beschwerden, wenn sie bestimmtes Getreide essen? Das ist schwer zu sagen. Auch Experten wie Katharina Scherf und Reiner Ullrich sind sich da nicht sicher. Reiner Ulrich meint, man könne objektiv keinen Anstieg sehen. Es werde nur mehr darüber berichtet. Auch Katharina Scherf ist skeptisch: „Es gibt auf jeden Fall Menschen, die mit Weizen und Co Probleme haben, die an einer sogenannten Weizenunverträglichkeit leiden – allerdings muss man auch sagen, dass es einen deutlichen Trend gibt zu glutenfreier Ernährung von Leuten, die sich aus diversen anderen Gründen gerne glutenfrei ernähren."

Die eine Frage ist, ob es überhaupt mehr Betroffene gibt. Die zweite: Wenn ja, woran könnte das liegen? Eine Theorie besagt, dass modernes Getreide mehr Gluten, Fodmaps oder Amylase-Trypsin-Inhibitoren, kurz ATIs enthält als ältere Sorten, denn es wurde extra hochgezüchtet. Katharina Scherf hat alte Weizensorten wie Einkorn und Emmer untersucht: „Hier ist es so, dass der Glutengehalt sogar höher ist, allerdings ist die Zusammensetzung anders. Wir haben auch Daten dazu, dass Einkorn weniger Amylase-Trypsin-Inhibitoren enthält, von daher könnte an der Geschichte, dass das besser verträglich ist, durchaus etwas dran sein."

Eine weitere Überlegung beschäftigt sich damit, dass die Brotherstellung sich geändert hat, zum Beispiel die sogenannte Teigführung, die Reifezeit des Teigs. Ließen Bäcker ihre Teige früher stundenlang gehen, muss es in heutigen Brotfabriken schnell gehen. Dadurch verändern sich aber auch die Inhaltsstoffe der Brote. Katharina Scherf erläutert den Zusammenhang: „Wenn sie eine schnelle Hefeteigführung machen, wird von den Inhaltsstoffen nur ein kleiner Teil abgebaut, weil die Hefe diese verstoffwechselt, um selbst wachsen zu können. Wenn das nicht lange dauert, hat die Hefe nicht so viel Zeit, das Mehl wird nicht so stark verändert."

Eine ausreichend lange Teigführung, zum Beispiel mit Sauerteig, reduziert im Brot sowohl Gluten als auch Fodmaps, sagt Katharina Scherf. Ob auch die ATIs weniger werden, ist noch unklar. Bisher gibt es allerdings nur wenige Studien, in denen solche Versuchsbrote testgegessen wurden. Nicht immer schnitt dabei das Brot mit langer Teigführung besser ab. Die Frage, ob die modernen Backtechniken schuld sind an den Beschwerden, ist also noch nicht geklärt.

In der Maisterei setzt Robert Matheis jedenfalls auf viel Handarbeit. Trotzdem kommt er nicht ohne Zusatzstoffe aus, die das Gluten ersetzen sollen, sagt er offen: „Wir müssen ein Xanthan, ein Verdickungsmittel einsetzen, aber wir versuchen das so weit runterzufahren, dass wir teilweise nur ein Verdickungsmittel verwenden."

Zöliakiepatienten sind auf spezielle Produkte angewiesen. Für andere Weizenprobleme könnten Neuzüchtungen eine Lösung sein. Denn während Gluten wichtig ist zum Brotbacken, könnte man auf Allergene und ATIs im Weizen eigentlich verzichten, sagt Detlef Schuppan: „Da haben wir mittlerweile fünf Forschungsprojekte mit Genforschern und Landwirten und Weizenforschern, um entsprechende Sorten herauszufinden und die Verträglichkeit zu verbessern."

Neben Glutenfreiem hat sich auch Lactosefreies zum Renner entwickelt. Dabei leiden in Deutschland im Gegensatz zu anderen Gegenden der Welt nur ca. 15 Prozent der Menschen an einer Lactoseintoleranz. In Südostasien etwa sind es über 90 Prozent. Detlef Schuppan kennt sich auch mit diesen Beschwerden aus: „Die Lactoseintoleranz, die ja auch in aller Munde ist, ist eine nicht entzündliche Aufnahmestörung. Die Patienten können Lactose nicht richtig verstoffwechseln, sie bleibt im Darm und führt dort zu Vergärungsprozessen, Blähungen, Bauchschmerzen."

Der Grund, so der Mainzer Immunologe Detlef Schuppan: Die Betroffenen haben zu wenig vom Enzym Lactase, das den Milchzucker aufspaltet. Die Laktose gelangt deshalb unverdaut in den Dickdarm. Dort wird sie von Bakterien verstoffwechselt. Dabei entstehen Gase, die die Beschwerden verursachen. Ob das Enzym Lactase knapp ist, lässt sich testen – allerdings vertragen Betroffene auch dann sehr unterschiedliche Mengen des Milchzuckers, erklärt Reiner Ullrich von der Berliner Charité: „Das ist auch sehr variabel, einige Patienten können keinen Joghurt essen, andere, wenn sie es nicht übertreiben, können sogar ein Glas Milch trinken."

Nicht alle Milchprodukte sind dabei problematisch. In Hartkäse oder Joghurt etwa ist der Milchzucker in der Regel abgebaut. Zusätzlich gibt es als lactosefrei gekennzeichnete Milchprodukte, in denen der Milchzucker schon gespalten vorliegt. Für die meisten Mitteleuropäer haben lactosefreie Produkte aber keinen Vorteil. Eher den Nachteil, dass sie teurer sind. Gekauft werden sie trotzdem, und zwar auch von Menschen, die nicht unter Lactoseintoleranz leiden. Das ermittelte die Gesellschaft für Konsumforschung in einer Umfrage.In der Maisterei weiß der Chef, dass seine Kunden gerne bis ins Detail wissen wollen, was in ihrem Essen drin ist. Danach plant er seine Produktpalette: „Wir kümmern uns nicht nur um glutenfreie Ernährung. Wir backen auch für diejenigen, die weitere Allergien haben – wir machen viele hefefreie Brote, dann setzen wir so wenig Ei wie möglich ein, so wenig Milchprodukte wie möglich, dass auch die, die zusätzliche Allergien haben, bei uns fündig werden."

Fructose ist ein weiteres Schlagwort, das man häufiger hört. Fructose*intoleranz*, die erbliche Erkrankung, bei der Fructose nicht verstoffwechselt werden kann, ist aber sehr selten – in Deutschland gibt es nur ein paar tausend Betroffene. Diese müssen dann nicht nur auf Obst, sondern auf fast alles Süße verzichten, weil sonst Leber- und Nierenschäden entstehen können – auch normaler Haushaltszucker besteht zur Hälfte aus Fructose. Deutlich häufiger ist die im Vergleich harmlosere Fructose*malabsorption*. Bei ihr kann der Zucker nur vermindert im Dünndarm aufgenommen werden und gelangt in den Dickdarm. Dort vergärt er und verursacht vorübergehend Beschwerden. Sehr viel Fructose auf einmal verträgt allerdings kaum jemand ohne Darmbeschwerden, sagt Reiner Ullrich: „Es gibt das Phänomen, das fast jeder kennt, wenn wir zum Beispiel große Mengen Birnen essen, dann fängt es auch irgendwann an, im Darm zu grummeln, was einfach an den Zuckern liegt, die wir da zu uns nehmen."

Dann ist das Fructosetransportsystem im Darm nicht gestört, sondern nur überlastet. Wenn schon bei kleineren Mengen Probleme auftreten, muss man in der Regel individuell testen, wie viel Fructose auf einmal man verträgt.

Bei der Histaminintoleranz ist es wiederum so, dass die Patienten Histamine, wie sie in Rotwein, Käse oder anderen Lebensmitteln reichlich vorhanden sind, nicht ausreichend abbauen können. Da Histamine auch bei einer Allergie vom Körper selbst freigesetzt werden, ähneln die Symptome einer Histaminintoleranz denen von Allergien. Und sie sind nicht auf den Magen-Darm-Trakt beschränkt. Auch Alkohol und Medikamente können den Abbau von Histamin beeinträchtigen oder aber fördern, dass Histamine freigesetzt werden. Betroffene müssen also auf deutlich mehr als die Ernährung achten.

Wie viele Menschen nun tatsächlich unter Nahrungsmittelunverträglichkeiten leiden und ob es wirklich mehr werden, ist schwer zu sagen. Denn die Diagnosen sind oft schwierig, und ein Teil der Betroffenen diagnostiziert sich ohnehin einfach selbst.

Quellen

MANSUETO, P. et al. (2019): Non-celiac wheat sensitivity: A search for the pathogenesis of a self-reported condition. In: Italian Journal of Medicine, 13(1): 15–23. https://www.researchgate.net/publication/331576883_Non-celiac_wheat_sensitivity_A_search_for_the_pathogenesis_of_a_self-reported_condition

SCHERF, K.A./Köhler, P. (2016): Wheat and gluten: technological and health aspects. In: Ernährungs Umschau, 63(08): 166–175. https://www.ernaehrungs-umschau.de/fileadmin/Ernaehrungs-Umschau/pdfs/pdf_2016/08_16/EU08_2016_Special_Koehler_engl.pdf

SCHUPPAN et al. (2019): Many Patients With Irritable Bowel Syndrome Have Atypical Food Allergies Not Associated With Immunoglobulin E. In: Gastroenterology, 157(1): 109–118.e5. doi: 10.1053/j.gastro.2019.03.046. https://www.ncbi.nlm.nih.gov/pubmed/31100380

SERVICK, K. (2018): The war on gluten. What's really behind ‚gluten sensitivity'? In: Science. https://www.sciencemag.org/news/2018/05/what-s-really-behind-gluten-sensitivity

LEITLINIE ZÖLIAKIE UND WEIZENSENSITIVITÄT: https://www.awmf.org/leitlinien/detail/ll/021-021.html

LACTOSEINTOLERANZ AUF GESUNDHEITSINFORMATION.DE: https://www.gesundheitsinformation.de/laktoseintoleranz.2113.de.html

BUNDESZENTRUM FÜR ERNÄHRUNG, FREI VON IM TREND: https://www.bzfe.de/inhalt/unvertraeglichkeiten-frei-von-im-trend-29170.html

DGE ZU „FREI VON LM": https://www.ernaehrungs-umschau.de/news/10-01-2018-wann-sind-frei-von-lebensmittel-sinnvoll/

FREI-VON-PRODUKTE/HR-FERNSEHEN. https://www.hr-fernsehen.de/sendungen-a-z/service-trends/sendungen/frei-von-produkte,stre-352.html

ERNÄHRUNG BEI HISTAMININTOLERANZ, ERNÄHRUNGSMEDIZIN TU MÜNCHEN. https://www.mri.tum.de/sites/default/files/seiten/histaminintoleranz_essen_und_trinken.pdf

DEUTSCHER ALLERGIE- UND ASTHMABUND. ZU HISTAMINUNVERTRÄGLICHKEIT:
https://www.daab.de/ernaehrung/nahrungsmittel-unvertraeglichkeit/histamin-unvertraeglichkeit/
zu Lactoseunverträglichkeit: https://www.daab.de/ernaehrung/nahrungsmittel-unvertraeglichkeit/laktose/laktose-unvertraeglichkeit/
zu Fructosemalabsorption: https://www.daab.de/ernaehrung/nahrungsmittel-unvertraeglichkeit/laktose/laktose-unvertraeglichkeit/

SABINE SCHÜTZE

Design-Food – Milliardengeschäft Nahrungsergänzung

Eisentabletten bei Erschöpfung, Selenkapseln fürs Wohlbefinden, Pflanzenextrakte gegen Gelenkschmerzen. 225 Millionen Packungen Nahrungsergänzungsmittel wurden 2018 in Deutschland verkauft. Eine Marktanalyse von Inside Health bestätigt, dass ihr Umsatz seit Jahren steigt und 2018 mehr als 1,4 Milliarden Euro betrug. Rund jeder Dritte schluckt Nahrungsergänzungsmittel, etwa Präparate gegen Vitamin C-Mangel, Magnesium gegen Wadenkrämpfe usw.

Nahrungsergänzungsmittel werden häufig als Brausetabletten, Kapseln oder Tropfen angeboten und sehen deshalb wie Arzneimittel aus. Trotzdem sind sie keine, erklärt Pharmakologe Martin Smollich. Er ist Professor am Institut für Ernährungsmedizin des Universitätsklinikums Schleswig-Holstein in Lübeck und leitet dort eine Arbeitsgruppe, die an pharmakologischen Wirkungen von Lebensmittelinhaltsstoffen forscht. Er liefert eine klare Differenzierung: „Nahrungsergänzungsmittel sind Mittel, die zur Ergänzung der Nahrung bestimmt sind. Arzneimittel sind für Krankheiten bestimmt, für Patienten. Nahrungsergänzungsmittel sind rechtlich Lebensmittel, die die normalen Ernährungsgewohnheiten ergänzen können."

Das hat Konsequenzen für die Zulassung: Arzneimittel durchlaufen ein streng vorgegebenes Verfahren, bevor sie als sicher angesehen werden und vermarktet werden dürfen. Nahrungsergänzungsmittel dagegen müssen lediglich beim Bundesamt für Verbraucherschutz und Lebensmittelsicherheit registriert werden.

In der Nahrungsergänzungsmittelverordnung ist festgelegt, dass Nahrungsergänzungsmittel aus konzentrierten Nährstoffen wie Vitaminen oder Mineralstoffen bestehen dürfen, aber auch aus nicht genauer definierten sonstigen Stoffen[1]. Das sind dann hauptsächlich pflanzliche Zubereitungen, sogenannte Botanicals, erläutert Martin Smollich. Beispielsweise Grüne Kaffeebohnen- oder Bitterorangen-Extrakte, die als Aufputsch- und Schlankheitsmittel beworben werden. Martin Smollich sieht das kritisch: „Die Hersteller dieser Mittel kön-

1 Siehe Nahrungsergänzungsmittelverordnung: http://www.gesetze-im-internet.de/nemv/NemV.pdf

nen in diese Botanicals extrem viel reinpacken. Es gibt eigentlich keine gesetzlichen Höchstgrenzen. Manche Substanzen sind eigentlich pflanzliche Arzneimittel, die sie aber dann als Nahrungsergänzungsmittel frei vermarkten können. Und das ist natürlich auch aus pharmakologischer, medizinischer Sicht schon relativ kritisch zu sehen."

Mittel mit dem Mineralstoff Magnesium sind seit vielen Jahren die meist verkauften Nahrungsergänzungen. Vitamin C ist Spitzenreiter bei den Vitaminen, direkt gefolgt von Multivitaminpräparaten.

Nur etwa ein Viertel der Nahrungsergänzungsmittel geht in Apotheken über die Ladentheke. Viel häufiger werden sie in Drogerien gekauft und im Supermarkt. Trotzdem ist den meisten Verbrauchern nicht klar, dass sie ein Lebensmittel vor sich haben, meint Ellen Ulbig. Die Kommunikationsforscherin arbeitet am Bundesinstitut für Risikobewertung und hat für eine Studie 20- bis 70-Jährige zu Nahrungsergänzungsmitteln befragt. Sie berichtet von ihrer Untersuchung: „Bei dieser Befragung stellte sich heraus, dass tatsächlich die These stimmt, dass den Menschen nicht bewusst ist, dass sie Nahrungsergänzungsmittel zu sich nehmen. Und dass sie diese auch nicht unterscheiden von nicht rezeptpflichtigen Arzneimitteln."

Genau deshalb will Ellen Ulbig herausfinden, wie man Verbraucher am besten über Nahrungsergänzungsmittel aufklärt. Bei ihren Befragungen ist der Kommunikationsforscherin aufgefallen, dass Menschen je nach Altersgruppe verschiedene Gründe haben, Nahrungsergänzungsmittel zu schlucken: „Bei den Jüngeren, bis 40 Jahren, dominiert das Motiv Vorbeugung, um Ernährungssünden und Unregelmäßigkeiten in der Lebensweise zu kompensieren, also ohne dass sie bisher von den negativen Auswirkungen einer ungesunden Lebensweise betroffen sind. Bei den zwischen 40- und 59-Jährigen soll die Verwendung von Nahrungsergänzungsmitteln einen wichtigen Beitrag leisten zur Erhaltung von Attraktivität und Leistungsfähigkeit. Und dann in einem Alter über 60 Jahren werden Nahrungsergänzungsmittel von den Befragten in Selbstmedikation gezielt zur Symptombehandlung angewendet."

Nahrungsergänzungsmittel sind aber nicht zur Selbstmedikation gedacht, warnt Ernährungsmediziner Martin Smollich: „Nahrungsergänzungsmittel sollen ja keine Krankheitsbeschwerden oder Symptome lindern. Rechtlich sind Nahrungsergänzungsmittel Lebensmittel wie ein Apfel oder eine Banane. Und die würde man ja auch nicht gegen Krankheitsbeschwerden einsetzen."

Angela Clausen von der Verbraucherzentrale Nordrhein-Westfalen beschäftigt sich seit vielen Jahren mit dem Thema Nahrungsergänzung. Sie erklärt den häufigen Griff zu Nahrungsergänzungsmitteln ganz menschlich: „Wir haben alle ein schlechtes Gewissen. Wir glauben, wir ernähren uns falsch. Wir wissen alle, dass wir uns zu wenig bewegen. Wir haben zu viel Stress. Wir schlafen zu wenig. Und die Werbung suggeriert uns ja, dass durch das Einwerfen von ein paar Pillen das alles in Ordnung gebracht werden kann, dass man sich Gesundheit kaufen kann. Es ist vielleicht schon eine Art moderner Ablasshandel, den wir da treiben."

Die Ernährungswissenschaftlerin Angela Clausen ärgert seit langem, dass Nahrungsergänzungsmittel wie Medikamente beworben werden. Werbetexte im Internet und in Illustrierten, die wie unabhängige journalistische Artikel aussehen sollen, zitieren oft Wissenschaftler, um die Mittel unentbehrlich erscheinen zu lassen. Dabei gibt es die angeführten Personen oft gar nicht. Und falls die Namen der Forscher doch stimmen, haben sie ein völlig anderes Fachgebiet, hat Angela Clausen festgestellt: „Da wird ganz viel auch mit gefälschten Erfahrungsberichten gearbeitet. Ein Apotheker oder Arzt darf eigentlich gar nicht abgebildet werden, wenn ich Werbung für Lebensmittel mache. Das ist übrigens auch der Grund, warum so gern die berühmte Arztfrau zitiert wird."

Damit umgehen die Hersteller das Werbeverbot für Ärzte und Krankenpflegekräfte. Denn Personen, die einen Heilberuf ausüben, dürfen nicht für Lebensmittel werben, also auch nicht für Nahrungsergänzungsmittel.

Seit Dezember 2012 sind gesundheitsbezogene Aussagen über Lebensmittel nur noch erlaubt, wenn diese eindeutig wissenschaftlich nachgewiesen sind. Festgelegt ist das in der Health-Claims-Verordnung der Europäischen Union, einer Verordnung zu Gesundheitsbehauptungen[2]. Seitdem sind viele vollmundige Versprechen verschwunden, etwa dass Cranberry-Saft gegen Blasenentzündung hilft oder probiotischer Joghurt vor Erkältung schützt. Die Europäische Behörde für Lebensmittelsicherheit, kurz EFSA, hat nur rund 250 Aussagen zugelassen, mit denen geworben werden darf. Sie stehen auf einer Positivliste und versprechen deutlich weniger[3].

Erlaubt sind beispielsweise diese Aussagen:

> *Calcium wird für die Erhaltung normaler Knochen benötigt. – Vitamin C erhöht die Eisenaufnahme. – Magnesium trägt zu einer normalen Muskelfunktion bei. – Zink hat eine Funktion bei der Zellteilung. – Vitamin B1 trägt zu einem normalen Energiestoffwechsel bei.*

---

2 https://eur-lex.europa.eu/legal-content/DE/TXT/PDF/?uri=CELEX:32006R1924&from=de

3 https://eur-lex.europa.eu/legal-content/DE/TXT/HTML/?uri=CELEX:32012R0432&qid=1403863040750&from=DE

Lebensmittelhersteller können mit solchen Aussagen entsprechend angereicherte Lebensmittel wie Müslis oder Süßigkeiten bewerben und natürlich Nahrungsergänzungsmittel. Die Aussagen beziehen sich hauptsächlich auf Vitamine und Mineralstoffe. Auch für Fettsäuren und Ballaststoffe gibt es einige. Für andere Stoffe wie Botanicals hat die EFSA jedoch keine gesundheitsbezogenen Aussagen zugelassen, erklärt Helmut Heseker, Professor für Ernährungswissenschaft an der Universität Paderborn: „Diese ganzen anderen pflanzlichen Extrakte werden zumindest offiziell nicht mit gesundheitsbezogenen Aussagen beworben. Man findet das zwar im Internet und auch in der Laienpresse immer wieder, aber auf der Verpackung selbst stehen derartige Dinge nicht drauf, dass sie vor Krebs, Herzinfarkt und was weiß ich alles schützen."

Helmut Heseker war bis 2016 Präsident der Deutschen Gesellschaft für Ernährung. Er vermittelt seit vielen Jahren eine klare Botschaft: Der größte Teil der deutschen Bevölkerung braucht keine Nahrungsergänzungsmittel. Ausnahmen sind zum Beispiel Schwangere, die Folsäure benötigen, oder Menschen, die nicht genügend Sonne abbekommen, um Vitamin D über die Haut bilden zu können – etwa weil sie sich sehr wenig oder nur verschleiert im Freien aufhalten. Auch ältere und gesundheitlich eingeschränkte Menschen können von einer gezielten Nahrungsergänzung profitieren.

Großangelegte Studien belegen, dass die Menschen in Deutschland nicht an Mangelernährung leiden, untermauert Helmut Heseker seine Einschätzung: „Im Gegenteil. 70 Prozent der Deutschen nimmt jedes Jahr etwas mehr zu. Das zeigt eindeutig, dass wir einen Überschuss an Kalorien haben. Und mit diesen relativ großen Nahrungsmengen nehmen wir natürlich nicht nur Kalorien auf, sondern auch Vitamine und Mineralstoffe."

Wenn man sich nicht einseitig zum Beispiel nur von Fastfood ernährt, gilt also: In unserem Essen sind ausreichend Nährstoffe enthalten. Eine Ausnahme ist allerdings Jod. Seit den 1980er-Jahren wird es deshalb im Salz angereichert. Dadurch ist der Kropf am Hals, eine vergrößerte Schilddrüse, in Deutschland fast vollständig verschwunden.

Multivitaminpräparate, egal ob günstige Brausetabletten oder teure Kapseln und Fläschchen, bringen dagegen nichts. Auch wenn immer noch viele Menschen glauben, dass sie sich mit diesem Rundumschlag etwas Gutes tun, so Helmut Heseker: „Es gibt inzwischen eine große Anzahl sehr großer Studien, in denen Tausende von Menschen über lange Zeit zusätzlich zur normalen Nahrung ein Multinährstoffpräparat, also ein Nahrungsergänzungsmittel eingenommen haben. Und die Ergebnisse sind eindeutig. Man kann dadurch weder seine Gesundheit noch seine Lebenserwartung langfristig verbessern."

Wer sich halbwegs abwechslungsreich ernährt, ist ausreichend versorgt, beruhigt Helmut Heseker. Zumal etliche Studien inzwischen deutlich zeigen, dass unsere Lebensmittel mehr sind als die Summe ihrer Nährstoffe. Das betont der Ernährungswissenschaftler ganz deutlich: „Eine zuckerreiche, fettreiche, wenig gesundheitsförderliche Ernährung plus einen Ausgleich durch ein Multinährstoffpräparat ist etwas ganz anderes, als wenn ich eben die Lebensmittel in wenig verarbeiteter Form aufnehmen würde. Offenbar sind in unseren intakten Lebensmitteln noch eine Reihe weiterer Inhaltsstoffe, die für unsere Gesundheit langfristig auch wichtig sind. Das sind eben die sekundären Pflanzenstoffe, die zum Teil noch nicht ausreichend erforscht sind. Aber es gibt viele Hinweise, dass sie auch für unsere langfristige Gesundheit ganz wichtig sind."

Das gilt außerdem für Ballaststoffe, deren Bedeutung für die Darmgesundheit lange unterschätzt wurde. Das Zusammenspiel aller Inhaltsstoffe macht unser Essen wertvoller als isolierte Nahrungsergänzungsmittel. Und offenbar schlucken ausgerechnet die Menschen Vitamine und Mineralstoffe, die sie gar nicht brauchen. Helmut Heseker weist auf Studienergebnisse hin: „Die große Nationale Verzehrstudie hat eindeutig gezeigt, dass Menschen, die sich schon um eine gesundheitsförderliche Ernährung kümmern, oft noch zusätzlich ein Vitaminpräparat verwenden. Und Menschen, die wenig Wert auf gesunde Ernährung legen, kommen in der Regel auch nicht auf die Idee, ein Vitaminpräparat einzunehmen. Es sind eigentlich die Falschen, die überhaupt davon profitieren könnten."

Kommunikationsforscherin Ellen Ulbig vom Bundesinstitut für Risikobewertung bestätigt diese Feststellung und ergänzt: „Es wird tatsächlich von Befragten angegeben: Nahrungsergänzungsmittel sind für sie unverzichtbar. Das waren alles Verwender von Nahrungsergänzungsmitteln, und die hielten tatsächlich Nahrungsergänzungsmittel für unverzichtbar für ihre Gesunderhaltung und für ihre Lebensweise."

Dabei könnte unter Umständen genau das Gegenteil der Fall sein. Denn Nahrungsergänzungen können überdosiert werden oder unerwünschte Wechselwirkungen mit Medikamenten haben, warnt Verbraucherschützerin Angela Clausen: „Calcium beispielsweise könnte bestimmte Antibiotika blockieren. Wenn ich Eisen gleichzeitig mit Schilddrüsenhormonen einnehme, dann wird das Schilddrüsenhormon blockiert. Wir haben Bioflavonoide, also sekundäre Pflanzenstoffe, aus der Orangenschale gewonnen, die auf ein bestimmtes Enzymsystem im Körper wirken. Das heißt, ich habe eine Wirkungsverstärkung oder eine Wirkungsabschwächung, die aber unkontrollierbar ist."

In den letzten Jahren haben zudem mehrere Studien gezeigt, dass einige Nahrungsergänzungsmittel das Krebsrisiko in Prostata, Darm und Lunge erhöhen, erklärt der Lübecker Ernährungsmediziner Martin Smollich: „Beispielsweise gab es vor ein paar Jahren die große SELECT-Studie, die zeigen konnte, dass Menschen, die lange Zeit Vitamin E einnehmen, ein erhöhtes Risiko für Prostatakarzinome und kolorektale Karzinome haben. Das Gleiche konnte für Selen gezeigt werden. Und gerade im letzten Jahr gab es zwei große Studien, die konnten zeigen, dass Vitamin B6 und B12 relativ hoch dosiert, über mehrere Jahre eingenommen, auch das Risiko für Bronchialkarzinome erhöht hat – und zwar auch bei Nichtrauchern."

Und das, obwohl B-Vitamine genau wie Vitamin C wasserlösliche Vitamine sind. Sie gelten eigentlich als unproblematisch, weil der Körper einen Überschuss ausscheidet. Die fettlöslichen Vitamine A, D, E und K dagegen werden in Fettgewebe und Leber gespeichert, wenn dem Körper mehr zugeführt wird, als er gerade benötigt. Auf diese Speicher greift der Organismus bei Bedarf zurück.

Mit natürlich vorkommenden Nährstoffen in Lebensmitteln gibt es keine schädlichen Überdosierungen. Die kommen höchstens bei einer isolierten Aufnahme wie mit Nahrungsergänzungsmitteln vor. Professor Martin Smollich rät besonders von hoch dosierten Antioxidantien ab: „Hände weg von Vitaminen C, E und A, die in Zufuhrbereiche gehen, wo Sie das Mehrfache des Tagesbedarfs in einem Produkt haben. Gerade Antioxidantien, das ist ein sehr diffiziles System, wo Sie genauso über- wie unterdosieren können."

Antioxidantien galten lange als Heilsbringer, weil sie sogenannte „freie Radikale" im Körper neutralisieren. Das sind Stoffwechselprodukte, die im Körper entstehen und die Zellen schädigen. Eine ungesunde Lebensweise führt zu einem Überschuss an freien Radikalen, was Arterienverkalkung, Krebs sowie Rheuma fördert. Zusätzliche Antioxidantien sollen diesen Überschuss abbauen. Aber niemand weiß, wie viele Antioxidantien sinnvoll sind; zu viele schaden jedenfalls, so viel ist klar, bemerkt Ernährungsmediziner Martin Smollich: „Jeder von uns hat vielleicht irgendwo disseminierte[4] einzelne Tumorzellen oder entartete Vorstufen irgendwo im Darm oder in der Lunge sitzen. Und diese einzelnen Zellen, die schon geschädigt sind, werden durch freie Radikale im Körper zerstört. Wenn wir jetzt sehr hoch Antioxidantien supplementieren, dann schützen wir diese Tumorzellen."

Mitunter sind Nahrungsergänzungsmittel sogar höher dosiert als verschreibungspflichtige Medikamente, warnt Pharmakologe Martin Smollich und rät, genau hinzuschauen. Wenn die Mittel höchstens einer Zufuhrempfehlung von

4 disseminiert = gestreut.

100 Prozent des täglichen Bedarfs entsprechen, sind sie unproblematisch, selbst wenn man zusätzlich angereicherte Lebensmittel verzehrt.

Wer allerdings neben einer Nahrungsergänzung noch Medikamente nimmt, sollte beim Arzt oder Apotheker unbedingt nach möglichen Wechselwirkungen fragen, so Professor Martin Smollich. Und er rät davon ab, Nahrungsergänzungsmittel zu schlucken, weil man sich nicht gesund fühlt: „Wenn man sich erschöpft fühlt, kann das ein Symptom für Eisenmangel sein. Das stimmt tatsächlich. Das kann aber auch ein Symptom für Vitamin-B12-Mangel sein. Es kann auch ein Symptom für 100 verschiedene, andere Erkrankungen sein. Da kann es natürlich sein, dass Sie eine ganz andere Erkrankung haben und die Diagnose wird dadurch ein paar Wochen verzögert, was natürlich ungünstig ist."

Ärzte können nicht nur Krankheiten diagnostizieren, sie können mithilfe der Blutwerte auch feststellen, ob eine gezielte Nahrungsergänzung angeraten ist, weil ein Mangel vorliegt. Doch das ist viel seltener der Fall, als die meisten glauben.

Vitamin-Müsli, Omega-3-Brot, probiotischer Joghurt, … – auch immer mehr Lebensmittel enthalten zugesetzte Nährstoffe. Schließlich lassen sie sich deutlich teurer verkaufen als herkömmliche. Mit Lebensmitteln, die einen gesundheitlichen Zusatznutzen haben, werden in Deutschland schon jetzt mehr als 5 Milliarden Euro umgesetzt. Und der Trend geht weiter nach oben. Das haben unter anderem Verbraucherbefragungen von Nestlé ergeben[5]. Der Lebensmittelkonzern wollte wissen, wie wir uns im Jahr 2030 ernähren werden, um seine Produkte entsprechend anzupassen. Nachhaltig produzierte Lebensmittel bewerteten viele Verbraucher zwar als wichtigsten Aspekt, aber diejenigen, die mit ihrer Ernährung Krankheiten vorbeugen wollen beziehungsweise damit eine Leistungssteigerung verbinden, werden laut der Studie auf speziell angereicherte Lebensmittel setzen, erläutert Sara Martin von Nestlé: „Besonders in diesen beiden Szenarien spielt eine personalisierte Ernährung eine große Rolle. Denn sie ermöglicht, die individuellen Bedürfnisse nach besserem Leistungsvermögen oder einer Vorbeugung von Erkrankung auch tatsächlich zu befriedigen."

Der Konzern tüftelt bereits an Produkten für Menschen, die ein hohes Risiko für Diabetes haben, und für Schwangere. Sara Martin spricht über die Produkte der Zukunft: „Dann wird es Produkte geben, die beispielsweise auf Basis der persönlichen DNA, also den real bestehenden Risiken, eine Prävention ermöglichen. Dahinter werden immer bestimmte Cluster stehen, also bestimmte Personengruppen, die nach ähnlichen Eigenschaften, nach einem ähnlichen Ri-

5 Ernährungs Umschau 08/14, S. M442–M446

sikoprofil, von bestimmten Produkten und einem bestimmten Angebot profitieren können."

Und diese personalisierten Gerichte werden, glaubt man Nestlé, schon bald in der sogenannten Smart Kitchen zubereitet. Ein erstes praktisches Beispiel so einer vernetzten, sprechenden Küche steht in der Deutschland-Zentrale von Nestlé in Frankfurt. Dort bietet der Konzern auch Führungen an.

Der weiße Küchenblock verfügt neben einem großen Bildschirm auch über eine Objekterkennung. Um sie zu demonstrieren, holt Nestlé-Mitarbeiterin Anke Stübing Tomaten aus dem Kühlschrank und lässt sich auf dem Bildschirm ein passendes Rezept anzeigen; sie beschreibt dabei, wie das funktionieren könnte: „So, die Tomaten werden in Viertel geschnitten ... Alles, was ich wissen möchte, bekomme ich natürlich noch dazu: dass die Tomate 18 Kalorien hat und Kohlenhydrate und viel Vitamin C. Und somit kann ich meine Tomaten, die im Kühlschrank dringend wegmüssen, verbrauchen." Die Küche fragt dann automatisch, ob sie neue Tomaten bestellen soll und aktualisiert den Einkaufskorb.

In der Nestlé-Küche der Zukunft steht auch ein 3D-Drucker. Der könnte mit einer Nudelmasse befüllt werden, der beispielsweise Folsäure und Eisen zugesetzt werden. Schwangere könnten sich damit Nudeln drucken lassen, die auf ihre Bedürfnisse zugeschnitten sind. Ernährungsmediziner Martin Smollich reagiert allerdings skeptisch auf eine Versorgung ganzer Bevölkerungsgruppen: „Nicht alle Schwangeren, nicht alle Diabetiker sind gleich. Es gibt Schwangere, die essen sehr viel Fleisch. Es gibt vegane Schwangere. Und die haben natürlich einen komplett unterschiedlichen Nährstoffbedarf. Das heißt, da würde ich immer empfehlen, das individuell zu machen."

Damit meint er, dass das Essen aus dem 3D-Drucker genau auf den Nährstoffbedarf einzelner Personen abgestimmt sein sollte, um zusätzliche Nahrungsergänzungsmittel zu vermeiden. Für Senioren können speziell angereicherte, frisch gedruckte Nudeln hilfreich sein. In Altenpflegeheimen laufen schon Pilotprojekte dazu.

Professor Martin Smollich kennt diese Pilotprojekte, weil er seit 2018 die neu gegründete Arbeitsgruppe Pharmakonutrition am Universitätsklinikum Schleswig-Holstein leitet. Er erforscht, welche natürlichen Nahrungsbestandteile medizinische Wirkungen haben und für therapeutische Zwecke genutzt werden können. Bei der Volkskrankheit Typ-2-Diabetes beispielsweise lässt sich mit einer zielgerichteten Ernährung viel erreichen, sagt der Ernährungswissenschaftler: „Es gab jetzt im letzten Jahr Studien, die zeigen, dass man durch Anpassung von Ernährung Typ-2-Diabetes bei einigen Menschen tatsächlich komplett heilen kann. Die brauchen kein Arzneimittel mehr. Das Gleiche gilt für

Bluthochdruck und für ganz viele Stoffwechselerkrankungen. Da ist auch heute schon Ernährung Medizin."

Essen ist Nahrungsaufnahme – und im besten Fall auch Medizin. Vor allem aber ist Essen, besonders zusammen mit anderen Menschen, auch Genuss und Lebensqualität. Das Angebot in Restaurants und Supermärkten ist heute riesig. Wir können es uns einfach schmecken lassen und nebenbei ausreichend Nährstoffe mitessen. Nahrungsergänzungsmittel brauchen deshalb nur wenige Menschen. Ernährungswissenschaftler sind sich einig: Wer sich auch nur halbwegs abwechslungsreich ernährt und sich regelmäßig im Tageslicht aufhält, fährt damit besser als mit jeder Pille.

Quellen

Marktanalyse von Insight Health: https://www.lebensmittelverband.de/de/verband/organisation/arbeitskreise/arbeitskreis-nahrungsergaenzungsmittel-ak-nem/20181029-zahlen-nahrungsergaenzungsmittel-markt-2018

Nahrungsergänzungsmittelverordnung: http://www.gesetze-im-internet.de/nemv/NemV.pdf

Verordnung über nährwert- und gesundheitsbezogene Angaben über Lebensmittel: https://eur-lex.europa.eu/legal-content/DE/TXT/PDF/?uri=CELEX:32006R1924&from=de

Liste aller zugelassenen Health Claims: https://eur-lex.europa.eu/legal-content/DE/TXT/HTML/?uri=CELEX:32012R0432&qid=140386304050&from=DE

Nationale Verzehrsstudie II: https://www.mri.bund.de/de/institute/ernaehrungsverhalten/forschungsprojekte/nvsii/

Artikel: Milliardenumsätze mit „Health Claims" – Kleine und mittelständische Unternehmen bleiben außen vor. In: Ernährungs Umschau 08/14, S. M442–M446

Nestlé Zukunftsstudie: https://www.nestle.de/zukunftsstudie

Linkliste: Design-Food – Milliardengeschäft Nahrungsergänzung

1. Zahlen zu Nahrungsergänzungsmitteln, Quellen

Iqvia: Marktforschungsunternehmen

https://www.iqvia.com/-/media/iqvia/pdfs/cese/germany/publikationen/infografik/trends-bei-nahrungserganzungs-mitteln-aus-der-apotheke.pdf?la=de-de&hash=A61DD0D65D6E275B756EA4ACBF7C76E1C2572E35&utm_medium=Email&utm_source=Presse&utm_campaign=Infografik-NEM-Apr2019

Branchenverband der Lebensmittelindustrie https://www.lebensmittelverband.de/de/verband/organisation/arbeitskreise/arbeitskreis-nahrungsergaenzungsmittel-ak-nem/20181029-zahlen-nahrungsergaenzungsmittel-markt-2018

Marktanalyse Insight Health (Datensammler der Pharmabranche)

2. Informationen zu Nahrungsergänzungsmitteln

Bundesinstitut für Risikobewertung mit Stellungnahmen, Informationen und Mitteilungen zu Nahrungsergänzungsmitteln

https://www.bfr.bund.de/de/a-z_index/nahrungsergaenzungsmittel-4538.html#fragment-2

Nahrungsergänzungsmittel im Sport, BfR

https://www.bfr.bund.de/cm/350/nahrungsergaenzungsmittel-im-sport.pdf

Zielgruppengerechte Risikokommunikation zum Thema Nahrungsergänzungsmittel, Abschlussbericht

https://www.bfr.bund.de/cm/350/zielgruppengerechte-risikokommunikation-zum-thema-nahrungsergaenzungsmittel.pdf

Nährstoffversorgung? Teller statt Tablette!

https://www.bfr.bund.de/cm/343/fragen-und-antworten-zu-nahrungsergaenzungsmitteln.pdf

Verbraucherzentrale

https://www.klartext-nahrungsergaenzung.de/

Nahrungsergänzungsmittelverordnung – Umsetzung in nationales Recht

http://www.gesetze-im-internet.de/nemv/NemV.pdf

Richtlinie 2002/46/EG über Nahrungsergänzungsmittel

https://eur-lex.europa.eu/legal-content/DE/TXT/PDF/?uri=CELEX:02002L0046-20170726&qid=1545903950901&from=DE

EU-Seite zu gesundheitsbezogenen Angaben

https://www.efsa.europa.eu/de/topics/topic/general-function-health-claims-under-article-13

Liste aller zugelassenen Health Claims

https://eur-lex.europa.eu/legal-content/DE/TXT/HTML/?uri=CELEX:32012R0432&qid=1403863040750&from=DE

CHRISTINE WESTERHAUS

Ungewollt mitgegessen – Antibiotika, Hormone, Plastik

„Gesundheitsgefahr durch Acrylamid"
„Der Skandal um belastete Eier weitet sich aus"
Es ist eine beunruhigende Vorstellung: Plastik, das im Magen schwimmt"

Schädlingsbekämpfungsmittel in Eiern, Hormone und Antibiotika im Fleisch, Rückstände aus Plastik- und Aluminiumverpackungen in Suppen oder Maiskörnern. – Wer regelmäßig Nachrichten schaut, bekommt den Eindruck: Egal, was wir einkaufen, unsere Lebensmittel sind mit Schadstoffen belastet. Doch stimmt das wirklich? Eleonore Heil vom Institut für Ernährungswissenschaften der Justus-Liebig-Universität in Gießen forscht zum Thema Lebensmittelsicherheit und beschreibt die vielfältigen Quellen von Verunreinigungen: „Es gibt entlang der Produktkette viele Möglichkeiten, wie Schadstoffe in Lebensmittel gelangen können. Etwa bei der landwirtschaftlichen Erzeugung oder über Abgase auf Obst und Gemüse. Auch durch industrielle Verpackungen oder bei der industriellen Verarbeitung entstehen Schadstoffe.Bei Obst und Gemüse zum Beispiel werden eher Pestizide diskutiert, bei Fleisch geht es eher um Antibiotika. Bei Eiern ging es um Dioxine oder Fipronil. Natürlich ist auch Mikroplastik ein großes Thema."

Schadstoffe gelangen über die Nahrung in den Magen-Darm-Trakt. Dort wird die Nahrung zerkleinert und in ihre Bestandteile zerlegt. Unverdauliches wird ausgeschieden, andere Stoffe gelangen vom Darm aus in den Blutkreislauf und werden zu verschiedenen Organen transportiert. Dort können giftige Rückstände Schaden anrichten, beispielsweise die Erbsubstanz der Zellen schädigen. Doch welche Schadstoffe in der Nahrung sind für den Menschen gefährlich und in welchen Mengen? Und komplett schadstofffreie Lebensmittel – kann es die überhaupt geben? Alfonso Lampen, Professor für Lebensmitteltoxikologie, beschäftigt sich täglich mit solchen Fragen. Er leitet die Abteilung für Lebensmittelsicherheit am Berliner Bundesinstitut für Risikobewertung und beschreibt das Vorgehen im Falle des Bekanntwerdens einer Kontamination: „Wenn wir eine Nachricht erhalten, dass möglicherweise ein Risiko besteht, oder wir so genannte Monitoring-Berichte bekommen, dass beispielsweise eine Kontaminante oder ein Rückstand auftritt, dann erheben wir Expositionsdaten aus der Literatur und erstellen einen Bericht, einmal für die Bundesregierung und natürlich auch für die Verbraucher und Verbraucherinnen. Viele unserer Berichte, eigentlich die meisten mit relevanten Risikobewertungen, werden dann auch im Internet veröffentlicht."

Wenn es um Schadstoffe in Lebensmitteln geht, teilen Forscher diese grundsätzlich in zwei Gruppen ein, wie Alfonso Lampen erklärt: „Man kennt bei Lebensmitteln, die Verunreinigungen enthalten, einmal Rückstände, das sind beispielsweise Arzneimittel, Tierarzneimittel, die an die Tiere verfüttert worden sind, oder auch Antibiotika, mit denen die Tiere behandelt worden sind. Rückstände kann es aber auch geben von Pestiziden. Viele Saatgüter – aber auch natürlich Weizen, Roggen, Gerste – werden in der konventionellen Landwirtschaft behandelt, und wenn diese dann angebaut werden, kann es natürlich passieren, dass hier Rückstände auftauchen."

Rückstände sind also all jene Stoffe, die schon bei der Herstellung in Lebensmittel gelangen können. Werden Rinder oder Schweine mit Antibiotika behandelt, können diese in das Fleisch übergehen, das wir im Supermarkt kaufen.

Aber auch Giftstoffe aus der Umwelt werden von den Tieren aufgenommen. Dioxine beispielsweise oder Schwermetalle aus Industrie- und Autoabgasen. Oder Pestizide können in Lebensmittel gelangen; das Schädlingsbekämpfungsmittel Fipronil beispielsweise hat sich in Hühnereiern angereichert, weil der Stall der Legehennen mit diesem Mittel ausgespritzt worden ist.

Kontaminationen hingegen geschehen erst bei der Verarbeitung von Lebensmitteln. Beispielsweise, wenn der Rohstoff Milch zu Käse oder Sahne weiterverarbeitet wird und dabei Schadstoffe, etwa von Maschinen-Teilen, in das Produkt gelangen. Oder wenn Fertiggerichte in Dosen oder anderen Verpackungen gelagert werden und darin enthaltene Schadstoffe in das Lebensmittel übergehen – man nennt das auch „auslaugen". Alfonso Lampen kennt derartige Probleme gut: „In den letzten Jahren haben wir uns sehr häufig mit Pyrrolizidinalkaloiden befasst. Das sind Kontaminanten, die von Pflanzen kommen, etwa dadurch, dass Pflanzen Abwehrstoffe produzieren, damit sie nicht gefressen werden. Diese Stoffe können dann in anderen Pflanzen, die wir durch die Nahrung aufnehmen, als Kontamination vorkommen – beispielsweise in Brennnessel-Tee, Roibusch-Tee, Schwarztee oder grünem Tee."

In dem Fall stecken also in an sich gesunden Pflanzenprodukten wie Tees teilweise „falsche", giftige Pflanzen– meistens, weil sie bei der Ernte aus Versehen mit gepflückt und weiterverarbeitet werden. In manchen Teesorten haben Alfonso Lampen und seine Arbeitsgruppe bedenkliche Mengen an Pyrrolizidinalkaloiden[1] nachgewiesen. Sie wirken giftig auf die Leber, möglicherweise schädigen sie auch die Erbsubstanz. Pyrrolizidinalkaloide fanden sich nicht nur in Brennnesseltee, sondern auch in Fenchel-, Kamillen, Pfefferminz- und Melissentee, sagt Alfonso Lampen: „Diesem Problem haben wir uns in den letzten Jahren intensiv gewidmet, mit eigentlich sehr guten Erfolg, wie man auch an den Veröffentlichungen sehen kann. Während Schwarztee, Brennnesseltee und Roibuschtee in den letzten Jahren noch sehr stark kontaminiert waren mit so genannten Pyrrolizidinalkaloiden, ist das jetzt deutlich weniger der Fall."

Andere Schadstoffe lassen sich hingegen nicht so einfach aus der Produktion von Lebensmitteln beseitigen. Eine unerwünschte Verbindung, die schon seit vielen Jahren intensiv diskutiert wird, ist das Bisphenol A. Mit dieser auch kurz als „BPA" bezeichneten Chemikalie werden Getränke- und Konservendosen von innen beschichtet. Damit verhindern Hersteller, dass Ravioli oder Erbsen in der Dose während der Lagerung chemisch mit dem Metall reagieren. BPA gehört zu den so genannten „Weichmachern". Zwar ist Bisphenol A selbst nicht sehr giftig, doch diese Chemikalie kann im Körper eine hormonähnliche Wirkung entfalten. Solche Substanzen nennen Forscher endokrine Disruptoren. Professor Frederick vom Saal von der Universität von Missouri in den USA ist Entwicklungsbiologe und einer der Wissenschaftler, die sich intensiv mit den Auswirkungen von BPA auf Menschen und Tiere beschäftigen.

Er berichtet von Forschungsergebnissen eigener Untersuchungen und aus Studien anderer Forscher, die zeigen: Wenn Frauen einem erhöhten Level an Bisphenol A ausgesetzt sind, können ihre Eizellen schlechter befruchtet werden und die Embryonen, die entstehen, können sich nicht so gut in den Uterus einnisten. Es kommt häufiger zu Fehl- und Frühgeburten. Also werden alle Aspekte der Fruchtbarkeit und der Schwangerschaft von Bisphenol A negativ beeinflusst: „We and other people have reported in the scientific publications that there is a decrease in the ability of eggs produced by women to be fertilized associated with their BPA levels, with the quality of the embryos they are producing, with the ability of these embryos to implant into the uterus and to establish a pregnancy. And they are associated with abnormalities in the woman's uterus and her ability to respond normally to hormones. Women have a greater incidence of miscarriage, of premature delivery. So all aspects of becoming pregnant and having a normal baby developed, the probability of that happening normally is decreased as the levels of BPA in a woman's body go up."

---

1 siehe dazu https://de.wikipedia.org/wiki/Pyrrolizidinalkaloide; https://www.bfr.bund.de/de/a-z_index/pyrrolizidinalkaloide-127028.html

Damit nicht genug, wird diese Chemikalie auch mit anderen Krankheiten in Verbindung gebracht. Und zwar mit all den Störungen, die wir gerne unter dem Begriff Zivilisationskrankheiten zusammenfassen. Frederick vom Saal stellt als größtes Problem heraus, dass Bisphenol A mit der Entstehung von Fettleibigkeit und Typ-2-Diabetes in Verbindung steht, aber auch mit Herz-Kreislauferkrankungen und Bluthochdruck. Diese Krankheiten gehören zu den größten Problemen in unseren Gesundheitssystemen. Bisphenol A beeinträchtigt also nicht nur die Fruchtbarkeit der Menschen in vielen Ländern der Welt, sondern auch ihr Immunsystem, und es führt auch zu Veränderungen in unserem Nervensystem. All diese Dinge sind durch Hunderte von Studien belegt, bekräftigt der Forscher aus den USA: „And a real critical part of BPA is that it's actually related to obesity. And diabetes, type II dibetes, cardiovascular disease and hypertension. This is one of the major issues in public health. Not only is (!) people's fertility somehow being compromised in many countries around the world including the UK. But obesity is becoming a global epidemic. And so is Type II diabetes and BPA is related to that. All of the things I just told you, there are literally hundreds of studies in experimental animals showing exactly the same things."

Aber wie viel Bisphenol A ist giftig? In niedrigen Konzentrationen wird die Verbindung offiziell als ungefährlich eingestuft. Wenn sie bestimmte Grenzwerte einhalten, dürfen Hersteller sie also weiterhin einsetzen. Dabei diskutieren Wissenschaftler schon länger, ob nicht gerade niedrige Dosierungen von BPA schädlich sein könnten: Es geht um den so genannten „Low-dose-Effekt", der dafür sorgen kann, dass hormonartige Substanzen wie Bisphenol A in geringer Dosis stärker wirken als in hoher.[2] Was es noch komplizierter macht: Wie viel Bisphenol aus einer beschichteten Dose in ein Produkt gelangt, hängt auch von der Lagerung und der Behandlung ab. Laut Frederick vom Saal werden Nahrungsmittel, wenn sie in Dosen abgefüllt werden, auf mehrere hundert Grad erhitzt, um sie steril zu machen. Wenn aber Hitze und Säure in Kontakt mit Bisphenol A-Molekülen kommen, brechen die Ketten auseinander, aus denen diese Substanz aufgebaut ist. Denn Bisphenol A ist weder hitzestabil noch resistent gegen Säure.

Untersuchungen haben gezeigt, dass Bisphenol A auf diesem Weg tatsächlich in Nahrungsmittel gelangen kann (vgl. v. Saal/Hughes, 2005, S. 926–933;

---

2 siehe dazu https://ehp.niehs.nih.gov/doi/full/10.1289/ehp. 7713; https://www.ncbi.nlm.nih.gov/pubmed/28657538; https://www.ncbi.nlm.nih.gov/pubmed/31326715; https://www.ncbi.nlm.nih.gov/pubmed/28251049

Braunrath et al., 2005, S. 8911–8917). Außerdem sind diese Weichmacher nicht nur in Beschichtungen enthalten, die Lebensmittel vor dem Verfall schützen sollen. Sie finden sich auch in Kassenzetteln, Fahrscheinen und Gegenständen aus Plastik. Laut dem Bund für Umwelt und Naturschutz Deutschland (BUND) werden weltweit pro Jahr sechs Millionen Tonnen BPA hergestellt, davon knapp eine halbe Million in Deutschland.[3]

In der EU ist Bisphenol A in Babyfläschchen seit 2011 verboten. Einige Länder haben eigene Standards entwickelt, die über die EU-Vorgaben hinausgehen: In Schweden und Dänemark beispielsweise sind BPA-haltige Materialien für alle Produkte verboten, die Kontakt mit der Nahrung für Kinder bis drei Jahren haben.[4] In Frankreich darf Bisphenol A seit 2015 nicht mehr in Lebensmittelverpackungen eingesetzt werden.

Aber was gilt denn allgemein? Wann wird ein Stoff zum Schadstoff? Alfonso Lampen versucht eine Eingrenzung: „Es gibt insgesamt 600 verschiedene Pyrrolizidinalkaloide und einige davon sind möglicherweise genotoxisch, d.h. sie sind mutagen und können – man weiß nicht die genaue Dosis – Mutationen auslösen und möglicherweise langfristig zu Krebs führen. In diesem Fall ist es so, dass sie schädlich sind für die Leber, d.h. man weiß aufgrund von Tierversuchen, dass Pyrrolizidinalkaloide in höheren Konzentrationen – allerdings bei Nagetieren – Leberkrebs auslösen können. Ob das auch auf den Menschen zutrifft, ist unklar. Aber als Vorsichtsmaßnahme haben wir empfohlen, dass die Kontamination so gering wie möglich bleiben soll."

Es ist schwierig, die Menge zu ermitteln, ab der eine Substanz zu einem Schadstoff wird. In Tierversuchen wird meist Ratten oder Mäusen eine Verbindung in hohen Konzentrationen verabreicht. Entwickeln die Tiere Krebs, werden die getesteten Stoffe als cancerogen, also Krebs auslösend, eingestuft. Ob die Mengen, die bei Tieren Krebs auslösen oder die Erbsubstanz schädigen, im menschlichen Organismus denselben Schaden anrichten, ist jedoch unklar. Deshalb gelte das Vorsichtsprinzip, sagt Alfonso Lampen: „Verbraucherinnen und Verbrauchern kann man allgemein raten, sich möglichst vielfältig und möglichst abwechslungsreich zu ernähren, weil dann die Wahrscheinlichkeit, dass man Lebensmittel zu sich nimmt, die kontaminiert sind, eher gering ist. Denn nicht jedes Lebensmittel oder jede Charge ist kontaminiert, sondern häufig nur ein be-

3 Siehe https://www.bund.net/themen/chemie/hormonelle-schadstoffe/bisphenol-a/lebens mittelkonserven/

4 https://www.euractiv.de/section/europakompakt/opinion/bisphenol-a-in-unserem-essen/ https://taz.de/Hormongift-Bisphenol-A/!5073856/

stimmtes. Deswegen ruhig auch mal den Hersteller wechseln. Nicht immer bei dem gleichen bleiben, denn durch die Vielfalt mischt man und hat eigentlich eine ziemliche Sicherheit, dass man möglichst wenig Kontaminanten aufnimmt."

Zu den Substanzen, die mutagen sind, also Mutationen auslösen und damit die Erbsubstanz schädigen, gehört auch Acrylamid. Ein Schadstoff, der entsteht, wenn stärkehaltige Produkte erhitzt werden. 2002 machten schwedische Forscher erstmals auf dieses Problem aufmerksam.[5] Sie hatten in Pommes frites und Kartoffelchips bedenklich hohe Werte an Acrylamid gemessen. Inzwischen werden die Grenzwerte für diesen Schadstoff streng reguliert. Im April 2018 trat eine neue EU-Richtlinie in Kraft, die die zulässige Höchstmenge von Acrylamid in beispielsweise Kartoffelchips auf 750 Mikrogramm pro Kilogramm festlegte.[6] Als Verbraucher kann man die Acrylamid-Belastung senken, indem man nicht zu dunkel anbrät oder frittiert, vor allem Fleisch und Kartoffeln.

Doch während manche Schadstoffe in Nahrungsmitteln inzwischen strenger reguliert werden, kommen neue Belastungen hinzu. Ein noch relativ neues Phänomen ist Mikroplastik in Lebensmitteln. Darunter verstehen Forscher Kunststoffteilchen, die kleiner sind als fünf Millimeter.

Sie entstehen, wenn Wind und Wellen in Gewässer eingetragenes Plastik in immer kleinere Partikel zerreiben. Doch auch an Land gibt es viele Quellen für Mikroplastik: Es wird in Kosmetika eingesetzt, entsteht beim Waschen von Kleidung aus Kunstfasern oder durch den Abrieb von Schuhsohlen und Autoreifen. Viele Verbraucher sind verunsichert, da diese kleinen Kunststoffteile inzwischen auch in Lebensmitteln nachgewiesen wurden. In Meerestieren, Meersalz und Mineralwasser beispielsweise. Und eine kleine Studie, die das Umweltbundesamt in Wien mit der dortigen Universität durchgeführt hat, zeigt: Auch im menschlichen Stuhl ist Mikroplastik enthalten.[7, 8] Damit ist klar, dass die winzigen Teilchen auch in den Körper gelangen.

Bettina Liebmann vom Umweltbundesamt Wien ist eine der Autorinnen der Studie. Sie beschreibt, wie erstaunt sie selbst war: „Das Ergebnis hat uns richtig überrascht. Wir hatten zwar nur eine sehr kleine Anzahl an Probanden, die wir untersucht haben. Es waren in der Summe nur acht Personen, d.h. hier

---

5 https://www.spiegel.de/wissenschaft/mensch/zu-heiss-und-fettig-wie-der-krebserreger-in-pommes-und-chips-gelangt-a-216526.html

6 https://www.verbraucherzentrale-niedersachsen.de/themen/ernaehrung-lebensmittel/schadstoffe/acrylamid-verordnung

7 https://www.umweltbundesamt.at/aktuell/presse/lastnews/news2018/news_181023/

8 https://www.umweltbundesamt.at/fileadmin/site/presse/news_2018/UEG_Week_2018_-_Philipp_Schwabl_Microplastics_Web.pdf möchte ich auch drauf hinweisen, dass das keine repräsentative Auswahl ist. Umso überraschender war es für uns, dass wir in allen acht Stuhlproben Mikroplastik nachweisen konnten."

Ob die mit der Nahrung aufgenommenen Kunststoff-Partikel im Körper Schaden anrichten, ist derzeit aber noch unklar.

Bislang wissen Forscher nicht einmal, ob und in welchem Ausmaß Fische und andere Meerestiere darunter leiden, wenn sie Mikroplastik aufnehmen. Theoretisch können die kleinen Teilchen den Organismus auf unterschiedlichen Wegen schädigen, erklärt Bettina Liebmann: „Wenn wir von Mikroplastik sprechen, auch in Bezug auf die Wirkung auf Tiere – da gibt es die meisten Erfahrungen –, spricht man in der Regel von drei unterschiedlichen Schadwirkungen.

Zum einen kann das Mikroplastik als Teilchen wirken mit Ecken und Kanten und so im Gewebe zum Beispiel Entzündungsreaktionen hervorrufen. Zum zweiten kann das Mikroplastik an seiner Oberfläche Schadstoffe anlagern, Schadstoffe, die bereits in der Umwelt sind. Dies ist beim Thema Lebensmittel vielleicht nicht ganz so relevant, da die unter sehr sauberen Bedingungen hergestellt werden. Zum dritten kann die Schadwirkung von Mikroplastik daraus entstehen, dass Plastik Zusatzstoffe enthält, die auslaugen können. Das wäre ein Faktor, den man in Zukunft bei Forschungsprojekten genauer unter die Lupe nehmen sollte."

Die Zusatzstoffe in Plastik, aber auch Schadstoffe, die sich an den Kunststoff heften, könnten durch die sauren Magensäfte im Körper freigesetzt werden und in den Blutkreislauf gelangen.

Potenziell gesundheitsschädlich sind vor allem kleinste Kunststoffpartikel. Das Mikroplastik, das Forscher schon jetzt in allen Gewässern nachweisen können, wird in immer kleinere Partikel zerrieben. Ab einer Größe von weniger als 0,1 Mikrometern sprechen Forscher von Nanoplastik.[9] Diese winzigen Teilchen sind hundertmal feiner als ein menschliches Haar. Doch die Forschung dazu steht noch ganz am Anfang, gibt Alfonso Lampen vom Bundesinstitut für Risikobewertung in Berlin zu Bedenken. Ein Team von seinem Institut hat in einem Tierversuch die Auswirkungen von kleinsten Partikeln Polystyrol getestet. Zwar haben sich Plastikteilchen aus Polystyrol als harmlos erwiesen, doch Kunststoff kann aus vielen verschiedenen Verbindungen bestehen. Alfonso Lampen betont die Risiken, die dennoch von Plastik ausgehen können: „Das ist keine Freikarte für andere Plastiksorten, weil Plastik nicht gleich Plastik ist. Wir haben ganz

---

9 Mit dieser Abgrenzung arbeitet etwa die Europäische Behörde für Lebensmittelsicherheit EFSA, vlg. https://www.efsa.europa.eu/de/press/news/160623.

verschiedene Plastikmaterialien, hier sind zu nennen Polyethylen, Polypropylen oder Polyvinylchlorid, und im Moment ist offen, ob bei diesen Materialien die kleinen Artikel ebenfalls aufgenommen werden – und in welchen Maßen sie vom menschlichen Körper aufgenommen werden. Wir erwarten im Moment kein großes Risiko hinsichtlich der oralen Aufnahme mit dem Essen, weil wir festgestellt haben, dass erstens sehr wenig aufgenommen wird und das Wenige eigentlich wenig oder gar nichts macht. Aber wir müssen abwarten, ob diese anderen Partikel ebenfalls so reagieren oder etwas anderes machen. Deswegen ist da im Moment noch ein Vorbehalt zu sehen."

Derzeit stehen Forscher vor einem Dilemma. Denn bislang galt Mikroplastik vor allem als Umweltproblem. Um herausfinden zu können, ob die winzigen Teilchen Organismen schädigen, müssen die Forscher zunächst geeignete Messmethoden entwickeln. Wie schwierig das ist, erläutert Alfonso Lampen: – „Bei den Polymeren wie Polyethylen, Polypropylen oder auch PVC ist es ganz schwierig, standardisierte Messmethoden zu bekommen, in denen man diese Partikel in Lebensmitteln verlässlich und quantitativ messen kann. Nur Polystyrol ist sehr gut detektierbar und auch messbar."

Das Bewusstsein für dieses Problem hat sich jedoch geschärft. Bettina Liebmann vom Wiener Umweltbundesamt und ihr Team haben mit ihrer Studie einen Anfang gemacht. Inzwischen untersuchen Forscher auf der ganzen Welt die Folgen, die winzige Plastikteilchen für unsere Gesundheit haben können. Sie ist der Meinung, dass dieses Thema mit Wissenschaftlern vieler Fachrichtungen gemeinsam angegangen werden muss: „Es sind jetzt sehr viele offene Fragen auf dem Tisch, die wir bearbeiten müssen, gemeinsam mit Medizinern, mit Biologen. Es gibt einen Bedarf, mehr zu forschen, den Bedarf, sich auch anzusehen, wie sich Mikroplastik im Körper verhalten kann, wie es potenziell auch verbreitet werden kann."

Gleichzeitig ist das Bewusstsein für dieses Problem auch in der Industrie gewachsen. Manche Hersteller suchen nach Möglichkeiten, Nahrungsmittel auf anderen Wegen zu verpacken: In Mehrwegpackungen oder in Folien, die nicht auf Kunststoffbasis hergestellt werden. Doch das Plastik, das bereits in Umlauf ist, wird sich nicht von heute auf morgen aus der Umwelt entfernen lassen, gibt Alfonso Lampen zu Bedenken: „Hinsichtlich des Mikroplastikproblems bin ich selbst mehr beunruhigt über die ökologischen Auswirkungen von Mikroplastik und die Umweltproblematik. Denn wir produzieren seit vielen Jahren Plastik, nutzen es auch, und es hat ja auch viele Vorteile, aber wir haben hinsichtlich der Rückstände, hinsichtlich der Umweltthematik offensichtlich auch lange weggeschaut als Gesellschaft. Und als Lebensmitteltoxikologe wundert es mich nicht, dass es jetzt in den Fokus rückt, wenn es nämlich auf den Tellern zu finden ist oder im Mineralwasser, wie es ja auch kürzlich berichtet worden ist. Erst dann werden wir richtig sensibel dafür und packen das an."

Verpackungen sind aber nicht nur problematisch, wenn sie in kleine Teilchen zerfallen. Manche geben auch Verbindungen ab, die wir nicht in unserem Essen haben wollen. Beispielsweise das Bisphenol A. Ernährungswissenschaftlerin Eleonore Heil rät Verbrauchern, möglichst unverpackte Lebensmittel zu verwenden. Und Bio-Produkte – sie enthalten tendenziell weniger Rückstände von Schädlingsbekämpfungsmitteln und Antibiotika: „Verbraucher können ganz viel tun, um sich vor unerwünschten Stoffen zu schützen. Es ist erst mal ganz entscheidend, welche Lebensmittelauswahl sie treffen werden. Wir können darauf achten, dass wir saisonal und regional einkaufen, wir können versuchen, unverpackt einzukaufen, idealerweise sogar aus eigener Erzeugung – wer also einen Kleingarten hat und diesen ökologisch bewirtschaftet, hat viel getan. Wir können darauf achten, dass wir wenig verpackte Lebensmittel kaufen oder auch wenig verarbeite Lebensmittel, denn insbesondere bei der Verarbeitung in der Industrie können Schadstoffe entstehen oder durch die verwendeten Gerätschaften eingetragen werden."

Ein Kleingarten mit Gemüseanbau – für viele unserer Großeltern und Urgroßeltern war das eine oder *die* Haupt-Nahrungsquelle. Haben die Menschen vor 100 Jahren deswegen gesünder gelebt? Nicht unbedingt. Zumindest nicht, was die Schadstoff-Belastung betrifft. Damals waren Lebensmittel zwar noch nicht mit modernen Pestiziden und Mikroplastik verunreinigt, doch Chemikalien hat man auch vor 100 Jahren schon als Pflanzenschutzmittel eingesetzt – etwa gebrannten Schwefel zur Pilzbekämpfung oder Arsen gegen Insekten. Und, gibt Eleonore Heil zu bedenken, eine vielfältige und ausgewogene Ernährung sei damals für die meisten kaum möglich gewesen. Die Menschen konnten schließlich nur auf die Lebensmittel zurückgreifen, die ihnen der eigene Anbau lieferte. Auch im Winter. Hinzu komme, dass die Nahrung damals mehr als heute mit Krankheitserregern verunreinigt war. Auch wenn bei Verbrauchern leicht der Eindruck entsteht, dass unsere Lebensmittel heutzutage sehr viel stärker belastet sind als noch vor 100 oder auch vor 30 Jahren, ist das Gegenteil der Fall, meint Alfonso Lampen. Allein weil Schadstoffe in unseren Lebensmitteln heute viel besser nachgewiesen werden können, sieht er einen großen Fortschritt: „In Bezug auf Kontaminationen und Rückstände kann man allgemein zusammenfassen, dass wir im Moment eigentlich sehr sichere Lebensmittel haben. Wir haben sicherlich öfter mal Kontaminationen, die man aber durch die Überwachungsbehörden relativ gut in den Griff bekommt, so dass wir eigentlich von einem Zeitalter der sicheren Lebensmittel sprechen können. Das ist allerdings eher die Wahrnehmung bei den Experten, während bei den Verbraucherinnen und Verbrauchern die Wahrnehmung ist: Oh, das Lebensmittel ist ja vielleicht doch viel unsicherer als vor 20, 30 Jahren. Das ist real wissenschaftlich gesehen nicht der Fall."

Unterm Strich hat sich die Gefahr für Verbraucher also deutlich verringert. Und welches Rest-Risiko bleibt, bestimmt man als Verbraucher oder Verbraucherin auch mit. Wer die Belastung mit Schadstoffen so gering wie möglich halten will, sollte Bio-Produkte kaufen oder selbst anbauen, Plastikverpackungen meiden und abwechslungsreich einkaufen und essen.

Quellen

BRAUNRATH, R./Podlipna, D./Padlesak, S./Cichna-Markl, M. (2005): Determination of bisphenol A in canned foods by immunoaffinity chromatography, HPLC, and fluorescence detection. In: J Agric Food Chem, 53 (23): 8911–8917.

VOM SAAL, F. S./Hughes, C. (2005): An extensive new literature concerning low-dose effects of bisphenol A shows the need for a new risk assessment. In: Environ Health Perspect, 113 (8): 926–933.

Links

Webseite Alfonso Lampen: https://www.bfr.bund.de/de/abteilungsleitung_lebensmittelsicherheit-61717.html

Webseite Eleonore Heil: https://www.uni-giessen.de/fbz/fb09/institute/ernaehrungswissenschaft/prof/nutr-ecol/fotos/mitarb/e.hei./view

Mikroplastik: https://www.umweltbundesamt.at/leistungen/loesungen/ml_mikroplastik/

Allgemein: https://www.bfr-

akademie.de/media/wysiwyg/2019/VBSMP/mikroplastik-in-lebensmitteln-gibt-es-ein-risiko-aktuelle-aspekte-der-risikoabschaetzung.pdf

FRANK ECKHARDT

Gesundes Nichts – Fasten

Ich habe eine Woche gefastet. Der Schmerzzustand ist geringer geworden, also die Schmerzen sind geringer geworden, die Wegstrecken sind weiter geworden und die Belastbarkeit ist anders. (Ein Schmerzpatient)

Ein halbes Jahr hinterher hatte ich gar keine Beschwerden mehr. Ich hatte zwar mal so ein Zipperlein, dass es mal zog oder so, aber ich hatte keinen Schub, und das war schon ganz toll. (Eine Rheuma-Patientin)

Ich habe 17 Kilo abgenommen. Gelenkprobleme sind nicht mehr da, so eine bessere Vitalität, aktiver bin ich auf jeden Fall. (Eine Intervallfasterin)

Das ist ja verrückt mit dem Fasten, weil das ja so schnell wirkt, weil das so ausgeprägt wirkt und auf so eine breite Palette von Erkrankungen. Das wäre in der Pharmaindustrie, würde man sagen, ein „Blockbuster", ein Milliarden-Medikament … (Ein Arzt, der Fasten als Therapie einsetzt)

Ob als tagelanges Heilfasten oder kürzeres Intervallfasten, Fasten liegt im Trend und ist gleichzeitig eine uralte Praxis in den Weltreligionen – aus spirituellen Gründen. Auch in der Medizin ist Fasten nichts Neues. Schon vor etwa 2.500 Jahren empfahl der griechische Arzt Hippokrates das Fasten als Heilmittel. Ebenso wie viele andere berühmte Heilkundige im Laufe der Jahrhunderte, darunter der in Rom tätige griechische Arzt Galen, der persische Arzt Avicenna und die mittelalterliche Ordensfrau Hildegard von Bingen.

Auch Andreas Michalsen, Chefarzt der Abteilung Naturheilkunde im Immanuel Krankenhaus Berlin und Professor für klinische Naturheilkunde am Institut für Sozialmedizin der Charité, empfiehlt die Heilkraft des Fastens. Für ihn ist sie nicht nur wissenschaftlich erwiesen, sondern auch evolutionsbiologisch erklärbar. Seiner Ansicht nach ist das Fasten ein uraltes biologisches Programm, mit dem Lebewesen, auch Menschen, sich an ihre Umwelt angepasst haben. In dieser Umwelt waren Hungerperioden völlig normal, wie er erklärt: „Es gab gute und schlechte Jagdzeiten, Dürrephasen, klimatische Unwägbarkeiten. Und der

Körper ist insofern sehr gut darauf eingestellt, einen Wechsel von viel essen und nicht essen zu tolerieren. Die gesamten hormonellen und Stoffwechselsteuerungs-Systeme funktionieren da sehr, sehr gut. Insofern leitet sich eben ab, dass wir mit dem Fasten eigentlich dem Körper das wiedergeben, was er von der evolutionären Herkunft am besten kann, nämlich immer mal wieder ein Fasten und dann auch mal wieder ordentlich reinhauen."

Auch wenn Lebensmittel ständig verfügbar sind, braucht der Körper den gelegentlichen Nahrungsverzicht, um richtig zu funktionieren, sagt Andreas Michalsen. Als Arzt beobachtet er, dass sich nach dem Fasten viele körperlichen Messwerte seiner Patienten und Patientinnen normalisieren können – zum Beispiel Blutdruck, Blutfette, Entzündungswerte und das Hormon Insulin. Er sieht das als gesundes Signal des Körpers: „Als ob uns der Körper sagen möchte: Ja, das brauche ich, das benötige ich, um wieder in die Normalphase zurückzukommen. Und so gibt es viele, gerade Stoffwechselvorgänge, die uns alle signalisieren, dass das Fasten zu einem gesunden Rhythmus oder Leben für den Körper dazugehört."

Aus dem erzwungenen Nahrungsverzicht unserer Steinzeit-Vorfahren entwickelten Ärzte wie Otto Buchinger das freiwillige Heilfasten, das heute üblicherweise sieben bis zehn Tage dauert (Backes, 2017). Dabei wird nicht vollständig auf Nahrung verzichtet, sondern der Körper bekommt pro Tag zwischen 200 und 500 Kalorien sowie Nährstoffe, sei es über Gemüsesäfte, Getreideschleim, Buttermilch oder altbackene Brötchen. Der Grund: So kann man den Abbau von Körpereiweiß in Form von Muskelgewebe verringern.

Wie eine Fastenwoche abläuft, ist genau geregelt. Vor dem eigentlichen Fasten werden zunächst ein bis zwei so genannte Entlastungstage eingelegt, an denen der Patient nur Obst oder Reis isst. Am ersten Fastentag nimmt der Fastende ein starkes Abführmittel, um den Darm zu entleeren. Andreas Michalsen beschreibt den weiteren Ablauf: „Nach dieser Darmreinigung folgen die Fastentage bei uns. Das heißt, bei uns wird in der Regel sieben bis acht Tage gefastet. Danach folgt das Fastenbrechen, das rituelle Verzehren eines Apfels. Und dann kommt ein schrittweiser Aufbau über zwei bis drei Tage, auch um den Magen, der ja kleiner geworden ist, und auch den Darm, der sich verändert hat, wieder an die normale Nahrung zu gewöhnen."

Nicht nur an Magen und Darm, auch biochemisch verändert sich vieles. Zunächst verbraucht der Körper seine Kohlenhydratreserven, die er in der Leber gespeichert hat. Sie reichen für etwa 12 bis 20 Stunden. Danach schaltet er um – auf die Verbrennung von gespeichertem Fett, erläutert Chefarzt Andreas Michalsen: „Bis das rund läuft, rechnen wir 48 Stunden. Deswegen können sich auch die ersten beiden Fastentage durchaus noch so ein bisschen unrund anfühlen.

Andersrum sagen die meisten Menschen nach dem dritten, vierten Fastentag: Ach, jetzt wird es eigentlich richtig schön."

Dann hört für die meisten Menschen auch der Hunger auf. Schmerzpatient Andreas Riede kann das nach acht Tagen Fasten bestätigen: „Man hat kein Hungergefühl, gar keins. Man ernährt sich von Reisschleim und von Haferschleim und das war's. Und das funktioniert."

Nicht ganz so rund lief es bei Rheumapatientin Sabine Peters: „Da gab es Tage, wo es mir wirklich nicht so gut ging, da war ich dann total schlapp. Ich war viel müde, habe viel geschlafen, aber dann kommt es auch wieder."

Die Umstellung auf Speicherfett verändert vieles im Körper – auch den Hormonhaushalt. Vor allem die Spiegel jener Hormone, die mit Verdauung zu tun haben, werden normalisiert. Die Schilddrüsenfunktion wird heruntergesetzt. Gleichzeitig senkt der Körper seinen Energiebedarf, z.B. indem er die Betriebstemperatur herabsetzt. Deshalb frösteln Fastende leicht.

Beim Fasten wird in den Zellen ein Mechanismus beschleunigt, der sie reinigt und erneuert: die so genannte „Autophagie", eine Art Müllrecycling. Andreas Michalsen erklärt, wie das funktioniert: „Alte, schlecht gefaltete Proteine müssen entweder rausgeschafft oder abgebaut und neu recycelt werden. Und dieser Prozess, Autophagie, findet vor allem dann statt, wenn die Zelle eine Pause von der Verdauung hat. D.h. dieses Autophagie-Recycling wird ganz stark durch das Fasten angeregt.

Auf der anderen Seite werden dann schon im Fasten, aber auch nach dem Fasten, Stammzell-Neubildungen angeregt und auch Nervenzellwachstum. Sobald dann das Fasten vorbei ist, kommt es also zu einer Art Wiedererstarken dieser ganzen Körpersysteme. Das kann man schon so ein bisschen als eine Zellverjüngung interpretieren."

Wie sich Fasten auf die Gesundheit auswirkt, ist noch längst nicht vollständig erforscht. Die „Ärztegesellschaft Heilfasten und Ernährung e.V." nennt nicht weniger als 60 Krankheiten, die sich mithilfe des therapeutischen Fastens erfolgreich behandeln lassen, wie Andrea Ciro Chiappa 2015 in seinem Artikel in der Zeitschrift „Ernährung im Fokus" schreibt. Der Berliner Mediziner und Buchautor Prof. Dr. med. Andreas Michalsen meint: „Die etablierteste und auch wissenschaftlich schon am längsten belegte Wirkung sehen wir bei der rheumatoiden Arthritis, also beim klassischen, entzündlichen Rheuma, und auch beim so genannten rheumatischen Formenkreis, also Erkrankungen, die dem Rheuma ähnlich sind. Und eben auch bei Schmerzerkrankungen. Beispielsweise leiden viele Menschen unter dem Fibromyalgie-Syndrom, einem Weichteilrheumatismus, wie man früher gesagt hat."

Eine zweite große Gruppe der Indikationen für das Fasten ist das so genannte „metabolische Syndrom". Was das ist, weiß Andreas Michalsen: „Darunter versteht man das Konglomerat aus Übergewicht, Bluthochdruck und einer diabetischen Stoffwechsellage oder auch erhöhte Cholesterinwerte oder eben alles in verschiedenen Kombinationen. Und das Fasten hat natürlich einen sehr beeindruckenden Blutdruck senkenden und antidiabetischen Effekt. Insofern liegt es also nahe, das da einzusetzen."

Der Blutdruck der Fastenden sinkt bereits nach einer Woche deutlich. In einigen Studien sank der obere Blutdruckwert um bis zu 30 Einheiten – das ist mehr, als so manches Medikament schafft.[1]

Weitere Bereiche, für die Fasten angezeigt sein kann, nennt Andreas Michalsen: „Dann haben wir einen uns zunehmend interessierenden Bereich bei den neurologischen Erkrankungen. Es gibt Hinweise bei beginnender Demenz. Wir haben selbst Studien zur Multiplen Sklerose durchgeführt. Und es zeigt sich auch mehr und mehr, dass man bei chronischen Darmerkrankungen Gutes leisten kann – also Reizdarmsyndrom oder Morbus Crohn oder Colitis ulcerosa."

Darüber hinaus hat Fasten – sobald die ersten Umstellungstage vorbei sind – bei vielen eine stimmungsaufhellende Wirkung. Forscher haben festgestellt, dass Endorphine, also körpereigene Opiate, ebenso wie das Glückshormon Serotonin vom Körper stärker bereitgestellt werden.

Bei Rheumapatientin Sabine Peters zeigt sich das in Wohlbefinden und Energie, wenn sie fastet: „Im Moment bin ich sehr euphorisch und leicht und könnte Bäume ausreißen, sehr kraftvoll im Moment."

Aber wie kann das sein – der Körper bekommt kaum etwas zu essen und reagiert mit guter Laune? Das klingt widersinnig. Für Professor Andreas Michalsen ergibt das einen Sinn, evolutionär betrachtet. Angenommen, einer unserer Steinzeit-Vorfahren findet über Tage oder Wochen nichts zu essen, leitet er seine Überlegungen ein, „dann wäre es ja fatal, wenn der Körper einen in dem Moment quasi in eine Antriebslosigkeit, in eine Apathie reinlassen würde. Dann ist es ja überlebensnotwendig, dass der Körper jetzt wachsam und vielleicht sogar aktiv und gut gelaunt wird, um zu sagen: Ja, heute schaffe ich es, heute finde ich mein Futter."

---

1 Besonders bei Patienten mit metabolischem Syndrom, die Medikamente für Blutzucker und Blutdruck nehmen, immer mit dem Arzt absprechen. Nicht alle Studien sind sich allerdings einig, dass Fasten bei Übergewicht, Bluthochdruck, Diabetes Typ 2 und metabolischen Syndrom einen Vorteil gegenüber einer kontinuierlichen Nahrungsaufnahme mit Energierestriktion hat. Postulierter Effekt ist bei Übergewicht ein Kaloriendefizit durch das Fasten. Siehe auch: https://www.ncbi.nlm.nih.gov/pmc/articles/PMC6304782/

Doch trotz aller positiver Auswirkungen auf Körper und Psyche – Fasten, sagt Andreas Michalsen, ist nicht für jeden geeignet: „Vor allem sollten Menschen nicht fasten, die eine Essstörung haben. D.h. also Menschen, die mal eine Magersucht hatten oder eine Bulimie, weil sie einfach ein gestörtes Essverhalten haben. Das könnte durch dieses Fasten verstärkt oder wieder ausgelöst werden. Zudem gibt es ein paar internistische Situationen, wo wir vom Fasten abraten. Wer zum Beispiel unter Gichtanfällen leidet, sollte nicht fasten, weil er doch eine hohe Wahrscheinlichkeit hat, wieder einen Gichtanfall im Fasten zu bekommen. Ähnlich verhält es sich mit Gallensteinen: Wer unter Problemen mit Gallensteinen leidet, der sollte nicht fasten."

Auch Senioren, Schwangere, Stillende, Jugendliche und Kinder sollten aufs Fasten gänzlich verzichten, so die Deutsche Gesellschaft für Ernährung (siehe Backes, 2018). Darüber hinaus können bestimmte Medikamente, beispielsweise Blutgerinnungshemmer oder Blutdrucksenker, beim Fasten anders wirken. Wer Medikamente nimmt, sollte deshalb nur mit ärztlicher Begleitung fasten.

Fasten kann zu einem Mangel an Vitaminen, Mineralstoffen oder anderen Nährstoffen führen, den man mit Mineralwasser und Säften ausgleichen sollte. Professor Hans Hauner, Ernährungsmediziner an der TU München, verweist darauf, dass das Fasten mitunter Schwindel, Schlafstörungen, Konzentrationsmangel, Übersäuerung, Kopfschmerzen und Depressionen auslösen könne (siehe Berndt, 2018). Der Publizist und Ernährungswissenschaftler Nicolai Worm warnt vor dem Abbau von Muskelmasse (siehe Badenschier 2019). Professor Andreas Michalsen sagt dazu: „Es wird eine geringe Menge Muskel abgebaut beim Fasten, aber wenn man das über die Technik des modifizierten Fastens macht, also wie beispielsweise nach Buchinger, mit einer ganz kleinen Kalorienmenge, ist das so vernachlässigbar, dass ich es nicht als unerwünschte Wirkung sehe."

Ein weiterer Kritikpunkt: Durch das Fasten sinke der Grundumsatz (vgl. Badenschier, 2019). Das ist die Kalorienmenge, die der Körper für seine Grundfunktionen benötigt – Wärmeerzeugung, Kreislauf, Atmung, Verdauung etc. Wenn man nach dem Fasten wieder normal isst, so die Kritik, nimmt man zu viele Kalorien zu sich und legt wieder zu – der so genannte „Jo-Jo-Effekt" tritt auf.

Dem widerspricht Andreas Michalsen: „Natürlich wird der Grundumsatz gesenkt, das ist wissenschaftlich eindeutig belegt. Und es ist auch so, wenn man nach dem Fasten unverändert und in der gleichen Menge weiter essen würde, hätte man einen Jo-Jo-Effekt, das würde ich fast als Naturgesetz sehen. Nur, das Spannende ist, wir sehen in der Praxis den Jo-Jo-Effekt sehr, sehr selten. Was wir eben auf der anderen Seite erleben ist, dass die meisten Menschen durch das Fasten einen anderen Zugang zum Essen kriegen, andere Geschmacksgewohnheiten entwickeln können und dann sehr oft das Fasten der Beginn ist, seine Ernährung hin zu einer gesunden Ernährung zu verändern. Und dann hat man auch keinen Jo-Jo."

Schmerzpatient Andreas Riede ist sehr motiviert, mit dieser Erfahrung seine Ernährung tatsächlich umzustellen: „Ich mache jetzt den Aufbautag und bin erstaunt, dass man eine ganz andere Beziehung zu Lebensmitteln gefunden hat. Man schmeckt anders, man riecht anders, man genießt anders.

Ich werde kein Veganer werden oder Vegetarier werde ich auch nicht. Aber ich werde die vegetarische Kost mehr einbeziehen, also stärker einbeziehen, als es jemals war. Mein Ziel ist es, einfach zu sagen, ja, ich will da was dran ändern."

Fasten kann helfen, gewohnte, aber ungesunde Ernährungsmuster aufzubrechen. Sabine Peters hat nach dem Fasten ihre Ernährung in Richtung vegetarisch umgestellt: „Es gibt bei mir keine Wurst, kein Schweinefleisch, hin und wieder mal ein Stückchen Rindfleisch, aber sehr, sehr wenig. Und viel Gemüse, Kartoffeln auch reduziert, Brot auch nicht so viel."

Eckart von Hirschhausen ist Arzt, Kabarettist und TV-Moderator. Mit Äußerungen wie der folgenden[2] hat er zur Popularität einer neuen Variante des Fastens beigetragen, dem so genannten Intervallfasten: „Die Botschaft ist eigentlich verblüffend einfach, nämlich: Iss was du willst, mach nie wieder Diäten, aber iss halt nicht ständig, sondern mach Pausen. Wenn du erst ab 10 mit der Kalorienaufnahme anfängst und bis 18 Uhr isst, was du willst, kannst du in den Zeiten danach auch wunderbar verzichten und hast 16 Stunden, wo dein Körper zur Ruhe kommt, die Bauchspeicheldrüse kein Insulin ausschüttet. Du hast wirklich echtes Anti-Aging."

Annette Schürmann ist Biologin und leitet die Abteilung Experimentelle Diabetologie am Deutschen Institut für Ernährungsforschung in Potsdam. Sie beschreibt die verschiedenen Phasen-Modelle dieses Kurzzeitfastens: „Es gibt verschiedene Formen beim Intervallfasten. Die krasseste ist sicherlich, jeden zweiten Tag zu fasten oder ganz auf Nahrung zu verzichten und an den anderen Tagen normal zu essen. Dann ist sehr populär auch die 5:2-Diät, das heißt, dass man an zwei Tagen in der Woche nur 500 bzw. 600 Kalorien konsumieren darf. Oder die 16:8-Diät, wobei auch da die Zeiten wieder etwas variieren. Das heißt, dass man über diese 16 Stunden am Stück wirklich nichts essen darf und auch nur Getränke wie Wasser, Kaffee und Tee, also ungesüßte und kalorienfreie Getränke, konsumiert."

---

2 „Lanz" vom 15.02.18, ZDF. https://www.youtube.com/watch?v=_LO2XHwxzIc

Und acht Stunden am Tag darf gegessen werden. Das 16:8-Fasten hat Schule gemacht und wird mittlerweile von vielen ganz ohne ärztliche Begleitung einfach angewendet.

Mit dieser Methode hat die 35-jährige Offenbacherin Julia Seliger in anderthalb Jahren 17 Kilo Gewicht verloren. Seit sie Intervallfasten praktiziert, lässt sie das Frühstück weg und isst nur noch zwischen 12 und 20 Uhr. Am besten gefällt ihr, dass es so unkompliziert ist – und dass sie alles essen darf, was sie mag, erklärt sie überzeugt: „Obst, Nüsse, Schokolade, auch Chips, ich trinke auch Alkohol. Tatsächlich verzichte ich in dem Sinne auf nichts. Ehrlich gesagt, futtere ich in der Zeit alles so, worauf ich Lust habe, und es funktioniert trotzdem."

Neben der Gewichtsabnahme geht es ihr gesundheitlich besser, das führt sie auch auf das Intervallfasten zurück: „Gelenkprobleme sind nicht mehr da, so eine bessere Vitalität, aktiver bin ich auf jeden Fall."

Dass es einen Zusammenhang zwischen Essenspausen, Körpergewicht und Gesundheit gibt, stellten vor ein paar Jahren kalifornische Forscher in Experimenten mit Mäusen fest (siehe Hatori et al., 2012). Die Tiere erhielten entweder Standardfutter oder ein Futter mit hohem Fettgehalt. Die eine Hälfte der Mäuse durfte ihre Futterration jeden Tag nur in einem begrenzten Zeitraum fressen. Die andere Hälfte dagegen fraß, wann immer sie wollte. Das Ergebnis: Die Mäuse, die ständig Zugang zum Futter mit hohem Fettgehalt hatten, wurden übergewichtig und krank. Die Tiere dagegen, die nur zu bestimmten Zeiten fraßen, blieben auch bei fettreichem Futter schlank und gesund. Das Erstaunliche daran: Sie hatten dieselben Mengen hochkalorischer, ungesunder Kost gefuttert, nur in einem kürzeren Zeitfenster. Offenbar, so schlossen die Forscher, spielt das Timing der Nahrungsaufnahme eine entscheidende Rolle. Professorin Annette Schürmann bekräftigt: „Durch die längeren Fastenperioden ist es so, dass der Körper eher Fette verbrennt, also Fettoxidation betreibt, und nicht so sehr die Kohlenhydrate verbrennt. Und das ist natürlich sehr effektiv und führt dann langfristig auch zu einem Gewichtsverlust oder zu einer zumindest nicht so starken Körpergewichtszunahme wie bei den Tieren, die über 24 Stunden Zugang zum Futter haben."

Durch den häufigen Wechsel zwischen Essen und Fasten gewöhne sich der Körper daran, mal Kohlenhydrate, mal Fettreserven zu verbrennen, sagt Annette Schürmann. Dadurch werde der Stoffwechsel flexibler. Diese Studien wurden nicht nur bei Mäusen erfolgreich durchgeführt, ergänzt die Ernährungsforscherin: „Es gibt eine Vielzahl von Mausstudien, aber es gibt auch Studien zum Beispiel am Rhesusaffen, die ebenfalls zeigen, dass die 16:8-Diät sehr förderlich ist, dass deren Stoffwechsel besser ist und der Grad der Erkrankungen an Krebs, Herzstörungen, Herzrhythmusstörungen oder Herzinfarkt und auch Diabetes deutlich reduziert ist."

Der Körper lernt, wieder besser auf das Blutzucker senkende Hormon Insulin zu reagieren, sagt die Biologin vom Deutschen Institut für Ernährungsforschung in Potsdam, Annette Schürmann: „Durch Intervallfasten ist es natürlich so, dass wir seltener Insulin ausschütten. Dadurch, dass wir ja die lange Fastenperiode haben, werden nur ganz kleine Spiegel von Insulin ausgeschüttet. Insulin wird ja immer nach Nahrungsaufnahme von der Bauchspeicheldrüse freigesetzt. Und wenn ich jetzt längere Fastenperioden habe, dann reagiert der Körper wieder Insulin-sensitiver."

Und selbst bei der Behandlung von Krebs könnte das Kurzzeitfasten hilfreich sein. Der italo-amerikanische Forscher Valter Longo hat in vielen Tier- und Laborexperimenten nachgewiesen, dass durch kurzes Fasten sowohl eine Chemotherapie besser vertragen als auch die Krebsbehandlung positiv beeinflusst wird (siehe Longo/Mattson, 2014). Ob diese Befunde auf Menschen übertragbar sind, das ist aber noch unklar, sagt der Arzt und Professor Andreas Michalsen: „Es ist schon so, dass im Tierexperiment vieles wirkt und ganz toll ist, was dann bei der Übertragung auf den Menschen auf einmal nicht mehr so wirkt."

Viele Mediziner sind, was Fasten und Krebs angeht, sehr vorsichtig. Eine Schwächung der Patienten wollen sie vermeiden. Um gesicherte Daten zu bekommen, werden nun Studien mit menschlichen Probanden in mehreren Ländern weltweit durchgeführt, berichtet Andreas Michalsen: „Es wird also immer versucht, so ein Kurzzeitfasten während der Chemotherapie einzusetzen, und man beobachtet die Nebenwirkungen, die Lebensqualität und natürlich letztlich dann auch am Ende, nach ein, zwei Jahren, was denn bei der Krebserkrankung rauskommt."

Die Ergebnisse dieser Studien werden für das Jahr 2021 erwartet.

Nicht nur beim Thema Krebs stammen die meisten bisherigen Erkenntnisse zum Intervallfasten aus Tierstudien. Untersuchungen und Studien mit Menschen gibt es nur wenige. Was auch daran liegen könnte, dass die Industrie mit Fasten – anders als mit Medikamenten – kein Geld verdienen kann und deshalb auch kein Interesse daran hat, Fastenstudien zu fördern.

Eine der vorhandenen Studien zeigte, dass sich nach einem achtwöchigen 16:8-Intervallfasten das Körperfett der Teilnehmer verringerte und die Entzündungswerte verbesserten (vgl. Moro et al., 2016). Eine andere Studie kam zu dem Ergebnis, dass zwei große Mahlzeiten, mit einer langen Essenspause dazwischen, für die Gesundheit besser sind als sechs kleine Mahlzeiten pro Tag (siehe Kahleova et al., 2014).[3]

Doch das erstaunlichste Ergebnis aus Tierexperimenten ließ sich beim Menschen bisher nicht wiederholen: Jenes, bei dem nur das Timing der Mahlzeiten darüber entschied, ob die Tiere dick oder schlank wurden – bei gleicher Kalorienaufnahme. An Menschen konnten solche Erfolge bisher nicht gezeigt werden, schränkt Annette Schürmann ein: „Es ließ sich nur zeigen, dass man, obwohl man gleiche Mengen zu sich nimmt, durch das Intervallfasten etwa ein bis drei Prozent des Körpergewichts abnimmt, und dass man auch auf jeden Fall eine verbesserte Glukosetoleranz und Insulinsensitivität zeigt."

Wie Intervallfasten und Gewichtsabnahme zusammenhängen, haben auch Forscher des Deutschen Krebsforschungszentrums in Heidelberg im Jahr 2018 untersucht (siehe Schübel et al., 2018).

Sie teilten 150 übergewichtige Probanden in Gruppen ein: Eine Gruppe bekam drei Monate lang eine übliche Reduktionsdiät mit 20 Prozent weniger Kalorien. Die Teilnehmer der zweiten Gruppe fasteten an zwei Wochentagen und aßen an den anderen Tagen normal. Damit sparten sie unterm Strich ebenfalls 20 Prozent der Kalorien ein. Nach einem Jahr hatten sich Gewicht und Gesundheitszustand bei beiden Methoden verbessert – und zwar gleichermaßen. Es gab keinen Vorteil für das Intervallfasten. Ist es beim Intervallfasten also doch nicht egal, was und wie viel man isst? Und ist unterm Strich doch die Gesamtkalorienaufnahme entscheidend? Annette Schürmann äußert sich zurückhaltend: „Es wird häufig geschrieben und beschrieben, dass man alles essen darf. Ich wäre da etwas vorsichtig. Ich würde immer anraten, wenn man Intervallfasten macht, um Gewicht zu verlieren, dass man dann tatsächlich versuchen sollte, auf ein Kaloriendefizit zu kommen. Das heißt nicht, Kalorien zählen, sondern dass Sie vielleicht tatsächlich eine Mahlzeit komplett weglassen und dann in den anderen Mahlzeiten, die Sie konsumieren, nicht überessen."

Intervallfasten hat für die Biologin Annette Schürmann wesentliche Vorteile: Es braucht keine komplizierten Regeln, lässt sich gut in den Alltag integrieren und deshalb gut durchhalten. Allerdings ist es nicht für alle geeignet, schränkt sie ein: „Ich würde das nie Kindern, Schwangeren oder alten Menschen anraten. Aber ein normaler Erwachsener ist sicherlich gut beraten, vor allen Dingen,

---

3 Es gibt Metaanalysen, die keinen eindeutigen Vorteil von Fasten im Vergleich zur Kalorienrestriktion auf Gewicht und Gesundheit zeigen. https://www.ncbi.nlm.nih.gov/pmc/articles/PMC6304782/

wenn er einem ansteigenden Körpergewicht entgegenwirken will, Intervall zu fasten."

Sowohl das kurze Intervallfasten als auch das längere Heilfasten – beide Fastenformen zeigen beeindruckende positive Auswirkungen auf unseren Organismus, und das auf den unterschiedlichsten Gebieten, vom Bluthochdruck über Diabetes bis zum Rheuma. Um gesund zu bleiben, müssen wir uns regelmäßig bewegen, das ist seit langem bekannt. Durchaus denkbar, dass es sich mit dem Fasten genauso verhält: Dass wir immer wieder Nahrungspausen von einigen Stunden oder Tagen brauchen, damit unser Körper richtig funktioniert. Die verbreitete Snackkultur ist jedenfalls nicht gut für den Körper. Fasten und Intervallfasten scheinen Schritte zu sein, um mit schlechten Gewohnheiten zu brechen. Die Forschung zum Thema Fasten ist freilich noch längst nicht abgeschlossen.

Die Fastenpatienten Andreas Riede und Sabine Peters ziehen ein persönliches Fazit. Für beide war das medizinisch begleitete Fasten eine positive Erfahrung: „Ja, ich habe so eine richtige Fasten-Megaeuphorie, das ist schon richtig. Ich will mit Intervallfasten weitermachen in der Hoffnung, dass es auch meine Schmerzen weiterhin lindert und dass der Zustand so bleibt, das ist für mich ein Riesengewinn."

„Frei, erleichtert, so dass man alles so ein bisschen abgeworfen hat vom Körper und auch von der Psyche her. Es war eigentlich ein gutes Erlebnis für mich."

Bücher

MOORE, Jimmy/Fung, Jason: Fasten – Das große Handbuch: Heilen Sie Ihren Körper mit kurzem, langem und intermittierendem Fasten. 256 Seiten, Riva Verlag, 2017. 22 Euro. ISBN: 978-3742303578

MICHALSEN, Andreas: Mit Ernährung heilen: Besser essen – einfach fasten – länger leben. Neuestes Wissen aus Forschung und Praxis. 368 Seiten, Insel Verlag, 2019, 2. Auflage. 24,95 Euro. ISBN: 978-3458177906

LONGO, Valter: Iss dich jung: Wissenschaftlich erprobte Ernährung für ein gesundes und langes Leben – Die Longevità-Diät. 384 Seiten, Goldmann Verlag, 2018. 10 Euro. ISBN: 978-3442177141

Artikel

BACKES, G. (2018): Heilfasten, Basenfasten, Intervallfasten – ein Überblick. Deutsche Gesellschaft für Ernährung. In: DGE-Info 02/2018. https://www.dge.de/fileadmin/public/doc/fm/dgeinfo/DGEinfo-02-2018-S18-S25.pdf

BADENSCHIER, F. (2019): Fasten. Online-Text zur WDR-Sendung: Kann Fasten heilen? „Planet Wissen" vom 01.02.2019. https://www.planet-wissen.de/gesellschaft/essen/fasten/index.html

BERNDT, Ch. (2018): Fasten – Vom Humbug des Hungerns. In: Süddeutsche Zeitung, 30. Januar 2018. https://www.sueddeutsche.de/gesundheit/2.220/fasten-vom-humbug-des-hungerns-1.1903769

CIRO CHIAPPA, A. (2015): Fasten – Moderne Aspekte eines klassischen Naturheilverfahrens. In: AID: Ernährung im Fokus 03/2015. https://www.bzfe.de/_data/files/eif_2015_os_fasten.pdf

HATORI, M./Vollmers, C./Zarrinpar, A. (2012): Time-restricted feeding without reducing caloric intake prevents metabolic diseases in mice fed a high-fat diet. In: Cell Metab, 15 (6): 848–60. Zitiert nach: Eckert, Nadine: Intervallfasten: Essen mit Blick auf die Uhr. Deutsches Ärzteblatt, 116(5). https://www.aerzteblatt.de/archiv/205110/Intervallfasten-Essen-mit-Blick-auf-die-Uhr

GEBHARDT, U. (2017): Fasten – mehr Köpfchen durch Verzicht. In: Gehirn & Geist 3/2017. https://www.spektrum.de/magazin/ernaehrung-fasten-ist-gut-fuers-gehirn/1435059 (kostenpflichtig)

SPIEGEL WISSEN (2018): Gesund durch Fasten – Neustart für Körper und Geist. Themenheft, 1/2018.

HARLFINGER, J. (2019): Gegen Übergewicht: Intervallfasten wohl wirksam. Medizin transparent.at (Website-Betreiber: Cochrane Österreich). https://www.medizin-transparent.at/intervallfasten

HOFMANN, L. (2017): Intervallfasten – Auswirkungen auf Gewicht und Gesundheit. Bundeszentrum für Ernährung, 2017. https://www.bzfe.de/_data/files/online_spezial_7_2017_intervallfasten.pdf

KAHLEOVA, H./Belinova, L./Malinska, H. et al. (2014): Eating two larger meals a day (breakfast and lunch) is more effective than six smaller meals in a reduced-energy regimen for patients with type 2 diabetes: a randomised crossover study. In: Diabetologia, 57 (8): 1552–60. Zitiert nach: Eckert, Nadine: Intervallfasten: Essen mit Blick auf die Uhr. Deutsches Ärzteblatt 2019, 116(5).

LONGO, V. D./Mattson, M. P. (2014): Fasting: Molecular Mechanisms and Clinical Applications. In: Cell Metab; 19 (2): 181–92. Zitiert nach: Eckert, Nadine: Intervallfasten: Essen mit Blick auf die Uhr. Deutsches Ärzteblatt 2019, 116(5).

MORO, T./Tinsley, G./Bianco, A. et al. (2016): Effects of eight weeks of time-restricted feeding (16/8) on basal metabolism, maximal strength, body composition, inflammation, and cardiovascular risk factors in resistance-trained males. In: Journal of Translational Medicine, 14: 290. https://doi.org/10.1186/s12967-016-1044-0

PREUK, M. (2019): Das passiert im Körper, wenn Sie fasten – nach 1, 14 und 40 Tagen. In: Focus online, 18.3.2019. https://www.focus.de/gesundheit/familiengesundheit/fasten-das-passiert-im-koerper-wenn-sie-fasten-nach-1-7-14-und-40-tagen_id_10435570.html

SCHÜBEL, R./Nattenmüller, J./Sookthai, D. et al. (2018): Effects of intermittent and continuous calorie restriction on body weight and metabolism over 50 wk: a randomized controlled trial. In: J Clin Nutr, 108: 933–45. Zitiert nach: Eckert, Nadine: Intervallfasten: Essen mit Blick auf die Uhr. Deutsches Ärzteblatt 2019, 116(5).

WILHELMI DE TOLEDO, F./Grundler, F./Bergouignan, A./Drinda, S./Michalsen, A. (2019): Safety, health improvement and well-being during a 4 to 21-day fasting period in an observational study including 1422 subjects. PLoS ONE 14(1): e0209353. https://doi.org/10.1371/journal.pone.0209353

TV-Sendungen

Gesund durch Fasten, 3sat-Doku 2019, 45 Minuten. Abrufbar in der 3sat-Mediathek bis 18.01.2024 https://www.3sat.de/wissen/wissenschaftsdoku/gesund-durch-fasten-102.html

Fasten und Heilen. Arte Doku 2011, 55 Minuten. Abrufbar bei Youtube: https://youtu.be/Nyyb74PHIQs

Ist Fasten gesund? Planet Wissen, WDR 01.02.2019. 58 Minuten. Abrufbar unter: https://www.planet-wissen.de/video-ist-fasten-gesund-100.html

CHRISTINE WERNER

Die geheimnisvolle Welt der Darmbakterien

Etwa 100 Billionen Mikroorganismen besiedeln einen menschlichen Darm, der Großteil davon sind Bakterien. Die winzigen Lebewesen verteilen sich über eine Darmlänge von sechs bis acht Metern und über eine Oberfläche, die auseinandergefaltet bis zu 400 Quadratmeter groß ist. Das entspricht in etwa der Fläche eines Basketballfeldes. Allein alle Bakterien aus dem Dickdarm, dem Ort mit der höchsten Bakteriendichte, wiegen zusammengenommen rund 1,5 Kilogramm. Es ist eine eigene Welt. Und diese Welt, das sogenannte Darm-Mikrobiom, hat einen Einfluss auf uns.

Professor Stephan Bischoff, Leiter des Instituts für Ernährungsmedizin an der Universität Hohenheim, erkennt eine neue entscheidende Schaltstelle für Krankheit oder Gesundheit: „Das Spannende am Mikrobiom ist, dass es mit vielen Erkrankungen zu tun hat, aber auch mit dem Erhalt der Gesundheit, und sozusagen eine neue Stellgröße in unserem Körper ist, die mitentscheidet, ob jemand gesund oder krank ist."

Diabetes mellitus Typ 2, chronisch-entzündliche Darmerkrankungen, Darmkrebs, Multiple Sklerose, Epilepsie, Adipositas, Parkinson – Darmbakterien werden selbst mit psychiatrischen Erkrankungen wie Depressionen in Verbindung gebracht.

Laut Thomas Baghai, Professor für klinische Neurowissenschaften und Depressionsforschung an der Universität Regensburg, werden mögliche Zusammenhänge gerade erst wirklich bekannt: „Aktuell lernen wir, dass das, was im Darm passiert, viel mit dem zentralen Nervensystem und damit möglicherweise auch mit der Depression zu tun haben könnte."

Was weiß die Forschung über die Organismen in unserem Darm? Kann eine ungünstige Zusammensetzung der Darmbakterien-Gemeinschaft wirklich depressiv und dick machen? Wie sicher sind die Zusammenhänge? Und können daraus neue Therapien entstehen?

An der Universität Hohenheim bei Stuttgart erforscht Stephan Bischoff seit Jahren die Zusammenhänge zwischen Darmbakterien, Ernährung, Gesundheit und Krankheit. Die Welt im Darm können die Wissenschaftler erst seit 15 Jahren gut erforschen, erzählt er. Da kamen Geräte auf den Markt, mit denen die Bakterien besser analysieren werden konnten als je zuvor, inklusive ihrer geschätzt 10 Millionen Gene. Man weiß zwar schon viel, aber es gibt auch noch viel zu erforschen, räumt der Ernährungsmediziner ein: „Die Zusammensetzung ist inzwischen sehr klar. Wir kennen etwa 1.500 Bakterien-Sorten, die sich im Darm ansiedeln. Nicht jeder Mensch trägt alle diese 1.500 Sorten in sich, im Durchschnitt sind es um die 500. Was die Gene angeht, diese 10 Millionen Gene, da wissen wir zwar, wie viele in etwa da sind, aber wir wissen bei weitem nicht für jedes Gen die genaue Funktion, da sind wir noch in den Anfängen. Die Funktionen, die wir kennen, haben sehr viel mit Verdauungsenzymen zu tun. Deswegen nehmen wir an, dass es die große Aufgabe des Mikrobioms ist, unsere Verdauung zu unterstützen."

Früher wurde von der Darmflora gesprochen. Was irreführend war, denn die Bakterien sind keine Pflanzen. Heute wird die Summe der Bakterien in unserem Darm Darm-Mikrobiom oder intestinale Mikrobiota genannt. Welche Bakterienarten ein Mensch in seinem Darm hat, hängt schon von den ersten Lebenswochen ab. Natürliche Geburt oder Kaiserschnitt, Muttermilch oder Flaschennahrung – früheste Umweltfaktoren bestimmen die Zusammensetzung mit.

In den 72 Jahren, die ein Mensch im Durchschnitt lebt[1], vollbringt der Darm Hochleistungen. Er befördert etwa 50.000 Liter Flüssigkeiten und 30 Tonnen Nahrung.[2] Die Bakterien helfen uns, Nahrung zu verdauen, aber die Ernährung hat auch einen Einfluss auf die Zusammensetzung der Bakterien-Gemeinschaft. Denn ganz bestimmte Bakterien bauen ganz bestimmte Nahrungsstoffe ab. Je nachdem, was wir essen, bekommt eine Art viel „Futter" und vermehrt sich, andere werden verdrängt. Die Zusammensetzung des Darm-Mikrobioms verändert sich dadurch, sagt Stephan Bischoff: „Wie vielfältig ein Mikrobiom ist, hängt ganz entscheidend davon ab, wie vielseitig die Ernährung ist. Bei einer nicht einseitigen, bunten Ernährung haben Sie auch gute Chancen, ein Mikrobiom mit großen Vielfältigkeiten zu haben. Und in der Tat wird hohe Vielfältigkeit als was Positives angesehen."

Ein vielfältiges Mikrobiom kann Störungen aller Art besser ausgleichen und unterschiedliche Erreger in Schach halten. Die Wissenschaftler haben heraus-

1 Durchschnittswert laut Berechnungen der World Health Organization, https://www.who.int/gho/mortality_burden_disease/life_tables/situation_trends/en/

2 vgl. Enck/Frieling/Schemann 2017; in dieser Besprechung werden die Zahlen auch genannt: https://www.wz.de/nrw/krefeld/zusammenspiel-von-gehirn-und-darm-wenn-kopf-und-bauch-sich-streiten_aid-26925547; Und ebenso auf verschiedenen Klinikseiten: https://www.vivantes.de/fuer-sie-vor-ort/klinikum-kaulsdorf/fachbereiche/kliniken/innere-medizin-gastroenterologie-kardiologie-diabetologie-und-geriatrie/

gefunden, dass das Mikrobiom von kranken Menschen verändert ist. Manche Bakterien sind fast verschwunden, andere haben sich übermäßig vermehrt.

Stephan Bischoff erforscht vor allem den Zusammenhang zwischen den Bakterien und Fettleibigkeit, der Adipositas. Er hat bei übergewichtigen Menschen solche Veränderungen des Darm-Mikrobioms entdeckt. Sie hängen mit einer fettreichen Ernährung zusammen, der sogenannten Western-Style-Diät. Durch diesen westlichen Ernährungsstil mit viel tierischem Fett, Zucker und anderen Kohlenhydraten vermehren sich solche Bakterien, die viele Kalorien aus der Nahrung ziehen und an den Körper weitergeben. In Hungerszeiten war das von Vorteil. Heute – mit einem ständigen Nahrungsangebot und wenig Bewegung – nimmt der Körper dadurch mehr Energie auf als er verbraucht und speichert diese als Fett. Stephan Bischoff erklärt, warum das krank macht: „Wenn wir Western-Style-Diet betreiben, dann haben wir früher oder später ein Western-Style-Mikrobiom. Und dieses Western-Mikrobiom hat verschiedene Nachteile gegenüber dem ‚normalen Mikrobiom', beispielsweise dahingehend, dass noch mehr Energie aufgenommen wird, dass die Darmbarriere geschädigt wird, dass eine Low-Level Entzündung entsteht, die dann auch begünstigt, dass sich Folgeerkrankungen entwickeln, wie beispielsweise die Insulinresistenz und der Diabetes. Es wird also Stück für Stück, das dauert eine Weile, eine ganze Kettenreaktion an Folge-Geschichten induziert, die uns schlussendlich krank machen."

Bei Patienten mit Adipositas und Diabetes mellitus Typ 2 waren Akkermansia-muciniphila-Bakterien verringert, die unter anderem die Schleimhaut der Darmbarriere mit aufbauen. Weniger Akkermansia-Bakterien bedeutet weniger Schleimhaut – die Darmbarriere wird durchlässiger. Ungünstige Bakterien und schädliche Stoffe gelangen dadurch einfacher in den Blutkreislauf, der Körper reagiert mit niedrigschwelligen Entzündungen und Folgeerkrankungen.

Um herauszufinden, ob ein verändertes Mikrobiom bei Adipositas an der Gewichtszunahme beteiligt ist, haben Wissenschaftler den Einfluss des Mikrobioms an speziell gezüchteten Labormäusen untersucht, die ohne Mikrobiom aufgewachsen waren. Solchen Mäusen wurde dann ein Western-Style-Mikrobiom übertragen – mit der Folge, dass vorher gesunde Mäuse übergewichtig wurden. Die Auswirkungen sind jedoch umkehrbar, erklärt Stephan Bischoff: „Also das hält eine Weile an und zeigt, dass da wirklich eine Veränderung im Mikrobiom eingetreten ist. Die gute Nachricht ist: Das ist reversibel. Man kann das auch wieder normalisieren. Es hat auch etwas zu tun mit unserem Lebensstil und der Energieaufnahme. Das heißt, auch wenn man übergewichtig ist, kann man es schaffen, sein Gewicht zu reduzieren, seine Nahrung zu optimieren, dieses Mikrobiom auch wieder normalisieren."

Ballaststoffe, von denen sich Bakterien ernähren, die ein Western-Style-Mikrobiom wieder normalisieren, stecken vor allem in Hülsenfrüchten wie Linsen, Erbsen, Bohnen. Und in Nüssen, Haferflocken, Schwarzbrot und Gemüse.

Inzwischen weiß die Forschung, dass man Nahrungsbestandteile wie Kohlenhydrate, Fette oder Eiweiße nicht pauschal sehen kann. Es gibt zum Beispiel unterschiedliche Kohlenhydrate, die das Mikrobiom auf verschiedene Weise beeinflussen, sagt Ernährungsmediziner Stephan Bischoff: „Bei den Kohlenhydraten gibt es ‚gute' Kohlenhydrate, das sind meistens die komplexen Kohlenhydrate, auch Ballaststoffe genannt. Die weniger günstigen sind vor allem die Zucker, die, in großer Menge konsumiert, das Mikrobiom sehr deutlich verändern. Und bei den Fetten ist das genauso, da gibt es Fette, die eher pro-inflammatorisch sind – also die Entzündungen befördern – das sind die gesättigten Fettsäuren. Andere Fette wie die einfach und mehrfach ungesättigten Fettsäuren sind günstiger, wie beispielsweise das Olivenöl. Das heißt, wir lernen nicht nur über Menge zu reden, sondern auch über Qualität der Nahrung."

Bei den Eiweißen haben solche aus Milchprodukten eine hohe biologische Wertigkeit, sie stecken voller Aminosäuren, die unser Körper für den Stoffwechsel braucht.

Die Nahrungsbestandteile verändern also unser Darm-Mikrobiom. Und ein weniger vielfältiges Mikrobiom kann Krankheiten befördern.

Durch eine fettreiche Ernährung können sich Bakterien vermehren, die Entzündungsprozesse fördern, sogenannte inflammatorische Prozesse. Und aus chronischen Entzündungen können sich Autoimmunkrankheiten wie Rheuma entwickeln.

Den Zusammenhang zwischen solchen Erkrankungen, Mikrobiom und Immunsystem erforscht Professor Andreas Diefenbach. Er ist Direktor des Instituts für Mikrobiologe und Infektionsimmunologie an der Charité in Berlin und Rheumaspezialist. Auffällig ist, sagt er, dass Entzündungs-Krankheiten weltweit zugenommen haben: „Als Beispiele nenne ich inflammatorische Darmerkrankungen, rheumatoide Arthritis, metabolische Erkrankungen, wie der Typ 2 Diabetes, Multiple Sklerose, selbst die koronare Herzerkrankung hat eine inflammatorische Komponente. Manche dieser Erkrankungen waren in einigen Teilen dieser Welt zum Beispiel unbekannt und sind erst in den letzten 20 bis 30 Jahren plötzlich neu dort aufgetreten. Und das kann man nicht genetisch erklären."

Bei Autoimmunkrankheiten reagiert das Immunsystem gegen körpereigene Stoffe. Die Wissenschaftler vermuten jetzt, dass Faktoren wie die Ernährung und das Mikrobiom bei der Krankheitsentstehung eine Rolle spielen – und zwar über die „Kommunikation" der Bakterien mit dem Immunsystem. Unser Immunsystem besteht aus Zellen, die in Blutgefäßen und Lymphbahnen unterwegs sind. Etwa drei Viertel dieser Zellen finden sich im Darm.[3] Die Bakterien und die Immunzellen tauschen ständig Signale aus.

Andreas Diefenbach und sein Team haben Darmbakterien und deren Wirkung auf Immunzellen erforscht. Eine bestimmte Bakterienart kann Immunzellen so verändern, dass sie Entzündungen auslösen. Andreas Diefenbach erklärt, warum es positiv ist, diese Bakterien nicht im Darm zu haben: „Wenn man diese Bakterien nicht hat, dann ist man eher geschützt; man kann dann inflammatorische Erkrankungen nur zu einem wesentlich geringeren Grad entwickeln."

Wenn das alles zusammenhängt: Kann man das Darm-Mikrobiom verändern und dadurch das Immunsystem stärken? Das wird gerade genauer erforscht, erklärt Andreas Diefenbach. Wissenschaftlerinnen und Wissenschaftler versuchen einerseits, Entzündungen einzudämmen, indem sie die Anzahl bestimmter Bakterien erhöhen, und andererseits suchen sie nach Bakterienarten, die das Immunsystem stärken. Das könnte irgendwann auch Tumorpatienten helfen, die auf eine Immuntherapie nicht reagieren. Studien haben auch hier Hinweise auf das Mikrobiom erbracht, sagt Andreas Diefenbach: „Man hat die Responder und die Non-Responder eingeteilt und dann deren Mikrobiom untersucht. Und man hat gelernt, dass das miteinander korreliert. Jetzt ist natürlich die Idee zu sagen: Na gut, vielleicht können wir die, die nicht auf diese Therapie antworten, dadurch konvertieren, dass wir ihr Mikrobiom verändern."

In den USA sind Kapseln mit immunstärkenden Bakterien auf den Markt gekommen. Sie werden dort nun als Therapeutika verkauft.[4] *Andreas Diefenbach sieht hierin durchaus eine Chance für die Zukunft:* „Ich könnte mir gut vorstellen, dass man am Ende Designer-Mikrobiome hat, die gewisse Erkrankungen positiv beeinflussen können. Ich glaube, die besten Daten gibt es da eigentlich für all die Erkrankungen, die diese Entzündungs-Signatur haben; bei anderen Erkrankungen bin ich eher skeptisch."

Immer wieder heißt es, die Zusammensetzung der Darmbakterien könnte mit Depression in Verbindung stehen. Das ist das Spezialgebiet von Thomas

---

3 https://www.pharmazeutische-zeitung.de/ausgabe-492010/darm-mikrobiota-partner-des-immunsystems/
https://www.propicum.com/pages/immunsystem
https://www.centrum-online.de/produkt/darmflora-fokus

4 https://www.presseportal.de/pm/130924/4158917
https://www.4dpharmaplc.com/en/newsroom/press-releases/oncology-programmes-update

Baghai, Professor für klinische Neurowissenschaften und Depressionsforschung an der Universität Regensburg. Auch bei Depressionen könnte der Einfluss der Bakterien über Entzündungsprozesse laufen, erklärt er: „Das können Sie sich ganz gut vorstellen, wenn Sie überlegen, wie es ihnen zuletzt gegangen ist, als sie mal einen grippalen Infekt hatten mit hohem Fieber. Wie fühlt man sich da? Da hat man keinen Antrieb, da hat man eine schlechte Stimmung, vielleicht Gliederschmerzen, keinen Appetit. Das sind alles Symptome, die sie bei depressiven Menschen auch finden können."

Daher wurde schon lange vermutet, dass Entzündungen oder eine Reaktion des Immunsystems auf Entzündungsprozesse auch bei Depression eine Rolle spielen könnten. Laut Thomas Baghai wurden die Überlegungen durch Versuche bestätigt: „Jahre später hat man das im Labor gut nachweisen können, es ist im Moment eine gut bestätigte Hypothese, dass Entzündungsprozesse Depressionen begünstigen, und dass Depression im Prinzip auch eine chronisch-entzündliche Erkrankung ist. Und das, was sich im Darm abspielt, das kann auch wiederum auf Entzündungs-Mechanismen und auf solche im zentralen Nervensystem einwirken."

Der Darm steht auch über das Nervensystem mit dem Hirn in Verbindung. 400 bis 600 Millionen Nervenzellen durchziehen die Darmwand, und dieses Nerven-Netzwerk verfügt über sämtliche Botenstoffe, die auch im Gehirn vorhanden sind. Man nennt es deshalb auch Bauchhirn. Über den sogenannten Vagusnerv tauschen das Nervengeflecht des Darms und das Gehirn Signale aus. Diese Darm-Hirn-Achse ist schon lange bekannt. Inzwischen sprechen die Wissenschaftler von der Mikrobiom-Darm-Hirn-Achse, denn die Darm-Bakterien sind über verschiedene Kanäle eingebunden.

Anfang 2019 hat eine Untersuchung der Universität Leuven für Schlagzeilen gesorgt. Die belgischen Forscher hatten das Darm-Mikrobiom von gut 1000 Menschen mit Depression analysiert und entdeckt, dass bei vielen Patienten zwei Bakteriengattungen deutlich vermindert waren. Warum das so ist, verstehen die Wissenschaftler aber noch nicht.

Eine der großen Fragen ist: Fehlen die Gattungen, weil die Menschen an Depression erkrankt sind? Oder sind die Menschen erkrankt, weil die Bakterien fehlen? Was ist Ursache und was Folge? Immer wieder stehen die Forscher vor dem sogenannten Henne-Ei-Problem. Sie können nicht klären, was zuerst da war. Die Auswertung von Studienergebnissen zum Mikrobiom ist deshalb extrem schwer, sagt Thomas Baghai: „Wir wissen nur, dass es bei denen so ist. Ob das jetzt zur Ursache der Depressionen beiträgt oder ob das möglicherweise eine Folgeerscheinung der Depression ist, das kann man zum jetzigen Zeitpunkt noch gar nicht sagen, das muss man weiter untersuchen. Es gibt Veränderungen, aber wir können die nach aktuellem Kenntnisstand noch nicht wirklich gut interpretieren. Einerseits ist das Mikrobiom sehr variabel und man muss ganz viele Faktoren berücksichtigen, zum Beispiel, ob jemand nicht nur Antibiotika nimmt, sondern auch irgendwelche anderen Medikamente. Wenn jemand sich vegetarisch ernährt und dann auf fleischhaltige Kost umsteigt oder umgekehrt, kann das das Mikrobiom verändern. Das Lebensumfeld spielt eine Rolle, die Familie, mit wem man zusammenlebt, in welchem Land man lebt, wie man sich ernährt. Deswegen ist es so kompliziert, das alles zu untersuchen, weil man diese Faktoren im Prinzip alle berücksichtigen muss, wenn man solche Studien auswertet."

Bei den meisten Krankheitsbildern können die Wissenschaftler den Einfluss des Mikrobioms nicht wirklich bestimmen. Die Zusammensetzung kann sich durch verschiedene Faktoren immer wieder verändern. Auch die Einnahme von Medikamenten, Antibiotika zum Beispiel, reduziert die Vielfalt der Bakterien.

Wenn das alles so komplex ist, kann es dann überhaupt wirksame Therapien geben, die am intestinalen Darm-Mikrobiom ansetzen? Mit dieser Frage beschäftigt sich Paul Enck, Forschungsleiter der Abteilung Psychosomatische Medizin und Psychotherapie an der Universität Tübingen. Er ist auch Neurogastroenterologe und erforscht die Rolle der Nerven bei Symptomen wie Blähungen, Verstopfung, Durchfall oder chronischen Darmerkrankungen, wie Morbus Crohn und Colitis ulcerosa. Für Morbus-Crohn-Patienten gibt es bald erste Präparate mit Akkermansia-municiphilia-Bakterien, berichtet Paul Enck. Denn Studien haben gezeigt, dass diese im Darm der Patienten verringert sind, jetzt können sie im Labor gezüchtet werden. In einer Reihe von Tests wurde ihr anti-entzündliche Wirkung geprüft, erklärt Paul Enck: „Und jetzt gibt es also erste Produkte von Akkermansia, die demnächst auf den Markt kommen, zur Mitbehandlung bei chronisch entzündlichen Darmerkrankungen."

Die Forscher züchten gezielt Bakterien, die zum Beispiel Nahrungsbestandteile in kurzkettige Fettsäuren zerlegen und dadurch anti-entzündlich wirken. Sie arbeiten an neuen Probiotika.

Probiotika oder probiotische Lebensmittel enthalten lebende Mikroorganismen. In Buttermilch, Joghurt und Sauerkraut sind zum Beispiel Milchsäurebakterien enthalten. Sie gehören im Darm zu den Bakterien mit positiven Eigenschaften. Außerdem gibt es spezielle Joghurts, Pillen oder Pulver, die mit Bakterien in konzentrierter Form angereichert wurden.

Solche Bakterienmischungen wirken unspezifisch, Hersteller von probiotischen Joghurts durften nicht mit dem Etikett „gesundheitsfördernd" werben, weil sie den Effekt nicht durch Studien belegen konnten. Die Bakterien aus dem

Darm sind aber gerade „in" und auch ein Geschäftsfeld: Es gibt Kapseln und Pillen zur Darmsanierung, und im Internet kann man Darmbakterien im Vorteilspack kaufen. „Für eine gesunde und stabile Darmflora", verspricht die Werbung. Die Präparate, von denen Paul Enck spricht, haben aber mit Joghurts aus dem Supermarkt oder Bakterien-Packungen aus dem Internet nichts zu tun: Die Präparate aus dem Internet sind Bakterienmischungen, die „an die Gutgläubigen dieser Welt verkauft werden, um damit Geld zu machen."

Im Zusammenhang mit dem intestinalen Darm-Mikrobiom gibt es eine gesicherte Therapie bei einer einzigen Erkrankung, sagt Paul Enck, und diese Therapie gibt es schon sehr lange: Ein Mikrobiota-Transfer bei einer Infektion mit Clostridioides difficile.

Clostridioides difficile gehört zu den Krankenhaus-Keimen. Sie lösen schweren Durchfall aus, der bei immungeschwächten Patienten zum Tod führen kann. Die Infektion tritt erst auf, wenn das Darm-Mikrobiom nicht mehr vielfältig ist, zum Beispiel nach der Einnahme von Antibiotika. Mit einem Mikrobiota-Transfer werden Bakterien aus dem Stuhl eines Spenders übertragen. Diese siedeln sich im Darm des Patienten an und bekämpfen den Durchfall.

Aber das ist auch nicht ganz ungefährlich. Im Juni 2019 gab die US-amerikanische Arzneimittelbehörde bekannt, dass ein Patient nach einem Mikrobiota-Transfer gestorben ist. Bei ihm wurden Keime mitübertragen, die zu einer lebensgefährlichen Infektion führten.

Bei praktischen Anwendungen und Therapien, die am Darm-Mikrobiom ansetzen, stehen die Wissenschaftler also ganz am Anfang. Keiner entwirft hier große Zukunftsversprechen.

So formuliert Thomas Baghai nur vorsichtige Zuversicht: „Ich denke es steckt Potenzial dahinter, aber der Hype besteht darin, therapeutische Konsequenzen zu früh ableiten zu wollen."

Auch Andreas Diefenbach ist zögerlich: „Es gibt keine Handlungsanweisung: Mach dein Mikrobiom komplexer und iss Substanz A/B. Das ist leider noch nicht so. – Ich bin so ein bisschen skeptisch, Sie hören das wahrscheinlich raus, dass jede Korrelation, die mal zwischen Mikrobiom und einer Erkrankung gefunden worden ist, am Ende auch so aufrechtzuerhalten sein wird."

Paul Enck sieht noch viele Jahre der Forschung vor einer wirklichen Anwendbarkeit der Ergebnisse: „Und jetzt braucht man halt bei den neueren Methoden wenigstens noch 20 Jahre, bevor wir sagen können, bei der Krankheit, da spielt es eine Rolle, bei der wird es keine Rolle spielen."

Und auch Stephan Bischoff ist bei allem Potenzial, das er sieht, noch vorsichtig: „Das muss natürlich weiterentwickelt werden. Zu Probiotika, Nahrungsergänzungs-Stoffen oder auch Arzneimitteln, die müssen zugelassen werden, es muss geprüft werden, das braucht klinische Studien. Es wird nicht von heute auf morgen gehen. Aber da ist wirklich Potenzial da und es wird lohnend sein, dies weiterzuverfolgen."

Die Welt unsere Darmbakterien steckt noch voller Geheimnisse. Über eins sind sich die Wissenschaftler aber einig:

Mikroorganismen sind ein wichtiges Bindeglied zwischen Ernährung und Gesundheit.

Eine abwechslungsreiche, ausgewogene Ernährung sorgt für viele unterschiedliche Bakterienarten in unserem Darm. Und ein vielfältiges Darm-Mikrobiom trägt zu unserer Gesundheit bei.

Literatur

ENCK, Paul/Frieling, Thomas/Schemann, Michael (2017): Darm an Hirn. Der geheime Dialog unserer beiden Nervensysteme und sein Einfluss auf unser Leben. Freiburg i. Br.

STEPHANIE PÜTZ

Jeder isst anders – Ernährung und Gene

Es gab eine Zeit, da war ich so in meinen Zwanzigern, da hatte ich regelmäßig ganz, ganz starke Bauchkrämpfe. Und damals war man noch nicht soweit mit dieser Lactoseintoleranz-Diagnostik. Dann wurde aber der Test gemacht auf Lactoseunverträglichkeit. Und da kam wirklich raus, dass ich das nicht vertrage.

Ich bin einen Meter einundachtzig groß, wiege etwa siebzig Kilo, bin mittlerweile 66 Jahre alt. Mein Body-Mass-Index ist knapp 22. Und der ist seit fünfzig Jahren unverändert. Ich bin ein extrem guter Futterverwerter. Ich kann essen, was ich will. Ich nehme nicht zu, egal, was ich mache.

Also, das find ich ja super ungerecht, wenn ich höre, dass die Menschen sagen, sie können essen, so viel sie wollen. Das ist bei mir genau das Gegenteil. Ich habe schon mein ganzes Leben lang immer auf's Essen achten müssen.

Drei unterschiedliche Menschen, drei verschiedene Ernährungsschicksale. Sie zeigen: Es ist nicht nur wichtig, was man isst, sondern auch, wer es isst. Wie wir Kohlenhydrate, Proteine, Fette, Vitamine und andere Nährstoffe aufnehmen und verwerten, ist bei jedem anders. Gilt also der Satz: „Die Gene sind schuld"?

Professorin Hannelore Daniel ist Ernährungswissenschaftlerin und hat bis zu ihrem Ruhestand 2018 am Wissenschaftszentrum für Ernährung der Technischen Universität München geforscht. Sie sagt: „Die Gene haben schon einen maßgeblichen Einfluss auf das, was wir sind. Auch die Frage, ob wir es schaffen, lebenslang schlank oder weniger schlank zu sein, ist maßgeblich mit den Genen verbunden. Wir können uns das nicht aussuchen, sondern finden eben Mama und Papa in unseren Genomen wieder. Die genetische Diversität, die wir haben, ist relativ bescheiden."

Tatsächlich ist die Erbinformation aller Menschen zu mehr als 99 Prozent identisch. Aber so gering diese Varianz auch erscheint – sie macht uns beispielsweise im äußeren Erscheinungsbild so unterschiedlich. Mit blauen oder braunen Augen, mit blonden oder schwarzen Haaren. Selbst wenn es um Ernährung geht, sind wir ähnlich divers. Denn auch den Stoffwechsel beeinflussen individuelle Vorgaben unserer Gene.

Ein Beispiel dafür ist die Lactoseintoleranz. Betroffene Menschen können aufgrund einer bestimmten Genvariante das Enzym Lactase nicht oder nur in reduzierter Menge produzieren. Deshalb haben sie Probleme beim Verdauen von Milchzucker, sprich Lactose. Der Genuss von Sahne, Joghurt und Co. endet für sie schmerzhaft mit Bauchkrämpfen, Blähungen oder Durchfall.

Ähnlich geht es manchen Menschen mit Obst. Eine Mutation im Erbgut sorgt dafür, dass sie die im Obst enthaltene Fructose, den Fruchtzucker, im Dünndarm nicht ausreichend resorbieren können. Die Fructose wandert weiter in den Dickdarm und wird dort von Bakterien vergoren. Die Folge sind Verdauungsbeschwerden.

Auch beim Kaffee spielt die individuelle Gen-Ausstattung eine Rolle. Die einen können Koffein genetisch bedingt schneller abbauen und vertragen damit auch mehr. Bei den anderen dauert der Prozess deutlich länger. Schon eine Tasse kann das Herz rasen und den Blutdruck steigen lassen. Grund dafür ist ein erhöhter Spiegel der Hormone Adrenalin und Cortisol. Koffein regt ihre Produktion an. Je länger das Koffein im Körper ist, desto mehr Adrenalin und Cortisol werden produziert.

Die Wechselwirkung zwischen Genetik und Ernährung erforschen die Wissenschaftszweige der Nutrigenomik und Nutrigenetik. Zum einen wollen die Forscher herausfinden, wie einzelne Gene die Verwertung von Lebensmittelinhaltsstoffen beeinflussen. Zum anderen sind sie Genen auf der Spur, die ernährungsbedingte Krankheiten auslösen können. Ihr Ziel ist es, individuelle, gen-basierte Ernährungsempfehlungen geben zu können, um vorzubeugen und zu heilen. Vor allem aber fahndet die Wissenschaft nach Behandlungsansätzen für die epidemieartig zunehmenden Stoffwechselerkrankungen. Professorin Hannelore Daniel aus München nennt Beispiele, wie weit die wissenschaftliche Suche nach passenden Genvarianten bisher gekommen ist: „Rund um die Adipositas, also das Übergewicht und die Fettsucht, gibt es 100 bis 150 Genvarianten. Wenn wir darüber reden, welche davon auch den Typ-II-Diabetes bedingen, also den früher mal so genannten Alters-Diabetes – der aber heute auch schon bei Kindern und Jugendlichen auftreten kann und der ebenfalls Folge vom Übergewicht ist –, dann sind wir mittlerweile bei 180, 200 Genvarianten. Wenn wir über Herz-Kreislauf-Erkrankungen sprechen, also Bluthochdruck als Risikofaktor für die Herz-Kreislauf-Erkrankungen, dann sind wir heute bei 350 Genvarianten."

Es ist davon auszugehen, dass es noch sehr viel mehr Genvarianten gibt. Immerhin hat ein Mensch circa 20.000 bis 25.000 Gene, auf denen die Informationen für die Bausteine und Funktionen unseres Körpers gespeichert sind – auch die Baupläne der Enzyme und Hormone für unseren Nährstoff- und Energiestoffwechsel. Gibt es nun aber unter all diesen Genvarianten so etwas wie ein „Super-Dickmacher-Gen"?

Tatsächlich haben Forscher vor mehr als zehn Jahren ein ganz besonderes Gen gefunden, das das Risiko für Übergewicht *deutlich* steigern kann. Das FTO-Gen, das *fat*-mass-and-*obesity*-associated-Gen, reguliert den Fettstoffwechsel und beeinflusst das Hunger-Sättigungs-System. Es gibt unterschiedliche Varianten dieses Gens. Menschen, die beispielsweise von beiden Elternteilen eine *bestimmte* Variante geerbt haben, entwickeln mehr sogenannte weiße Fettzellen. Das bedeutet, sie legen Energiereserven in ungeliebtem Hüftgold an, statt sie zu verbrennen.[1] Fast die Hälfte aller Europäer sind Träger dieser Genvariante und damit einem höheren Risiko einer Adipositas ausgesetzt. Beim Gewicht macht sich das bei den Betroffenen aber maximal mit drei Kilo mehr bemerkbar, das zeigen zahlreiche Studien. Doch was sind drei Kilo, wenn man bedenkt, dass immer mehr Menschen über 100, 130, 150 Kilo wiegen? Auch das Gen, das für den sogenannten Melanocortin-4-Rezeptor codiert, gilt als Risikogen für Übergewicht und Adipositas. Dieser Rezeptor beeinflusst die Regulation von Appetit und Sättigung. Ist er defekt, drohen fast schon zwangsläufig übermäßige Pfunde, und das schon im Kindes- und Jugendalter. Die Betroffenen können auch ohne Hunger ständig essen.

Dies sind nur zwei Beispiele für Gene, die mit Ernährung und Übergewicht in Verbindung gebracht werden. Wissenschaftler suchen in aufwendigen genomweiten Studien nach solchen Genveränderungen. Aber wie aussagekräftig sind diese Genvarianten letztendlich? Wie groß ist ihr Einfluss bei der Entstehung von Krankheiten wie Adipositas? Professorin Hannelore Daniel ist da sehr zurückhaltend: „Ich würde keine therapeutische Empfehlung auf der Grundlage einer Genvariante machen wollen, weil die Effekte tatsächlich so bescheiden sind. Wenn wir heute hundert Gene identifiziert haben, die entsprechende Risikogene für das Übergewicht sind, wird wahrscheinlich kein Mensch alle tragen und somit der unglücklichste Mensch der Welt sein, der von Mama und Papa nun das Übelste geerbt hat. Aber gäbe es diesen Menschen, dann hätte der vermutlich genetisch, mit den bekannten Genvarianten, zwischen acht und zehn Kilo mehr. Aber das erklärt auch immer noch nicht, wo der ganze Rest herkommt."

Das bedeutet: Wer Risikogene in Varianten in seiner Erbinformation hat, besitzt sie unveränderbar ein Leben lang. Aber er muss nicht zwangsläufig über-

1 https://www.nejm.org/doi/full/10.1056/NEJMoa1502214

gewichtig und dadurch krank werden. Dazu sind die Effekte der einzelnen Genvarianten zu unbedeutend. Erst in der Summe werden die Einflüsse stärker. Trotzdem kann man fragen: Wäre es nicht sinnvoll, seine Gesundheit gezielt mit einer auf die eigenen Gene zugeschnittenen Ernährung zu fördern? Zahlreiche kommerzielle Anbieter werben mit sogenannten „Ich“- oder „DNA-Diäten“. Doch dieses Geld kann man sich sparen, meint Hannelore Daniel. Individuelle Ernährungstipps funktionierten auch ohne die meist mehrere hundert Euro teuren Gen-Analysen:[2] „Personalisierte Ernährung funktioniert in dem Moment, wo ich den Menschen individuell anspreche. Wenn ich sage, ich beschäftige mich mal mit dir und deiner Ernährung, und analysiere sie. Und du selbst solltest dich auch damit beschäftigen. Dann ist das eigentlich fast der ganze Erfolg. Und ob ich da noch Genetik inkludiere oder nicht, mag im Einzelfall einen Unterschied machen, aber wissenschaftlich lässt es sich zurzeit nicht belegen.“Die Ernährungswissenschaftlerin aus München verweist dabei auch auf die von der EU finanzierte Studie Food4Me.[3]

Zwischen Genen und der Verwertung von Nahrung gibt es also einen nachweisbaren Zusammenhang. Wissenschaftler haben in jahrzehntelanger und noch andauernder Forschung zahlreiche Gene gefunden, die in Verbindung mit Ernährung stehen. Unter anderem spielen sie im Zusammenhang mit dem Körpergewicht, dem Diabetes-mellitus-Typ-2-Risiko oder anderen ernährungsbedingten Krankheiten eine Rolle. Von diesen Genen gibt es in der Regel verschiedene Varianten. Die meisten haben für sich allein genommen nur einen schwachen Effekt. Erst im Zusammenspiel mehrerer Gen-Varianten wird ihre Wirkung stärker. Trotzdem ist es bislang noch nicht möglich, auf Basis der Genetik verlässliche individuelle Ernährungsempfehlungen zu geben. Diese können höchstens psychologisch motivieren. Nicht zuletzt, weil die Wechselwirkungen zwischen Genen und Umwelt sehr komplex sind.

Das funktioniert in verschiedenen Richtungen. Einerseits beeinflussen Gene, wie Lebensmittelbestandteile verwertet werden. Andererseits haben Umwelt und damit ebenso Nahrung aber auch Einfluss darauf, ob und wie Gene aktiv sind. Man spricht in diesem Zusammenhang vom sogenannten epigenetischen Prinzip. Professor Thomas Jenuwein ist Direktor am Max-Planck-Institut für Immunbiologie und Epigenetik in Freiburg, und er erklärt das epigenetische Prinzip so: „Epigenetik – ich übersetze es gerne als eine Informationsebene, die zusätzlich zur DNA-Sequenz da ist. Und das ist nicht über der und nicht besser

---

2 Vgl. auch: https://www.mdpi.com/2072-6643/11/3/617/htm

3 Siehe http://www.food4me.org/

als die DNA. Es ist ein Feineinstellen am DNA-Faden. Über diese Feineinstellung wird es möglich, auch individuelle Ausprägungen von Gen-Aktivitäten zu ermöglichen, die uns als Individuen verschieden machen."

Thomas Jenuwein ist Molekularbiologe und erforscht die komplizierten Mechanismen von epigenetischen Prozessen. Er sagt, unsere Gene allein bewirkten noch relativ wenig. Folgendes Bild beschreibt es anschaulich: Die Epigenetik liefert die Anwendungsprogramme, die steuern, welche Erbinformationen auf der DNA abgelesen und welche gerade nicht gebraucht werden. Das fängt bei der Bildung von Zellen an, die alle über dieselbe genetische Information verfügen und trotzdem jeweils eine spezielle Funktion im Körper haben. Thomas Jenuwein erläutert, wie komplex die sogenannte Genregulation ist: „Im menschlichen Körper haben wir ca. 200 größere Zelltypen, also Blutzellen, Muskelzellen, Nervenzellen, Hautzellen und viele, viele andere. Wenn man aus diesen unterschiedlichen Zelltypen die DNA isolieren würde, wäre es nicht möglich, zu sagen, welcher Zelltyp vorliegt. Das heißt, man muss verstehen, wie die Gene reguliert werden, wie viele Gene aktiv sind in einem bestimmten Zelltyp und welche Gene abgeschaltet sind."

Nicht nur bei der Zellbildung, sondern auch bei anderen Prozessen im Körper ist die Genregulation wichtig. Ob ein Gen an- oder abgeschaltet ist, wird unter anderem durch äußere Faktoren beeinflusst. Etwa wie viel wir uns bewegen, ob wir Stress haben, genügend Schlaf bekommen oder viel Lärm ausgesetzt sind – all das schlägt sich in der Genexpression nieder, darin also, welche genetische Information tatsächlich umgesetzt wird. Eine ganz große Rolle spielt die Ernährung. Ein knackiger, gemischter Salat mit Sonnenblumenkernen, ein Stück Leber oder eine Platte Austern liefern unserem Körper die chemischen Bausteine für epigenetische Prozesse und damit Genaktivität. Manche Lebensmittel scheinen dabei besonders effektiv zu sein, sagt Clarissa Gerhäuser vom Deutschen Krebsforschungszentrum in Heidelberg. Sie hat die Wirksamkeit von bioaktiven Substanzen aus Lebensmitteln untersucht. Zu den bioaktiven Substanzen zählen sekundäre Pflanzenstoffe wie Carotinoide oder Flavonoide, die Obst und Gemüse Farbe, Geschmack oder Aroma geben. Clarissa Gerhäuser wählt das Beispiel Brokkoli: „Brokkoli enthält eine Vielzahl von Substanzen, aber besonders hervorzuheben ist die Klasse der sogenannten Glucosinolate, die sich auch in anderen Kohlgemüsen findet. In Brokkoli ist eine Substanz besonders, das Sulforaphan. Man hat festgestellt, dass ein Abbauprodukt von Sulforaphan im Körper die Klasse der Histondeacetylasen-Enzyme hemmt. Und das hat einen Einfluss auf den Zellzyklus. Die Zelle wird dadurch am Teilen und am Wachstum gehemmt."

Ein komplizierter hochinteressanter Prozess ist das: Sulforaphan ist ein Senföl, das Brokkoli den typischen Kohlgeschmack gibt. Es liegt in dem Gemüse in einer Vorstufe vor. Beim Zerkleinern des Kohls kann mithilfe eines Enzyms Sulforaphan gebildet werden. Wird das dann verdaut, entsteht ein Abbauprodukt. Und dieses Abbauprodukt hemmt Enzyme, die das Ablesen von Informationen auf der DNA verhindern. Die Folge ist: Zellen werden daran gehindert, sich zu teilen und zu vermehren. Bei Krebszellen ist dieser Effekt besonders positiv. Denn sie teilen sich unkontrollierter und schneller als normale Zellen. Durch den Genuss von Brokkoli werden Krebszellen auf epigenetischem Weg am weiteren Wachstum, aber auch am eigentlichen Entstehen gehindert.

Ähnliche nachweisbare krebshemmende Eigenschaften haben die hierzulande noch weitgehend unbekannten schwarzen Himbeeren und grüner Tee. Hier wirken die bioaktiven Substanzen Quercetin und Katechine.

Wie gelingt es nun aber unserem Organismus, einzelne Gene an- und abzuschalten, sodass wir uns an unsere Umwelt anpassen und uns individuell entwickeln können? Die epigenetischen Mechanismen sind so komplex wie faszinierend.

Nur ein Mechanismus sei genauer erklärt. Die Methylierung der DNA. Dabei wird an den Erbgut-Faden eine bestimmte Molekülkombination aus Kohlenstoff und Wasserstoff angehängt, eine sogenannte Methylgruppe. Die Folge: Ab der Stelle, an der sich die Methylgruppe angedockt hat, können von der DNA keine Informationen mehr abgelesen werden. Das bedeutet, das entsprechende Gen wird abgeschaltet. Das Protein, für das es normalerweise zuständig wäre, kann nicht produziert werden.

Wie werden nun aber Methylgruppen an den DNA-Faden angeheftet? Diese Aufgabe übernehmen spezielle Enzyme. Sie bringen die chemischen Player an Ort und Stelle. Voraussetzung ist, dass immer genügend Methylgruppen vorhanden sind, um die epigenetischen Prozesse in Gang zu halten. Methionin, Betain und Cholin stellen beispielsweise Methylgruppen. Folsäure liefert eine Vorstufe davon. Eine ausgewogene Ernährung sichert die Versorgung mit diesen chemischen Komponenten epigenetischer Prozesse, die dafür sorgen, dass unsere Gene abgelesen werden können – oder auch nicht.

Epigenetik ermöglicht uns schon ganz früh die flexible Anpassung an unsere Umwelt, ohne dass unser Genom verändert wird. Als nachhaltig prägend gelten die ersten 1.000 Tage im Leben eines Menschen. Die ersten 1.000 Tage, das sind die rund 270 Tage einer Schwangerschaft plus die ersten beiden Lebensjahre. Hier werden epigenetisch Weichen gestellt. So wird etwa geprägt, wie der junge Mensch im späteren Leben mit Stress umgehen, aber auch, ob er zu Übergewicht, Diabetes oder Herz-Kreislauf-Erkrankungen neigen wird. Mittlerweile haben Studien sogar gezeigt: Schon die Zeit vor der Schwangerschaft zählt. Professor Berthold Koletzko, Kinder- und Jugendarzt am Dr. von Hauner'schen Kinderspital der Uniklinik München erläutert das an einem Beispiel: „Wir wissen, dass ein Kind, wenn die Mutter bei Beginn der Schwangerschaft stark übergewichtig ist, ein erheblich höheres Risiko hat, lebenslang übergewichtig zu sein. Wenn die Mutter mit einem einfachen Übergewicht, einem Body-Mass-Index zwischen 25 und 30 in die Schwangerschaft geht, dann ist das lebenslange Risiko des Kindes, später Übergewicht zu haben, verdoppelt. Wenn die Mutter ein krankhaftes Übergewicht hat, eine sogenannte Adipositas, dann ist das kindliche Risiko sogar verdreifacht."

Auch während der Schwangerschaft ist der Einfluss der Mutter groß. Über die Plazenta ist ihr Stoffwechsel mit dem des Embryos ganz eng verbunden. Was und wie viel sie isst, prägt das Kind. Epigenetische Schalter werden umgelegt. Im Tiermodell ist das eindeutig nachgewiesen. Und auch für den Menschen kann Berthold Koletzko das belegen: „Wenn Mütter im ersten Drittel der Schwangerschaft mit der Ernährung viele Kohlenhydrate, z.B. eine hohe Zuckerzufuhr zu sich nehmen, dann ist die Methylierung des Vitamin-A-Rezeptor-Gens stark vermehrt. Das ist wichtig, weil zwei Studien gezeigt haben, dass eine starke Methylierung dieses Vitamin-A-Rezeptor-Gens bei der Geburt tatsächlich im Schulalter bei Kindern zu vermehrtem Übergewicht, zu vermehrter Körperfettmasse führt."

Aber nicht nur, wenn die Mutter zu viel isst, hat das Folgen für das Kind. Auch eine Mangelernährung steigert das Risiko für späteres Übergewicht. Die epigenetische Prägung in der frühen Lebensphase stellt also nachhaltig Weichen, die im späteren Leben offenbar nicht so leicht zu korrigieren sind.

Lange Zeit ging die Wissenschaft davon aus, dass nur das Genom mit der Erbinformation an die Nachkommen weitergegeben werden kann, nicht aber das Epigenom, also die Gesamtheit der erworbenen Eigenschaften, mit denen wir uns an unsere Umwelt anpassen. Die epigenetischen Markierungen, so dachte man, würden wieder gelöscht. Aber immer mehr Studien zeigen inzwischen das Gegenteil. Das Essverhalten und der Lebensstil der Eltern vor der Zeugung beeinflussen den Nachwuchs. Fettleibigkeit und Diabetes-mellitus-Typ-2 können vererbt werden.

In einer Studie mit Mäusen zeigten Wissenschaftler des Helmholtz Zentrums München, dass sowohl über Eizellen als auch über Spermien epigenetische Informationen weitergegeben werden. Sie hatten den Versuchstieren fettreiche Nahrung gegeben, sodass diese übergewichtig und Typ-2-diabetisch wurden.

Die Nachkommen, durch künstliche Befruchtung gezeugt und von Leihmüttern ausgetragen, trugen die Hypothek der Eltern. Die weiblichen Mäusekinder neigten dabei zu starker Fettleibigkeit, während die männlichen Nachkommen mit hohen Blutzuckerwerten kämpften.[4]

Der Molekularbiologe Thomas Jenuwein vom Max-Planck-Institut für Immunbiologie und Epigenetik in Freiburg schlussfolgert daraus: „Es ist schon wichtig, dass man weiß, in welcher Dosis, in welcher Menge man welche Nahrung zu sich nimmt. Denn es wird nicht nur die eigene Genexpression beeinflussen, sondern es kann auch die Genexpressionen der Kinder und der Enkel beeinflussen."

Denn obwohl die epigenetische Vererbung von den Münchner Forschern nur im Tiermodell nachgewiesen wurde, gibt es andere Studien, die auf Parallelen bei Menschen hindeuten. Dass die epigenetisch erworbenen Eigenschaften womöglich über mehrere Generationen vererbt werden können, führt die Forscher zu einer weiteren Schlussfolgerung. Sie sehen in diesem Weg der Vererbung eine weitere mögliche Erklärung für die weltweit rasante Zunahme von Übergewicht und Diabetes-mellitus-Typ-2. Diese seien mit Gen-Mutationen, also direkten DNA-Veränderungen, nicht zu erklären.

Was bedeutet das nun aber für die Kinder, die von ihren Eltern den Hang zu Übergewicht, Diabetes-mellitus-Typ-2 oder anderen ernährungsbedingten Krankheiten mitbekommen haben? Können sie das Schicksal austricksen und die Genschalter wieder umlegen?

Da, wo bestimmte Enzyme Veränderungen an der Verpackung der DNA setzen und damit Gene ein- und ausschalten können, können gegenläufig arbeitende Enzyme diese Veränderungen auch wieder entfernen. Dies ist ein wichtiges Merkmal bei allen epigenetischen Prozessen, sagt der Grundlagenforscher Thomas Jenuwein: „Das sind weiche Veränderungen. Das heißt alle epigenetischen Veränderungen sind umkehrbar. Und damit erlauben sie eben auch einen direkten Eingriff auf die Genaktivität."

Berthold Koletzko, der Münchner Kinder- und Jugendarzt, kommt da ins Grübeln: „Die Frage, wie sich frühe prägende Einflüsse auf die langfristige Gesundheit auswirken und wie weit das reversibel ist, ist schwer zu beantworten. Insgesamt wissen wir ja, dass Gesundheit und Krankheit von ganz vielen Faktoren abhängig sind. Wenn wir zum Beispiel die Entstehung der Zuckerkrankheit, des Typ-2-Diabetes, anschauen, dann wissen wir, dass die frühe Prägung ein wichtiger Risikofaktor ist, aber beileibe nicht der einzige. Die Lebensbedingun-

---

4 Siehe: https://www.nature.com/articles/ng.3527

gen, auch im höheren Alter, spielen eine weitere große Rolle, so dass wir sicher annehmen müssen, dass die Prägung nicht allein über das Schicksal entscheidet."

Die Gene haben zwar Einfluss auf die Ernährung und frühe epigenetische Programmierungen setzen uns einen Rahmen für die Wirkung von Nahrung. Aber jeder von uns hat trotzdem noch genügend Spielraum, sein Ernährungsschicksal selbst zu beeinflussen. Über eine vielfältige, abwechslungsreiche Ernährung mit viel frischem Gemüse und Obst können wir dem Körper genügend Nährstoffe liefern, um beispielsweise Genaktivität positiv zu steuern.

Aber auch ausreichend Bewegung, genügend Schlaf und wenig Stress sind wichtige Bausteine, mit denen wir die genetischen Risiken in unserem Erbgut beeinflussen und die richtigen Gen-Schalter betätigen können.

Die Wechselwirkungen zwischen Ernährung und Genen sind sehr viel komplexer als angenommen. Deshalb können Wissenschaftler bis jetzt noch keine gesicherten individuellen Empfehlungen für die Ernährung geben. Dennoch: „Die Gene sind schuld", taugt nur bedingt als Ausrede für eine ungesunde Lebensweise.

Literatur

BIESALSKI, Hans Konrad (2017): Unsere Ernährungsbiografie. Wer sie kennt, lebt gesünder. München.

JENUWEIN, Thomas (2013): Epigenetik – „Wir sind mehr als die Summe unserer Gene". Max-Planck-Gesellschaft, Jahrbuch, S. 23–28. Verfügbar unter: https://www.mpg.de/8236616/Jahresbericht_2013.pdf (zuletzt aufgerufen am 19.11.2019).

KATRIN ZÖFEL

Studien und Laborversuche – die Grundlagen der Ernährungswissenschaft

Wie funktioniert eigentlich Ernährungsforschung und warum bringt sie so oft so widersprüchliche Resultate hervor? Mal gilt Rotwein als gesund, mal als ungesund. Die einen predigen Low Carb, die anderen Low Fat. Jahrzehntelang ist Eieressen des Teufels wegen der Cholesterin-Gefahr, und dann wird das Ei plötzlich doch wieder als gesundes Lebensmittel rehabilitiert. Alles wird schön unterfüttert mit wissenschaftlichen Studien. Für den Laien ist das kaum zu durchschauen.

In einem Labor der Universiät Gießen sprechen die Ernährungsforscher Prof. Gunter Eckert, Fabian Schmitt und Lukas Babylon.

Im Labor stehen Flaschen mit klaren Flüssigkeiten und Pipetten in den Regalen, neben großen Arbeitsflächen. Fabian Schmitt geht voraus in das „C. elegans-Labor“. Hier wird mit Würmern gearbeitet, ihr wissenschaftlicher Name ist Caenorhabditis elegans, kurz C. elegans.

Die beiden jungen Forscher, Fabian Schmitt und Lukas Babylon wollen die Grundlagen ihrer Arbeit veranschaulichen.

Ihr Chef Professor Gunter Eckert, wissenschaftlicher Beirat des Funkkollegs Ernährung, leitet die Arbeitsgruppe „Ernährung in Prävention und Therapie“ am Institut für Ernährungswissenschaft der Universität Gießen.

Fabian Schmitt öffnet den Thermoschrank, der wie ein Kühlschrank aussieht, nur dass er nicht kühlt, sondern die Temperatur konstant bei 20 Grad hält. Er erklärt, wie die Würmer gehalten werden: „Die Würmer stehen nicht einfach so draußen, sondern in unseren Thermoschränken.

Eine Bakteriensuspension dient als Nahrungsquelle für die Würmer.“

Die Würmer sind winzig, nur ein, zwei Millimeter groß. Ein Teil der Tiere lebt in großen Zellkulturflaschen, andere in flachen, durchsichtigen Plastikschalen mit Deckel. Hält man so eine Anzuchtplatte gegen das Licht, kann man mit viel gutem Willen ein bisschen was erkennen. Aber ob das Staubflusen sind oder Lebewesen? Erst das Mikroskop bringt Klarheit und man erkennt die adulten Würmer und die Larven, die sich ziemlich rege bewegen. Die kleinen Würmer schlängeln sich behände vorwärts, ständig auf der Suche nach Bakterien, nach Fressbarem.

Aber was haben diese Tierchen mit Ernährungsforschung zu tun? Eigentlich beschäftigt die sich ja mit dem Menschen! Ein kleiner Exkurs: Wer ein Schmerzmittel schluckt, der hat eine halbe Stunde später meist keine Kopfschmerzen mehr. So ein Effekt lässt sich in klinischen Studien vergleichsweise leicht messen. Die Effekte von Ernährung, von mehr oder weniger Butter, mehr oder weniger Obst, mehr oder weniger Eiweiß sind dagegen viel schwieriger messbar. Sie sind viel subtiler und zeigen sich oft erst über die Jahre. Die Würmer bieten eine Abkürzung. Ihnen können Forscherinnen und Forscher strenge Diätpläne verordnen, Nahrungsstoffe zuführen oder vorenthalten, Spurenelemente in ausgeklügelten Kombinationen verabreichen. Da die Würmer gerade einmal 20 bis 30 Tage alt werden, ist also schnell geklärt, ob eine bestimmte Ernährung das Wurmleben verkürzt oder verlängert, die Alterung beschleunigt oder bremst. Viel schneller, als man das beim Menschen je könnte.

Fabian Schmitt zeigt, wie er dafür sorgt, dass er für einen Versuch lauter Würmer bekommt, die sich alle im gleichen Entwicklungsstadium befinden. Der Trick: es sollen nur noch Eier übrigbleiben. Doch die winzigen Eier von den Würmern von Hand zu trennen, ist viel zu aufwendig. Der Forscher isoliert die Eier, indem er alles andere, Larven und erwachsene Tiere, tötet. Er nimmt sich einige Wurm-Anzuchtplatten und spült mit einer Pipette alles, was auf den Platten sitzt, in ein kleines Plastikröhrchen: Adulte, Larven und auch Eier.

Fabian Schmitt arbeitet konzentriert und schnell. Mehrmals zentrifugiert er die Flüssigkeit in den Röhrchen, gibt verschiedene Stoffe dazu. Entscheidend ist das Bleichmittel. Erwachsene Tiere und Larven lösen sich darin auf. Fabian Schmitt schüttelt so lange, bis er keine Würmer mehr im Röhrchen sieht und davon ausgehen kann, dass nur noch Eier darin sind.

Eins wird hier schon klar: Ernährungsforschung ist Fleißarbeit, und sie ist kleinschrittig. Die komplexen Prozesse, die unser Leben bestimmen, in diesem Fall den Effekt der Ernährung, brechen die Forscher in kleine und kleinste Bestandteile herunter, bis die einzelnen Schritte so klein sind, dass sie kontrollierbar und messbar werden. Fabian Schmitt kontrolliert die Umgebung der Würmer so akribisch er kann, überwacht, wann sie schlüpfen und was sie zu fressen bekommen.

Fabian Schmitt nutzt Würmer, andere Ernährungswissenschaftler arbeiten mit Mäusen oder auch mit einzelnen Zellen in Zellkulturen. Eines ist ihnen allen gemeinsam: Sie umgehen die Arbeit mit Menschen, denn Studien mit Menschen dauern nicht nur lange, sie werden auch sehr schnell sehr unübersichtlich. Was Menschen essen, was sie zu sich nehmen, lässt sich kaum so schön kontrollieren wie bei den Würmern in Kultur. Viele Ergebnisse der Ernährungsforschung nehmen deshalb in dieser Art der Forschung ihren Anfang.

Nachdem Fabian Schmitt die Eier isoliert hat, braucht es 24 Stunden, bis die Larvem schlüpfen. Zwei Tage später sind sie ausgewachsen. In den Kulturflaschen hat er dann auf kleinstem Raum mehrere Tausend Würmer, alle gleich alt, und er kann an ihnen den Effekt verschiedenster Substanzen oder Nahrungs-Cocktails testen. „Das können Vitamine sein, es können Pflanzenextrakte, aber auch Einzelsubstanzen sein, die aus diesen Extrakten gewonnen werden. Zum Beispiel kann es auch sein, dass wir die Wirkung von fermentierten Extrakten von Pflanzen untersuchen, die also vorab schon vergoren sind, Sauerkrautsaft, Gurkensaft oder naturtrüber Apfelsaft. Für Apfel ist das Quercetin ganz bekannt; Quercetin ist ein sekundärer Pflanzeninhaltsstoff, der sehr positive Effekte auf die Lebensspanne des Nematoden, des Fadenwurms, gezeigt hat."

Fabian Schmitt kann einfach abwarten, bis die Würmer sterben, oder – dann geht es noch schneller – er setzt die Tiere unter Hitzestress und erzeugt eine Art Turboalterung: Die Lebensspanne der Tiere schrumpft dadurch von Wochen auf Stunden. Doch die Lebensspanne zu messen, ist nur eine Möglichkeit, wie er erklärt: „Wir machen hier ja sehr viel mit Mitochondrien, also den Kraftwerken der Zelle. Wenn wir uns das Ganze noch genauer anschauen, dann ist die Frage: Wie steht es mit dem Energiemetabolismus? Wir können auch den Energieoutput messen, sprich das ATP, Adenosintriphosphat."

Adenosintriphosphat, ATP, ist so etwas wie der Energieträger der Zelle, das Benzin für den Zellmotor. – Wie viel „Benzin", wie viel Energie ein Organismus aus der Nahrung, die er aufnimmt, gewinnen kann, ist ein zentraler Kennwert. Die Mitochondrien genauer anzuschauen, also die Kraftwerke, die dieses ATP produzieren, macht also Sinn.

Richten wir den Blick zurück: Wie fing das eigentlich an, mit der Ernährungswissenschaft? Antworten liefern Professor Gunter Eckert und Professor Jan Frank.

Es ist noch gar nicht lange her, gut hundert Jahre, erzählt Gunter Eckert, da gab es so gut wie keine wissenschaftlichen Erkenntnisse darüber, was der Mensch braucht, um nicht nur satt zu werden, sondern auch gesund zu bleiben. Die ersten zaghaften Schritte machte die Ernährungsforschung, indem sie aufklärte, warum es Krankheiten wie Skorbut oder Rachitis gibt. Der Ursprung der Ernährungswissenschaft ist es also in einem Mangel zu verstehen.

Professor Jan Frank leitet die Arbeitsgruppe „Biofunktionalität der Lebensmittel" an der Universität Hohenheim, die die Wirkung bestimmter Pflanzenstoffe im Körper erforscht. Er erklärt: „Auf diese Art und Weise sind die ganzen Vitamine entdeckt worden, da wurde also nach und nach entdeckt, wir brauchen das Vitamin, sonst habe ich eine Mangelkrankheit, und die kann ich therapieren über die Zufuhr dieses Vitamins."

Es sind echte Detektivgeschichten, die von etwa 1900 bis 1940 Stück für Stück die Existenz und die Rolle verschiedener Vitamine ans Licht brachten. Und es gibt ein Vitamin, bei dem weiß man bis heute nicht genau, welche Rolle es im Körper eigentlich spielt: Vitamin E wurde 1922 entdeckt, aber bis heute ist nur klar: Der Körper braucht es, sonst wird er krank.

Auch die Entdeckung der meisten Mikronährstoffe fällt in diese Zeit. Die Forscher, und einige wenige Forscherinnen, lernten, dass der menschliche Körper neben Kohlenhydraten, Fett, Eiweiß und Vitaminen auch Zink, Selen, Magnesium und weitere Mineralstoffe und Spurenelemente braucht, um gesund zu bleiben. Das ist die erste große Epoche der Ernährungswissenschaft.

Dann änderten sich die Vorzeichen, wie Gunter Eckert schildert: „Nach dem Krieg, mit den Wirtschaftswunderjahren, war alles im Überfluss vorhanden, und es war auch en vogue zu zeigen, was man neu erreicht hat, was man sich leisten kann, auf dem Teller zu haben. Der Sonntagsbraten war kein Sonntagsbraten mehr, sondern ein Montags-, Dienstags-, Mittwochs-, Donnerstagsbraten, und Freitag, wenn es ging, trotzdem nochmal Fisch."

Starben die Menschen jahrhundertelang vor allem an Infektionskrankheiten, Mangelernährung oder Hunger, machten sich nun Herzkrankheiten und Diabetes breit, ein Zustand, den Gunter Eckert auf den Punkt bringt: „Jetzt versuchen wir den Überfluss zu bekämpfen und die Leute eben wieder auf den normalen Pfad zurückzuführen."

War die Frage bisher: „Wie viel ist genug?" und: „Was ist das Mindeste?", ist die Frage heute: „Wann wird es zu viel? Und warum genau macht Überfluss eigentlich krank?"

Schließlich: seit dank der Medizin unsere Lebenserwartung steigt und steigt, kommt der Ernährungsforschung noch eine neue Aufgabe zu. Die Frage ist nämlich: Kann man über die Ernährung Einfluss nehmen auf Krankheiten, die das Alter prägen? Kann man durch gesunde Ernährung etwa neurodegenerative Erkrankungen wie Alzheimer und Demenz – oder Parkinson – eindämmen? Ob es hier eine Antwort gibt, ist noch völlig offen. Sicher ist nur, so schön einfach wie der Zusammenhang zwischen der Mangel-Krankheit Skorbut und dem Vitamin C wird es nicht werden, sagt Jan Frank: „Ich werde nicht das eine Mittel haben, das etwas bewirkt, sondern eine Kombination aus fünf bis zehn verschiedenen Dingen, die ich beachten muss, um möglichst gesund alt zu werden."

Derzeit gibt es weder für Parkinson noch für Alzheimer Aussicht auf eine heilende Therapie. Die Ernährungsforschung könnte helfen, das Fortschreiten dieser Krankheiten zumindest hinauszuzögern.

Fabian Schmitt ist unterdessen mit der Vorbereitung der Nematodeneier fertig, weiterarbeiten wird er morgen, wenn die Eier sich zu Larven entwickelt haben. Nun holt er einen anderen Wurmtyp aus dem Thermoschrank, den „Alzheimer-Wurm", wie er ihn nennt.

Unter dem Mikroskop wird deutlich: Würmer sehen matt aus. Kein Vergleich mit dem Gewusel der gesunden Würmer. Die Alzheimer-Würmer sind transgen. Sie wurden genetisch so verändert, dass sie A-Beta bilden, das Eiweiß, das sich typischerweise im Gehirn von Menschen mit Alzheimer ablagert. Der Wurm hat zwar kein Gehirn, nur ein Geflecht aus Nervenzellen, die den Körper durchziehen, A-Beta sammelt sich aber dennoch im Wurmkörper an – nur woanders, nämlich in den Körperwandmuskelzellen.

Deshalb können sich die Tiere nicht mehr schlängeln. Natürlich ist am Ende nur interessant, ob ein Wirkstoff auch beim Menschen greift. Aber dank der Würmer kann Fabian Schmitt sehr viele potenzielle Wirkstoffe schnell und einfach prüfen: Kann ein Stoff in den Wurmzellen die A-Beta-Ansammlung verhindern? Welche Stoffe führen dazu, dass die Würmer weniger schnell matt werden? Das lässt sich recht einfach prüfen, sagt der junge Forscher: „Wir können mittels Antippens des Wurms schauen, ob dieser nun vermehrt paralysiert ist, sich noch weniger bewegt, widernatürlicher bewegt oder sich sogar besser bewegen kann."

Quercetin, der Stoff, der im naturtrüben Apfelsaft vorkommt zum Beispiel, oder Resveratrol aus Rotwein und Traubensaft haben ganz klar schützende Wirkung auf die Würmer, das haben Kollegen von Fabian Schmitt schon nachgewiesen. Dies ist ein erster Hinweis darauf, dass diese Stoffe für eine Alzheimervorbeugende Ernährung interessant sein könnten.

Wir wechseln das Labor: Dort arbeitet Lukas Babylon nicht mit Würmern, sondern mit Zellkulturen. Er hat alles vorbereitet, setzt sich ans Mikroskop und beschreibt, was zu sehen ist: „Wir gucken uns jetzt diese Zellflaschen an. Das sind SY5Y-Tau-Zellen. – Die sehen sehr gut aus."

„Sehr gut" heißt, sie bilden ein Netzwerk und benehmen sich so, wie Nervenzellen sich benehmen sollen, denn das sind sie: menschliche Nervenzellen. Aber sie haben eine Besonderheit. Sie bilden besonders viel Tau, das zweite Eiweiß, das neben A-Beta für Alzheimer-kranke Gehirne typisch ist und das ganz charakteristische Verklumpungen hervorruft. Lukas Babylon erklärt, wie seine Forschung im Kampf gegen die Krankheit ein Beitrag sein kann: „Man untersucht, ob es irgendwelche Stoffe gibt, die diese Aggregation oder dieses vermehrte Ausschütten von Tau verhindern bzw. bremsen können."

Häufig bewirkt zuviel Tau, dass die Mitochondrien die Kraftwerke der Zellen, verkümmern. Das könnte eine der Ursachen des Nervenzellsterbens bei Alzheimer sein.

Lässt sich dieser Prozess bremsen, durch eine Substanz, die Lukas Babylon zu den Nervenzellen gibt, ist das ein heißer Kandidat für weitere Versuche, die, wie er weiß, lange dauern können: „Wenn man dann dort was gefunden hat, dann geht man meistens ins Tiermodell, und wenn's dann im Tiermodell noch funktioniert und es keine schädlichen Nebenwirkungen gibt und alles super läuft, dann erst geht man in die klinischen Studien."

Lukas Babylon arbeitet also sozusagen ganz am Anfang einer langen Kette. Er nimmt sich eine Versuchsplatte, darin sind kleine Vertiefungen „well". In jede kommt ein Tropfen Flüssigkeit, in dem einige hundert oder tausend Nervenzellen schwimmen. Dann tropft Lukas Babylon einen winzigen Tropfen Testsubstanz dazu: „Ich gebe von meinen verschiedenen Substanzen, die ich testen möchte, einen Mikroliter dazu. Ich teste Mikronährstoffe und Vitamine in unterschiedlichen Konzentrationen auf diese Tau-Zellen und schaue, ob diese Stoffe eine positive Auswirkung haben."

Natürlich wären all diese Studien sinnlos, würden die Forscher nicht versuchen, ihre Ergebnisse auf den Menschen zu übertragen, denn für den Menschen ist die Forschung schließlich da. Doch gut gemachte Human-Studien, also solche am Menschen, gibt es nur wenige.

Denn gut gemacht bedeutet: viel Aufwand. Eine Gruppe von Menschen muss über Wochen eine bestimmte Substanz oder ein bestimmtes Lebensmittel einnehmen, eine andere Gruppe bekommt ein Placebo. Man nennt diese Studien deshalb auch Placebo-kontrollierte Studien. Der Knackpunkt: Die Effekte von Nahrung sind eben so subtil, dass sie oft kaum messbar sind, durch andere Effekte überdeckt werden oder sich erst so langfristig zeigen, dass ein paar Wochen oder Monate nicht genügen, dann bräuchte es Jahre, die die Studien dauern müssten.

Die entsprechenden finanziellen Mittel aufzutreiben, ist in einem Gebiet, das nicht die großen Gewinne der Medikamentenbranche verspricht, oft schlicht nicht möglich. Die Ernährungswissenschaft arbeitet deshalb auch häufig mit sogenannten epidemiologischen Studien, also Untersuchungen, bei denen im Grunde ohne einzugreifen nur beobachtet wird. Viele zentrale Erkenntnisse, sagt Gunter Eckert, stammen aus solchen Studien. So z.B. die Erkenntnisse über die Rolle von Omega-3-Fettsäuren in Bezug auf die Herzgesundheit, die letztendlich aus Beobachtungsstudien bei den Bewohnern der Arktis hervorgegangen sind.

Die Bewohner der Arktis, die viel Fisch, und damit viel Omega-3-Fettsäuren, zu sich nehmen, erkranken weniger am Herzen, das war die Beobachtung.

Der Nachweis dieses Zusammenhangs in Placebo-kontrollierten Studien wurde versucht, ist bisher aber nicht gelungen. Die Methodik der Studien könnte der Grund sein, meint Gunter Eckert: „Da gibt es sehr viel Kritik, weil man sagt, das sind jetzt nicht grad die Bedingungen, um eine gute Versorgung mit Omega-3-Fettsäuren sicherzustellen. Die Dosis wird morgens gegeben. Wenn dann aber kein fettreiches Frühstück dazukommt, können die Omega-3-Fettsäuren nicht richtig resorbiert werden."

Gunter Eckert plädiert dafür, die kleinteiligen, sehr genauen Methoden aus den Tier- und Zellstudien konsequenter auch für Studien am Menschen zu nutzen: Statt den Probanden nur, bleiben wir bei dem Beispiel, morgens Omega-3-Fettsäuren zu geben und dann zu schauen, ob das Gesundheitseffekte hat, müsste man, sagt er, immer auch direkt im Blut prüfen, ob die Fettsäuren überhaupt aufgenommen worden sind, und so eine Chance haben, zu wirken.

Nun ist eine Antwort auf die Frage, warum die Ernährungswissenschaft so oft widersprüchliche Resultate hervorbringt, mehr als klar: Nahrung ist schlicht so komplex, dass sie oft schwer zu fassen ist. Dass die eine Studie in die eine Richtung weist, die nächste aber in die andere, ist kein Einzelfall, sondern die Regel.

Zum Beispiel die Sache mit dem Ei. Lange war unter Fachleute Konsens: Im Ei steckt alles, was ein Küken zum Leben braucht, ein perfektes Lebensmittel. Dann deckte die Herzforschung auf, wie schädlich Cholesterin für den Körper sein kann. Und es war klar, Eier enthalten viel davon. Es schien Zeit für eine Warnung vor zu großem Eierverzehr. Bis sich herausstellte, dass die Menge an Eiern, die ein gesunder Mensch zu sich nimmt, gar nicht so entscheidend dafür ist, wie viel Cholesterin er oder sie im Blut hat, sondern andere Faktoren, unter anderem die genetische Disposition, verging viel Zeit. Am Ende stand die weitgehende Rehabilitierung des Eies.

Andere weit verbreitete „Ernährungswahrheiten" stammen aus Studien, die zwar interessante Ergebnisse gebracht haben, aber von Medien und selbst ernannten Ernährungsexperten viel zu breit interpretiert werden. Zu guter Letzt: Ernährung ist ein Feld, das uns alle betrifft, eines, zu dem wir alle mehr oder minder sinnvolle Dinge von Eltern, Lehrern oder Ratgebern gelernt haben. Das Ergebnis ist, sagt Jan Frank: „Es gibt kaum eine wissenschaftliche Disziplin, in die auch Glauben so viel reinspielt."

Jan Frank widmet sich mit seiner Forschungsgruppe an der Universität unterdessen der Rätsel-Frage: Wozu genau braucht der Körper Vitamin E? Er verfolgt eine Strategie, die als zukunftsweisend gilt: Er untersucht, wie Vitamin E im Körper des Menschen umgebaut wird, also die Stoffwechselprodukte, die Metabolite von Vitamin E: „Vitamin E nimmt man zu sich, der Körper verändert die Struktur, macht etwas anderes draus. Einige dieser Metaboliten, die da entstehen, haben Wirkungen, die potenter sind als die der Muttersubstanz Vitamin E.“

Es sieht so aus, als würden die Vitamin-E-Metabolite steuern, ob und wie unsere Körperzellen Stoffe aufnehmen und ausscheiden. Was Jan Frank über die Vorgänge auf der kleinsten, der zellulären Ebene herausfindet, könnte also ein wichtiges Puzzlestück sein, um eines der ganz alten Rätsel der Ernährungswissenschaft zu lösen.

DAGMAR RÖHRLICH

Ernährungsforschung – Was steckt dahinter?

Über einen Zeitraum von sechs Monaten hinweg führt der tägliche Verzehr von Walnüssen zu einer signifikanten Verbesserung der Ernährungsqualität, ohne das Gewicht zu beeinträchtigen.[1] (Quelle: British Medical Journal. Studie finanziell unterstützt durch den Verband kalifornischer Walnussbauern.)

Entsprechend produzierte Kakao- und Schokoladenprodukte können die Gesundheit des Herz-Kreislauf-Systems verbessern. Die Vorteile der Schokolade können als Teil einer ausgewogenen Ernährung ohne Schuldgefühle genossen werden.[2] (Quelle: Nutrition today. Einer der beteiligten Forscher ist Manager von „Science for Mars, Incorporated".)

Der Konsum von Fett ist der Hauptschuldige, wenn das Risiko eines Herzinfarkts oder Schlaganfalls ansteigt, nicht der von Zucker.[3] (Quelle: The New England Journal of Medicine. Studie finanziell unterstützt von der Zuckerindustrie.)

Dieser letzte Artikel erschien bereits vor mehr als 50 Jahren – nachdem zuvor in wissenschaftlichen Studien erstmals Warnsignale aufgetaucht waren, die einen Zusammenhang zwischen Herz-Kreislauf-Krankheiten und Zuckerkonsum nahelegten. Verfasst worden war er von drei Eliteforschern, die damals an der Harvard University lehrten – und sie erhielten dafür, in heutigen Geldwert umgerechnet, rund 50.000 Dollar von den Zuckerherstellern. Das machten sie nicht kenntlich. Erst im Jahr 2016 deckten Wissenschaftler die Verbindung auf. Das Beispiel zeigt, wie lange die Einflussnahme der Nahrungsmittelindustrie auf die Forschung zurückreicht.

Ein durch kommerzielle Interessen verzerrter Artikel von renommierten Professoren, veröffentlicht in einer nicht weniger renommierten Fachzeitschrift,

1 https://drc.bmj.com/content/3/1/e000115

2 https://journals.lww.com/nutritiontodayonline/Abstract/2002/05000/Chocolate__A_Heart_healthy_Food__Show_Me_the.4.aspx

3 https://nature.berkeley.edu/garbelottoat/wp-content/uploads/Mcgandy-1967-part-1-1.pdf

kann wissenschaftliche Debatten und gesundheitspolitische Entscheidungen beeinflussen. Stanton Glantz von der University of Califonia in San Francisco ist einer der Forscher, die 2016 die Verbindung der Eliteforscher von damals zur Zuckerindustrie aufdeckten. Für ihn ist klar: Arbeiten wie jener Aufsatz aus den 1960er-Jahren bildeten die Grundlage dafür, dass die amerikanischen Gesundheitsbehörden über Jahrzehnte predigten, weniger Fett zu essen – und den Zucker kaum beachteten. Doch Versuche der Einflussnahme sind nicht nur ein Problem der Vergangenheit.

Susan Greenhalgh ist Professorin für Anthropologie an der Harvard University und erforscht, welche Rolle persönliche und finanzielle Verbindungen in Wissenschaft und Politik spielen. Ihr Spezialgebiet ist China. Sie interessieren die Hintergründe der in China herrschenden Übergewichtsepidemie. Susan Greenhalgh berichtet davon, dass sie anfänglich, als sie begann, die Ursachen für die Übergewichtsepidemie in China zu untersuchen, dachte, die Forschung könne zu diesem Problem einige interessante Hinweise bergen. Doch sie konnte sich nicht vorstellen, dass sie im Herzen der chinesischen Übergewichtsforschung Coca-Cola finden würde. 2019 veröffentlichte die Harvard-Professorin Susan Greenhalgh im British Medical Journal, dass eine von der Industrie finanzierte, als gemeinnützig anerkannte Organisation die Maßnahmen der chinesischen Regierung im Kampf gegen die wachsenden Probleme der Bevölkerung mit Adipositas, mit Übergewicht, beeinflusst.[4],[5]

Es geht um das International Life Sciences Institute, kurz ILSI. 1978 hatte der damalige Vizepräsident von Coca-Cola die Organisation gegründet, an der sich inzwischen über 400 Firmen beteiligen – Firmen vor allem aus dem Nahrungsmittel- und Getränkesektor, der Landwirtschaft, der chemischen und pharmazeutischen Industrie. ILSI hat weltweit Niederlassungen, auch in China.

Wie Susan Greenhalgh herausfand, hat ILSI China dem Ministerium geholfen, eine Adipositas-Politik auszuarbeiten. Coca-Colas Strategie ist, im Kampf gegen Übergewicht vor allem auf Bewegung zu setzen, mit Schlagworten wie „Energiebilanz“ oder „Gleichgewicht von Essen und Bewegung“. Diese Begriffe finden sich dann auch in den offiziellen Richtlinien und Plänen Chinas wieder.

Susan Greenhalgh kam aufgrund der Analysen des Newsletters, den die Organisation halbjährlich herausgibt, zu ihrem Urteil. ILSI wehrt sich gegen die Vorwürfe der Einflussnahme:

---

4 https://www.bmj.com/content/364/bmj.k5050

5 https://link.springer.com/article/10.1057%2Fs41271-018-00158-x

> *ILSI hat den Dialog zur Prävention von Fettleibigkeit in China proaktiv geführt, indem es gesunde Ernährung* und *Bewegung gefördert hat. Seit 20 Jahren konzentriert sich die chinesische Regierung auf eine Kombination von Diät* und *Bewegung zur Bekämpfung von Fettleibigkeit. Cola hat weder den ILSI-Schwerpunkt in Chinas Agenda, noch die Politik des chinesischen Gesundheitsministeriums diktiert.*[6]

Für Susan Greenhalgh ist die Sachlage jedoch klar. Weil die chinesische Regierung über Jahrzehnte hinweg kaum Geld in die Finanzierung des Gesundheitswesens steckte, sei das Institut in die Bresche gesprungen. ILSI-China habe praktisch alle Forschungen zum Thema Öffentliche Gesundheit und Übergewicht finanziert.

Es geht dabei keineswegs um ein rein chinesisches Problem. 2015 erschien im Fachmagazin „British Journal of Sports Medicine" eine Veröffentlichung, nach der nicht falsche Ernährung Schuld sei an Übergewicht, Typ 2 Diabetes oder auch Krebs, sondern der Mangel an Bewegung.[7] Ganz am Ende des Artikels, hinter den Literaturangaben, legt ein Hinweis finanzielle Verbindungen mit Coca-Cola offen. Wer diesen Hinweis übersieht, kann zu falschen Schlussfolgerungen kommen. Dabei ist Ernährung ein zentrales Thema, wenn es um die Gesundheit geht, sagt Professor Gunter Eckert vom Institut für Ernährungswissenschaft der Justus-Liebig-Universität in Gießen: „Mit dem, was wir essen und trinken, führen wir natürlich unserem Körper alle Bausteine zu, die er braucht, um vernünftig gesund zu funktionieren. Das sind zum Beispiel die Makronährstoffe – Fette, Kohlenhydrate und Eiweiße –. Und dann sind natürlich auch noch die Mikronährstoffe zu nennen, wie zum Beispiel die Vitamine, die wir über unsere Nahrung zuführen."

Ernährungswissenschaftliche Studien laufen auf ganz verschiedenen Ebenen ab. Erste Hinweise, ob ein Nahrungsmittel oder einzelne Inhaltsstoffe gesund sind oder nicht, liefern epidemiologische Studien, erläutert Funkkolleg-Beirat Professor Gunter Eckert: „Das heißt, man guckt sich eine bestimmte Bevölkerungsgruppe an und korreliert letztendlich Gesundheitsdaten mit der Aufnahme von bestimmten Mahlzeiten und guckt dann, was da denn drin. Und dann wird von anderen Forschungsgruppen das Lebens- oder Nahrungsmittel

---

6 https://ilsi.org/setting-the-record-straight-ilsi-focal-point-in-china-response-to-bmj-and-journal-of-public-health-policy/

7 https://bjsm.bmj.com/content/49/15/970.full

sozusagen filetiert, man schaut nach, welche eigentlichen chemischen Grundbausteine hier vorhanden sind, und versucht die dann zu untersuchen."

Laborversuche laufen an: an Zellen und an Versuchstieren. In den Medien werden oft schon aufgrund von Versuchen an Zellen weitgehende Schlussfolgerungen veröffentlicht, mit Schlagzeilen wie:

> *„Schon ein hunderttausendstel Gramm des Zwiebelwirkstoffs Allicin lindert Entzündungen."*[8]

Doch für belastbare ernährungswissenschaftliche Aussagen braucht es sehr viel mehr als das Labor: Studien an Menschen. Und wenn herausgefunden werden soll, ob ein bestimmter Inhaltsstoff einen Krankheitsverlauf tatsächlich günstig beeinflusst oder sogar schützend wirkt, sind diese Studien besonders aufwendig, wie Gunter Eckert bestätigt: „Wenn man das am Menschen untersuchen will, braucht man sehr große Gruppen, die man über einen sehr langen Zeitraum untersucht. Und da gibt es sehr, sehr wenige Studien, weil dafür logischerweise der Aufwand sehr groß ist und das natürlich auch sehr teuer ist."

Doch gleichgültig, um welches Fach es geht: Mit den Universitätsmitteln allein kommen Forscher heute nicht mehr sehr weit. Schon lange bekommen die Hochschulen ihr Geld nicht nur direkt vom Staat. Anette Buyken, Professorin für Public Health Nutrition an der Universität Paderborn erklärt, wieso Forschung auf Drittmittel angewiesen ist: „Es gibt ja zum Teil noch die Vorstellung, dass wir auch sehr viel Forschung nur mit unseren Universitätsmitteln machen können. Das ist ja immer weniger der Fall. Wir haben eine Personaldecke, die dazu reicht, sagen wir mal, die Lehre zu bewerkstelligen, aber darüber hinaus ist es natürlich – sowohl vom Prestige als auch von dem, was wir machen können – erforderlich, dass wir Drittmittel einwerben."

Zwar kommt ein großer Teil der so genannten „Drittmittel" indirekt dann doch wieder aus der öffentlichen Hand – etwa auf dem Weg über die Europäische Union oder die Deutsche Forschungsgemeinschaft DFG. Sie ist der mit Abstand größte Forschungsförderer in Deutschland. Allein 2018 schüttete sie 3,4 Milliarden Euro aus.[9] Anette Buyken nennt aber noch weitere Förderer: „Dann gibt es sehr viele Kooperationen mit Krankenkassen. Es gibt Stiftungen, die uns finanzieren oder Projekte mit uns gemeinsam machen."

---

8 https://www.ncbi.nlm.nih.gov/pubmed/15380914

9 https://www.dfg.de/download/pdf/dfg_im_profil/geschaeftsstelle/publikationen/dfg_jb2018.pdf

Ein Beispiel ist die Volkswagen-Stiftung. Sie ist eine gemeinnützige Stiftung, die ihre Gelder aufgrund der Beurteilung von angesehenen Wissenschaftlern verteilt. Ihr Jahresbudget für Fördermittel liegt bei rund 160 Millionen Euro.[10] Und dann gibt es den Bereich der direkten Auftragsforschung – die Kooperationen mit der Industrie.

Diese Kooperationen kommen besonders im praktischen Bereich der Ernährungsforschung zum Tragen – wenn es um die Entwicklung neuer Lebensmittel geht, das weiß auch Anette Buyken: „Dann sind natürlich Kooperationen mit der Industrie besonders relevant."

Wie hoch im Bereich Ernährungswissenschaft der Anteil industriell gesponserter Studien ist, das wird nicht zentral erfasst. Relevant ist dieser Bereich der Auftragsforschung etwa bei der Lebensmittelentwicklung. Gunter Eckert erklärt, wie Forschung und Industrie voneinander abhängen: „Es ist häufig so, dass kleinere Unternehmen, die sich keine eigene Forschungsabteilung leisten können, oder auch größere Unternehmen, die diese exklusiven Methoden der Universität nicht in ihrem Forschungsportfolio haben, letztendlich Forschungsleistung einfordern. Das heißt, es wird ein Vertrag gemacht, die Forschung wird dann natürlich auch entsprechend bezahlt und der Drittmittelgeber erhält dann praktisch alle Rechte an den erhobenen Forschungsergebnissen."

Inzwischen werden Geldgeber in den Veröffentlichungen fast immer deklariert: Unter dem Artikel, sozusagen im Abspann, lässt sich erkennen, ob ein Konzern in irgendeiner Form finanziell oder personell beteiligt war. Doch gibt es auch subtilere Formen der Verflechtungen. Etwa wenn Spenden fließen für Hörsäle, ganze Institute oder auch für Stiftungsprofessuren. Auch da könnten Interessenskonflikte nicht ausgeschlossen werden, urteilt Christian Kreiß, Professor für Finanzierung und Wirtschaftspolitik an der Hochschule Aalen: „Ich kann jetzt überwiegend nur für Deutschland sprechen. Da haben wir vielleicht tausend Drittmittel-Professuren von circa 45.000 Professuren. Das sind die offiziellen Zahlen, das sind Professuren, die von der Industrie und von privaten Geldgebern finanziert werden, nicht vom Staat. Die werden in der Regel für fünf Jahre finanziert, und nach fünf Jahren tauchen sie nicht mehr als Drittmittelprofessuren auf. Es gibt schon offizielle Zahlen dazu, aber die sind nicht ganz verlässlich, weil man eben diese übernommenen Forscher mit dazu nehmen muss."

Dabei ist Industrieforschung keineswegs generell problematisch. So erschien 2015 im American Journal of Clinical Nutrition ein Aufsatz, der die Wir-

---

10 https://www.volkswagenstiftung.de/aktuelles-presse/aktuelles/viel-neues-auf-den-weg-gebracht-volkswagenstiftung-zieht-bilanz-nach-geschäftsjahr-2017

kung von Butter und Olivenöl auf die Cholesterinwerte untersuchte.[11] Die Butter hat in der Ernährungsforschung eine wechselvolle Geschichte mitgemacht. Mal wurde sie verteufelt, dann rehabilitiert. Doch dieser neuerliche Artikel schob sie sozusagen wieder auf die dunkle Seite der Macht. Darin stand, dass selbst ein ‚moderater' Butterkonsum die Cholesterinwerte im Blut erhöhe. Und bezahlt wurde die Studie – von der dänischen Milchwirtschaft. Robert Schaller ist Leiter des Referates Ernährungsforschung im Bundesministerium für Ernährung und Landwirtschaft. Er relativiert und beurteilt solche Abhängigkeiten nicht generell negativ: „Vom Grundsatz her liegt es nicht an der Quelle, aus der das Geld kommt, sondern es liegt immer an den Wissenschaftlern, die natürlich ethisch verpflichtet sind, ordentlich und transparent zu arbeiten. Und die Qualität wissenschaftlicher Arbeiten misst sich nicht am Geldgeber, sondern bemisst sich an der Qualität, die erarbeitet wurde. Und die muss messbar sein – und die Geldgeber müssen transparent sein."

Das Ministerium für Ernährung und Landwirtschaft bindet die Industrie mit ein. Etwa wenn im Rahmen der sogenannten „Reformulierungsstrategie" der Bundesregierung Wissenschaftler und Lebensmittelwirtschaft gemeinsam daran arbeiten, die Rezepturen für Fertiggerichte zu verbessern. Technologische Alternativen werden entwickelt, um den Gehalt an Fett, Zucker und Salz zu reduzieren, ohne dass der Geschmack darunter leidet.

Auch Gunter Eckert sieht den Einfluss, den die Industrie so auf Forschungsergebnisse nehmen kann, gar nicht so kritisch: „Der Auftraggeber muss eine ganze Menge Geld in die Hand nehmen. Und dieses Geld nimmt er nicht in die Hand, um irgendwelche fadenscheinigen Aussagen zu bekommen, die dann das Marketing marktschreierisch verwerten kann. Die seriöse Auftragsforschung, so ist jedenfalls mein Eindruck, ist eine hochseriöse Forschung, die gesicherte Ergebnisse abliefern soll, mit denen Wirtschaftsunternehmen letztendlich Geld verdienen wollen und müssen. Und es ist häufig so, dass große Unternehmen an mehrere Stellen Aufträge vergeben, um sich praktisch der Validität der Daten sicher zu sein."

Robert Schaller räumt ein, dass es Einzelfälle gibt, bei denen es nicht so seriös abläuft, wie man es sich wünschen würde: „Ich glaube, dass es Forschungsarbeiten gibt, die durchaus tendenziös sein können. Es wäre nicht richtig, wenn man da den Kopf in den Sand steckt, so was gibt es, aber so etwas muss man eben entdecken und entsprechend qualifizieren."

---

11 https://academic.oup.com/ajcn/article/102/2/309/4564657

Ob Risiken durch Tabak, Dieselabgase, Asbest oder Dioxin, die Geschichte bietet viele Beispiele für Versuche der Industrie, auf wissenschaftliche Studien Einfluss zu nehmen. Die Ernährungsforschung ist auch nicht immun dagegen – und Zucker ist nur das in diesem Sektor bisher am besten untersuchte Beispiel. Christian Kreiß ist ein vehementer Kritiker einer allzu großen Nähe von Universitäten und Industrie: „Es gibt viele neutrale Studien, die sagen, wenn man zu viel Zucker isst, dann bekommt man zum Beispiel stärker Übergewicht. Und jetzt versucht die Lebensmittelindustrie über wissenschaftliche Studien nachzuweisen, dass das gar nicht stimmt.

Es ist tatsächlich so, dass unabhängige Studien zu 80 Prozent zum Ergebnis kommen, ja, es gibt einen Zusammenhang zwischen hohem Zuckerkonsum und Übergewicht und 80 Prozent der Studien, die von der Industrie finanziert werden, kommen zum Ergebnis: Nein, es gibt keinen Zusammenhang."

Das haben Wissenschaftler der spanischen Universität Navarra und des Deutschen Instituts für Ernährungsforschung in Potsdam-Rehbrücke festgestellt.[12]

Christian Kreiß verurteilt solche Methoden: „Man versucht über diese Studien im Prinzip, das Risiko von zu hohem Zuckerkonsum zu verharmlosen. Und solche wissenschaftlichen Studien am Lebewesen sind ja sehr, sehr komplex. Sie können über das Setting, den Rahmen, auf alle möglichen Weise erreichen, dass Sie Ergebnisse bekommen, die in dem Sinne sind, wie Sie es haben wollen."

Manchmal gibt schon die Art, wie die Frage gestellt ist, wie die Daten erhoben und ausgewertet werden, einen kleinen Dreh in eine Richtung. Und der macht dann den Unterschied zwischen einer Empfehlung für oder einer Warnung vor einem Produkt aus, bestätigt Anette Buyken, und nennt Faktoren, die die Qualität von Studien negativ beeinflussen: „Ein Problem, mit dem wir besonders konfrontiert sind, ist eben, dass wir immer gucken müssen, inwieweit die Industrie versucht, Ergebnisse zu verzerren – durch Versuchsaufbau oder durch die gezielte Gewinnung von Personen.

Zum Beispiel ist wichtig, wie viele Leute unterwegs verloren gegangen sind, wie lange die Studie durchgeführt wurde, wie gut die Zielgrößen erhoben wurden etc. Und da kommt auch die Industrieforschung als eine der möglichen Verzerrungsquellen mit rein."

Verzerrungen fallen vor allem ins Gewicht in den Übersichtsarbeiten, in denen Experten den Stand der Forschung zu einem bestimmten Thema zusammenfassen und bewerten. Denn auf der Basis solcher Analysen werden Empfeh-

---

12 http://www.dife.de/presse/pressemitteilungen/?id=1259

lungen für eine gesunde Ernährungsweise gegeben und politische Entscheidungen getroffen.

Die Qualität einer Studie zu beurteilen, wird immer komplizierter. Das gilt für Laien, die sich mit einer Schlagzeile konfrontiert sehen, aber auch für die Wissenschaftlerinnen und Wissenschaftler selbst. Früher, beschreibt Anette Buyken, habe man einfach geschaut, wie viele Studien es zu einem Thema gebe und aus den Ergebnissen dann die Effekte abgeleitet: „Heute würden wir noch sehr viel stärker gucken, dass wir jede einzelne Studie anhand eines Rasters bewerten, inwieweit tatsächlich ein Risiko besteht, dass diese Studienergebnisse verzerrt sind."

Oft genug zeigen erst aufwendige Analysen vieler Faktoren, was von einer Studie zu halten ist. Dem Laien bleibt erstmal nur, sich auf den gesunden Menschenverstand zu verlassen, wenn von einem reuelosen Genuss oder wunderbaren Wirkungen von Nahrungsmitteln berichtet wird, mahnt Anette Buyken: „Wenn Sie morgens eine Zeitung aufschlagen und eine Überschrift lesen, dass wieder etwas Dramatisches gefunden wurde, und Sie sehen dann im weiteren Verlauf, dass es sich um eine Tierstudie handelt, dann würde ich das beiseitelegen, weil das einfach ein nicht verantwortungsvoller Umgang mit der Interpretation dieser Daten ist, und mich nicht so leicht verunsichern lassen."

Wenn es um die Grundlagenforschung geht, um winzige Wirkungen einzelner Nährstoffe auf die Zellen oder das Blut, dann ist es von da immer noch ein sehr weiter Weg zu konkreten Rückschlüssen, beispielsweise auf die Wirkung der diversen „Superfoods", die gerade propagiert werden – seien es exotische Beeren oder Kakao.

Literatur

http://www.uni-giessen.de/fbz/fb09/institute/ernaehrungswissenschaft/prof/nuprevent/index_html

https://www.bmj.com/content/364/bmj.k5050

https://www.dge.de/wissenschaft/referenzwerte/

FRANK ECKHARDT

Macht Schokolade schlau? Wie Ernährungsmythen entstehen

Apfelessig schützt vor Krebs! Zucker macht süchtig! Dunkle Schokolade hilft beim Abnehmen! Täglich kann man neue Schlagzeilen zu Wunderdiäten, Heilsversprechen und so genannten Superfoods lesen. Und selbst grundlegende Ernährungsempfehlungen erscheinen oft widersprüchlich. Ist es besser, sich vegetarisch zu ernähren oder wie ein Steinzeitmensch? Sind Kohlenhydrate nun ungesund – oder doch nicht? Oder nur manche? Und was ist mit den tierischen Fetten, was mit Cholesterin? Besonders verwirrend: Offenbar gibt es für jede Behauptung mindestens eine wissenschaftliche Studie, auf die man sich berufen kann. Unter Laien herrscht Verunsicherung – obwohl es seit Jahrzehnten ein eigenes Fach namens Ernährungswissenschaft gibt.[1] Müssten nicht zumindest die grundlegenden Fragen längst geklärt sein? Der Mathematiker und Biometriker Professor Gerd Antes, bis Oktober 2018 Direktor des deutschen Cochrane Zentrums in Freiburg, das sich mit evidenzbasierter Medizin befasst, versteht, wie es zu solchen Verunsicherungen kommt: „Die Ernährungsforschung ist einmal schwierig aus methodischen Gründen, weil Studien dort wesentlich schwerer durchzuführen sind als zum Beispiel bei Medikamentenstudien. Und dann ist aber, und das ist ein wesentlicher Faktor, das Ganze überlagert von Überzeugungen, Glauben, Ideologien. Und last, not least von massiven Interessenkonflikten."

In der evidenzbasierten Medizin geht es darum, systematisch alles verfügbare Wissen über bestimmte medizinische Themen zusammenzustellen und kritisch zu bewerten – und dazu gehört auch der Bereich Ernährung. Gerd Antes ist Experte für die verschiedenen Methoden bei medizinischen Studien und deren Aussagefähigkeit. In der Medizin, erläutert er, wird üblicherweise eine Fragestellung mithilfe einer so genannten „Interventionsstudie" geklärt: „Da kann man einfach zwei Gruppen nehmen und die eine Gruppe mit dem neuen Verfahren oder dem neuen Medikament behandeln und die andere mit dem alten oder eben gar nicht, das nennt man dann Placebo. Und das kann man durchhal-

1 https://de.wikipedia.org/wiki/Ern%C3%A4hrungswissenschaft#Geschichte

ten, weil dort das Interesse, eine Studie sauber durchzubringen, bei den Patienten außerordentlich hoch ist."

Ein vereinfachtes Beispiel: Bei einer Medikamentenstudie schlucken beide Gruppen täglich eine Tablette. Die eine Gruppe bekommt den Wirkstoff, der getestet werden soll, die andere eine wirkungslose Pille. Beide Gruppen wissen nicht, welche Art von Tablette sie bekommen – sie sind verblindet, sagt man. Nach einem vorher festgelegten Zeitraum, zum Beispiel zwei Monaten, wird überprüft, wie sich die Behandlung ausgewirkt hat. In der Ernährungswissenschaft ist ein solches Vorgehen in vielen Fällen nicht möglich.[2] Es sei unrealistisch, von einer zufällig zusammengestellten Gruppe eine bestimmte Ernährungsweise zu fordern und zu erwarten, dass die Teilnehmerinnen und Teilnehmer sich dauerhaft daran halten, erklärt Gerd Antes: „Es ist praktisch unmöglich oder zumindest wesentlich schwieriger, jemanden dazu zu bringen, sich über Wochen oder sogar Monate ganz, ganz strikt an die Ernährungsvorgaben zu halten. Wir leben heute viel zu spontan, gerade was die Ernährung angeht, so dass wir die Trennung zwischen diesen beiden Gruppen nicht hinkriegen, und deswegen kann man das nicht experimentell machen."

Denkbar, so Gerd Antes, wäre das nur bei einer kurzfristigen Intervention: „Also, wenn ich das unter Überwachung für ein, zwei oder wenige Wochen machen kann, dann kann es Erfolg haben, dass die Leute sich wirklich an diese Ernährungsempfehlungen halten. Aber meistens ist es ja so, gerade bei so grundsätzlichen Sachen der Ernährung wie zum Beispiel die sogenannte mediterrane Ernährung: Die Effekte sind nicht innerhalb von Wochen zu erzielen, sondern das bedeutet ja, dass von Kind auf völlig anders gegessen und ernährt wird. Und damit scheidet das praktisch aus."

Insbesondere wenn es um den Zusammenhang von Ernährung und chronischen Krankheiten geht, müssen Ernährungsforscher auf andere Studienarten zurückgreifen, die unter dem Begriff „prospektive Beobachtungsstudien" zusammengefasst werden. Dabei wird eine Gruppe von Personen, eine so genannte „Kohorte", oft über viele Jahre beobachtet[3] – zum Beispiel um festzustellen, wie oft eine bestimmte Erkrankung auftritt. In einer Kohortenstudie werden zwei oder mehrere Gruppen miteinander verglichen, deren Ernährung sich in bestimmten Punkten unterscheidet: Beispielsweise isst die eine Gruppe Fleisch, die andere nicht. Dann kann untersucht werden, wie sich der Gesundheitszu-

2 Ein Bereich, in dem Interventionsstudien möglich sind und auch angewendet werden, ist etwa die Forschung zur Zöliakie.

3 https://www.gesundheitsinformation.de/welche-studienarten-gibt-es.2977.de.html

stand in beiden Gruppen über die Jahre entwickelt, ob und woran die Teilnehmenden erkranken und wie viele von ihnen sterben. Aber solche Untersuchungen sind auch sehr anfällig für Fehler, schränkt Gerd Antes ein: „Bei diesen Beobachtungen gibt es unglaublich viele Fehlermöglichkeiten, die dann dazu führen, dass wir bei der gleichen Fragestellung heute *das* Ergebnis bekommen und morgen genau das Gegenteil."

Mögliche Fehler können bei der Befragung von Teilnehmern und Teilnehmerinnen auftauchen. Sie werden zum Beispiel gefragt, wie viel sie von einem bestimmten Lebensmittel in den letzten drei Monaten gegessen haben. Das wird selten korrekt beantwortet, weiß Gerd Antes: „Diese Selbstauskünfte sind extrem fehlerhaft. Man erinnert sich eigentlich nicht richtig daran, was man in den letzten drei Monaten genau – auch quantitativ – zu sich genommen hat."

Eine weitere Fehlerquelle sind unbekannte Faktoren, die das Ergebnis verfälschen, so genannten „Confounder". Wenn man beispielsweise herausfinden will, ob mediterrane Ernährung die Häufigkeit von Herzinfarkten und Schlaganfällen beeinflusst, kann man zwei Gruppen definieren und beobachten. Die eine, sagen wir auf Kreta, ernährt sich mediterran, die andere, vielleicht in Schweden, tut dies nicht. Doch in beiden Ländern ist nicht nur die Ernährung unterschiedlich, betont Gerd Antes: „Damit wären dann andere Faktoren, so genannte Confounder oder vermengte Faktoren, massiv einflussreich, weil zum Beispiel die Sonneneinstrahlung unterschiedlich ist, die soziale Umgebung anders ist. Und diese anderen Faktoren verfälschen dann die Ergebnisse so, dass der Einfluss von der Ernährung nur ein Teil des gesamten Spiels ist und damit auch das Ganze sehr schweren Fehlern unterliegt."

Können Ernährungsstudien also grundsätzlich keine gültigen Aussagen treffen? Doch, sagt Gerd Antes, aber das Studiendesign und alle möglichen Fehlerquellen müssen sehr genau berücksichtigt werden, wenn man die Qualität und Aussagekraft einer ernährungswissenschaftlichen Studie beurteilen will. Vor allem sei es wichtig, die Ergebnisse einer Studie nicht losgelöst zu betrachten, sondern in Datenbanken nachzuforschen, was von anderen Wissenschaftlern und Wissenschaftlerinnen bereits zu diesem Thema veröffentlicht wurde. Wie wichtig das ist, betont Gerd Antes ganz deutlich: „Der größte Fehler, den wir immer wieder beobachten, ist, dass Einzelstudien, die praktisch die Vorgeschichte vergessen, spektakulär hinausposaunt werden, ohne dass sie in den Kontext eingepasst werden. Und daher kommen dann auch diese Zickzackläufe, die man vor allen Dingen in den Medien sehen kann, aber auch in der wissenschaftlichen Literatur. Das heißt, man muss wirklich einen systematischen Blick werfen auf alle Studien, die zu einer Fragestellung gemacht worden sind, und diese wirklich auch international, global einsammeln, bei allen Studien die Qualität bewerten und dann eine Synthese aus diesem Gesamtbild schaffen. Dann werden das Bild und die Aussage einigermaßen robust."

Ein Beispiel für einen alten Ernährungsmythos ist die Aussage: *Kaffee ist ungesund.* Er mache angeblich nervös, lasse das Herz pochen, steigere den Blutdruck, entwässere den Körper und stand gar im Verdacht, das Leben zu verkürzen. Aber was davon stimmt? Britische Forscher stellten im Jahr 2017 in einer Meta-Analyse einen Überblick über Studien zusammen, die die gesundheitlichen Auswirkungen von Kaffee untersuchen (Poole et al. 2017, S. 359). Ergebnis: Insgesamt finden die meisten Studien günstige Effekte auf die Gesundheit. So haben Kaffeetrinkerinnen und Kaffeetrinker ein geringeres Risiko, vorzeitig zu sterben, am Herz-Kreislauf-System oder an Krebs zu erkranken. Es gibt günstige Effekte auf Diabetes Typ 2 und eine Reihe von Lebererkrankungen. Allerdings fanden sich auch ungünstige Effekte des Kaffeekonsums, darunter ein erhöhtes Risiko für Knochenbrüche bei Frauen. Auch in der Schwangerschaft kann sich ein übermäßiger Kaffeekonsum negativ auswirken.

Neben den Forschern, die im Dienste der Wahrheit herausfinden wollen, wie sich bestimmte Nahrungsmittel auf die Gesundheit auswirken, gibt es natürlich auch andere. Sie haben – manche im Auftrag eines Herstellers – ein Interesse daran, dass ein ganz bestimmtes Ergebnis bei ihren Studien herauskommt. Und solche Ergebnisse, so Gerd Antes, kann man durch das Studiendesign maßgeblich beeinflussen: „Wenn ich zum Beispiel weiß, dass Zucker erst schädlich wird, wenn ich ihn acht Wochen in Überdosis zu mir nehme – das ist jetzt völlig an der Realität vorbei, aber ich nenne es mal als Beispiel – und dann eine Studie designe, die diese Zuckergabe nur sechs Wochen impliziert, dann sehe ich die Wirkung der Schädigung nicht, weil die erst nach acht Wochen kommt. Aber in der Realität lebt ja ein Mensch dann dauernd unter zu hohem Zuckerkonsum. Also, insofern kann ich durch das Studiendesign oder auch dadurch, was ich messe, beeinflussen, in welche Richtung das Ergebnis geht. Und das wird auch gemacht."

Dass es viele manipulierte Studien gibt, bestätigt auch Holger Wormer, Professor für Wissenschaftsjournalismus an der Technischen Universität Dortmund. Er beschäftigt sich seit vielen Jahren mit wissenschaftlichem Fehlverhalten und der Forschung darüber: „Man kann da zusammenfassend schon sagen, dass die Bereiche, in denen viel Geld steckt, natürlich auch anfälliger für sowas sind. Man kann das nicht pauschalisieren, aber wir sehen, dass in Bereichen wie der Medizin – und im weitesten Sinne geht es ja in Ernährungsstudien auch um medizinische Aspekte wie Physiologie – die Anfälligkeit am größten ist. Und es gibt sicherlich einige Institute in Deutschland, die im Zweifelsfalle jeder Interessengruppe die Studie liefern, die diese Gruppe braucht, um ihr Produkt zu fördern. Sei es Schokolade, sei es Fleisch oder sei es umgekehrt auch die unglaublich gehypte Avocado."

Aber wie gelangen eigentlich die Ergebnisse einer neuen Studie in die Medien? Üblicherweise geben Universitäten oder Forschungsinstitute hierfür Pressemitteilungen heraus, in denen die wichtigsten Aussagen einer Studie verständlich zusammengefasst sind, erläutert Holger Wormer. Er kritisiert, dass viele Redaktionen die Inhalte solcher Pressemitteilungen ungeprüft übernehmen: „Das ist aus meiner Sicht eine Fehlleistung, ein journalistischer Kunstfehler, wenn man auf der Basis einer Pressemitteilung über ein Wissenschafts- oder Ernährungsthema generell berichtet, ohne die Studie gesehen zu haben. Denn wenn man das nebeneinanderlegt, sind diese Studieninhalte oft überhaupt nicht kongruent mit den Pressemitteilungen. Dazu muss man wissen, wie Pressemitteilungen manchmal entstehen. Da schauen die Pressesprecher zum Teil auch nicht in die Studie, sondern rufen den betreffenden Wissenschaftler an, lassen sich irgendwas erzählen und schreiben das auf. Das ist von der Qualität einfach nicht so, wie es sein sollte."

Bei der Studie *„Schlank durch Schokolade"* war von der Qualität nichts so, wie es sein sollte. Ein zweites Beispiel für einen Ernährungsmythos.

Die Fernsehjournalisten Diana Löbel und Peter Onneken berichteten 2015 in einer ZDF-Dokumentation über die Wunderwirkung von Schokolade bei Diäten.[4] In ihrer TV-Doku hieß es:

„Eine Meldung in der Bildzeitung sorgt für Furore: Wer Schokolade isst, nimmt schneller ab. Ein Traum für alle, die abspecken wollen! Cosmopolitan, die Brigitte und viele andere Medien berichten ebenfalls. Was steckt dahinter? Haben deutsche Wissenschaftler wirklich eine Schokoladen-Wunderdiät entwickelt? Dahinter stecken: Wir. Mit einer ganz eigenen Studie. Und die hat unglaublichen Erfolg."

Um ihre Journalistenkollegen zu testen, haben sich die beiden Journalisten einen dreisten Wissenschaftsbetrug ausgedacht. Dafür wurden 16 Probanden in drei Gruppen eingeteilt. Gruppe A hielt Diät und aß dazu Schokolade. Gruppe B hielt nur Diät. Und Gruppe C machte weiter wie zuvor. Mit gefälschten Daten kamen die beiden zum erwünschten Ergebnis: Die Schokoladengruppe hat am meisten abgenommen. Sie schrieben einen Fachartikel und veröffentlichten

4 https://www.youtube.com/watch?v=-35dij13n-U&feature=youtu.be

ihn in einer pseudowissenschaftlichen Fachzeitschrift. Um glaubwürdiger zu wirken, stellten sie noch eine Webseite des erfundenen „Institute of Diet and Health" ins Internet, das die Studie angeblich durchgeführt hatte. Dann schrieben sie eine Pressemitteilung und schickten sie an die Medien. In der Hoffnung, dass niemand die Originalstudie lesen würde.

In der Fernseh-Doku hieß es dann weiter: „Unser Kalkül: Kein Beauty-Journalist wird sich durch einen solchen Text mit wissenschaftlichen Spezialvokabeln kämpfen."

Das Kalkül ging auf. Die Meldung „Schlank durch Schokolade" machte – offenbar ungeprüft – die Runde durch die Medien und wurde sogar im Ausland zitiert.

Für den Dresdener Wissenschaftsjournalisten Marcus Anhäuser ist ein derart nachlässiger Umgang mit Ernährungsthemen kein Einzelfall: „Das fängt zum einen damit an, dass es ein völlig unkritisches Herangehen an Ernährungsforschung, an Ernährungstipps gibt, weil: Wir müssen alle essen, jeder glaubt, er hat Ahnung davon. Und gleichzeitig gibt es ein Problem in der Ernährungswissenschaft selbst, die methodisch schon seit Jahren in der Kritik steht, was von Journalisten oft gar nicht wahrgenommen wird. Zum anderen fehlt ihnen schlicht das Handwerkszeug, um tatsächlich so eine Studie mal selbst auseinanderzunehmen. Bei einigen fehlt dann auch ein Bewusstsein dafür, dass sie so eigentlich dazu beitragen, ein Vertrauen in Wissenschaft zu untergraben."

Untergraben wird dabei auch das Vertrauen in den Journalismus. In der Wahrnehmung vieler Redaktionen gehöre Ernährung weniger zu den harten Medizinthemen, sondern eher in die Rubrik „Lifestyle", sagt Holger Wormer: „Da werden dann von vornherein etwas weniger scharfe Kriterien angelegt, als wenn es zum Beispiel um die Berichterstattung über ein neues Krebsmedikament geht. Da würde sich so manche Redaktion nicht so leicht trauen. Bei Ernährung ist es ja egal, weil es ja keinem weh tut, wenn ich jetzt sage: Die Äpfel sind super oder dieses ist ganz schlimm. Das ist dann Lesestoff, aber dann sind wir bei dem Punkt: So werden natürlich auch Mythen verbreitet."

Zu solchen Mythen gehören pauschale Aussagen wie: Brokkoli hilft gegen Krebs, Fenchel gegen Wechseljahrbeschwerden oder Zimt gegen Diabetes. Holger Wormer gibt der Ernährungswissenschaft eine Teilschuld an solchen Entwicklungen, dass einzelne Substanzen plötzlich „angesagt" sind: „Da wird dann eine einzelne Substanz gehypt, die man in irgendeiner Blutuntersuchung gefunden hat; vielleicht wurden auch in Tierversuchen im Labor irgendwelche präventiven Wirkungen entdeckt. Und dann wird diese einzelne Substanz gehypt. Daran sind natürlich auch die Ernährungswissenschaften zum Teil selbst schuld, weil es eine Zeit lang Trend war, sich ganz stark Einzelsubstanzen anzuschauen, bevor man sich stärker auf das Gesamtkonglomerat an Substanzen und Inhaltsstoffen stürzte. Da ist die Ernährungswissenschaft jetzt ein bisschen weiter."

Ein dritter bekannter Ernährungsmythos betrifft die Omega-3-Fettsäuren und lautet: *Fischölkapseln schützen vor Herzinfarkt und Schlaganfall.*

Zu den gehypten Einzelsubstanzen gehören auch die so genannten Omega-3-Fettsäuren. Sie kommen sowohl in pflanzlichen Lebensmitteln, wie z.B. Walnüssen, als auch in Fisch vor. Omega-3-Fettsäuren sind unentbehrlich. Um gesund zu bleiben, müssen wir eine gewisse Menge über die Nahrung aufnehmen. Sie werden aber auch als Nahrungsergänzungsmittel, oft als Fischölkapseln, angeboten. Vor allem im Internet werden solche Produkte immer wieder mit Aussagen wie „zum Schutz vor Herzinfarkt und Schlaganfall" beworben.

Um den Effekt von Omega-3-Fettsäuren auf die Gesundheit zu untersuchen, werteten britische Forscher insgesamt 79 Interventions-Studien mit über 110.000 Probanden aus (Abdelhamid u.a. 2018). Sie kamen zu dem Ergebnis, dass die zusätzliche Einnahme von Omega-3-Kapseln nicht zu weniger Herzinfarkten und Schlaganfällen führt. Fazit: Solche Nahrungsergänzungsmittel allein sind vermutlich für das Verhindern oder das Behandeln von Herz-Kreislauferkrankungen nicht nützlich. Auch in anderen so genannten Meta-Analysen, in denen mehrere Einzelstudien ausgewertet werden, ist der Zusammenhang nicht eindeutig belegt.

Gehypte Einzelsubstanzen, unkritische Herangehensweise, fehlendes Handwerkszeug – sind die meisten Journalisten überhaupt in der Lage, eine ernährungswissenschaftliche Pressemitteilung und die dahinterstehende Studie richtig zu beurteilen? Holger Wormer bezweifelt das für einige, relativiert sein Urteil aber auch: „Der Großteil der Journalistinnen und Journalisten in Deutschland ist dazu nicht kompetent genug, das würde ich ganz klar so sagen.

Es gibt aber auch ganz hervorragende Kolleginnen und Kollegen im Medizinbereich und in der Berichterstattung über Ernährung, die gehen den Sachen auf den Grund, die beleuchten, die holen zweite Meinungen ein, die recherchieren Interessenkonflikte."

Solcherlei Fähigkeiten lassen sich seiner Ansicht nach entwickeln und lernen, und zwar schon mit relativ kurzen Schulungen. Holger Wormer lehrt in seinen Seminaren, wissenschaftliche Studien zu analysieren, ohne dass man dafür allzu viel von Statistik verstehen müsste. Aus seiner Sicht ist es eigentlich ganz einfach: „Man muss wirklich nur so Fragen stellen: Wie groß war eigentlich die Teilnehmerzahl in der Studie? Ist diese Teilnehmerzahl geeignet, um eine ganz kleine Wirkung zu messen oder bräuchte man dann nicht womöglich mehr Leute dazu? Gibt es andere Einflussfaktoren, die schon erwähnten Confounder, die man rausrechnen muss? Wer hat die Studie finanziert, welche Interessenlagen stehen dahinter? Wurde die Studie in einem hoch angesehenen, begutachteten Fachjournal veröffentlicht? Wenn man das alles hinterfragt, hat man keine hundertprozentige Sicherheit, aber ich würde mal behaupten, man kann schätzungsweise 50, 60, 80 Prozent des Schrotts, der da unterwegs ist, aussortieren. Und das wäre schon eine erhebliche Verbesserung, die in vielen Redaktionen mit relativ wenig Aufwand zu leisten wäre."

Nicht nur Journalisten und Wissenschaftler, alle Interessierten mit Englischkenntnissen können über das Internet auf viele wissenschaftliche Originalstudien zugreifen. Dazu gibt man beispielsweise in der Suchmaschine „Google Scholar" den Titel der Arbeit oder die Autorennamen ein. Kostenlos ist zwar meist nur die Zusammenfassung einer Studie, das so genannte „Abstract", aber auch dieses kann schon aufschlussreich sein. Wie gut wissenschaftliche Ergebnisse in den Medien dargestellt werden, wird seit 2010 im Projekt „Medien-Doktor.de" der TU Dortmund untersucht. Der Wissenschaftsjournalist Marcus Anhäuser ist einer der Redakteure, die das Projekt inhaltlich betreuen; er beschreibt die Vorgehensweise: „Da begutachten und bewerten wir Journalismus, Medizinjournalismus, Umweltjournalismus, anhand eines festgelegten Kriteriensets. Wir machen das selbst als Journalisten, wir sind ein Team von 30, 40 Journalisten aus ganz Deutschland, die als Gutachter fungieren. Ich bin ein Redakteur, der dann zum Beispiel Artikel aussucht, die wir bewerten; diese Bewertungen stellen wir online, da kann dann jeder nachlesen, warum ein Artikel gut oder schlecht ist."

Jeden Monat werden etwa drei bis vier gesundheitsbezogene Artikel ausgewählt, darunter auch Ernährungsthemen, und von jeweils zwei Journalisten unabhängig voneinander bewertet. Zu den insgesamt 13 Kriterien[5] zählen u.a. folgende Fragen: Gibt es neben der Pressemitteilung eine weitere Quelle? Wurden im Artikel mögliche Interessenkonflikte offengelegt? Versucht der Artikel die Qualität der wissenschaftlichen Belege einzuordnen? Alle Antworten auf diese Fragen werden online veröffentlicht. So kann sie jeder und jede Interessierte nachlesen. Marcus Anhäuser und seine Kolleginnen und Kollegen geben sich dabei große Mühe, transparent zu arbeiten: „Wir erklären bei jeder Artikelbewertung sehr genau, warum wir finden, dass ein Kriterium erfüllt oder nicht erfüllt ist. Zum Beispiel, wenn es bei Medikamenten um den Nutzen geht, sagen

5 http://www.medien-doktor.de/gesundheit/bewertungen/die-kriterien/

wir, das Kriterium ist nicht erfüllt, weil der Nutzen, also das, was das Medikament bringen soll, zum Beispiel gar nicht in konkrete Zahlen gefasst ist. Oder das Thema Risiken und Nebenwirkungen wird überhaupt nicht angesprochen. Oder es gibt nur eine Quelle, einen Experten zum Thema. Das sind alles Aspekte, die auch einem Leser oder einer Leserin helfen, so einen Artikel einzuschätzen."

Zukünftig soll der Medien-Doktor auch eine eigene Rubrik mit Ernährungsthemen erhalten. Daran wird zurzeit gearbeitet. Wer heute als Laie nach verlässlichen und aktuellen Informationen über Ernährung sucht, dem empfiehlt Marcus Anhäuser noch einige weitere Quellen: „Zum einen sind Seiten der Verbraucherzentralen ganz hilfreich, aber es gibt auch das Bundeszentrum für Ernährung. Da wird man sicherlich fündig, ebenso bei der DGE (Deutsche Gesellschaft für Ernährung). Es gibt in Österreich eine Seite, die nennt sich Medizin-transparent.at. Die gucken sich an, wie die Evidenz zu bestimmten Behauptungen in den Medien ist. Wenn es also irgendwie heißt: Möhren schützen gegen Krebs, das geht gerade durch die Medien, wird geprüft: Wie kommen die darauf und wie ist denn tatsächlich die Studienlage dazu, und erklären das."

Seriöse Institutionen können dabei helfen, im Durcheinander der unterschiedlichsten Ernährungsempfehlungen die Spreu vom Weizen zu trennen, sagt der Statistikfachmann Gerd Antes: „Da muss man sich dann doch tatsächlich mal ein bisschen hineinknien. Das kostet Zeit, das kostet Aufwand, aber es ist möglich."

Fazit: Falsche oder verzerrte Ernährungsmeldungen entstehen jeden Tag neu – sei es in der Wissenschaft selbst oder in den Medien, sei es aufgrund von fragwürdigem Studiendesign, geschönten Ergebnissen oder Inkompetenz im Umgang mit Informationen. Für Verbraucherinnen und Verbraucher auf der Suche nach vertrauenswürdigen Ernährungsstipps heißt das: Nichts unkritisch glauben, schon gar nicht Berichte über neue Wunderdiäten, Heilsversprechen oder Superfoods, und im Zweifelsfall bei vertrauenswürdigen Institutionen nachschauen oder nachfragen – und davon gibt es einige, von Cochrane bis zu den Verbraucherzentralen.

Literatur

ABDELHAMID, A.S./Brown, T.J./Brainard, J.S./Biswas, P./Thorpe, G.C./Moore, H.J./Deane, K.H.O./AlAbdulghafoor, F.K./Summerbell, C.D./Worthington, H.V./Song, F./Hooper, L. (2018): Einnahme von Omega-3-Fettsäuren bei kardiovaskulären Erkrankungen. Chochrane Library, dt. Fassung veröffentlicht am 30. November 2018. Verfügbar unter https://www.

cochrane.org/de/CD003177/einnahme-von-omega-3-fettsauren-bei-kardiovaskularen-erkrankungen (zuletzt aufgerufen am 20.11.2019)

POOLE, Robin/Kennedy, Oliver J./Roderick, Paul/Fallowfield, Jonathan A./Hayes, Peter C./Parkes, Julie (2017): Coffee consumption and health: umbrella review of meta-analyses of multiple health outcomes. In: BMJ, 359; doi: https://doi.org/10.1136/bmj.j5024

STEFAN BÜCHELER

Zwischen Schuld und Steak – Ernährung als Religion

> *Lasst uns ehrbar leben wie am Tage, nicht in Fressen und Saufen, nicht in Unzucht und Ausschweifung, nicht in Hader und Neid; sondern zieht an den Herrn Jesus Christus und sorgt für den Leib nicht so, dass ihr den Begierden verfallt (Römer 13, Vers 13–14).*

So schreibt der Apostel Paulus in einem seiner Briefe an die Römer. Diese Briefe wurden zu einer Grundlage des Neuen Testamentes und der christlichen Theologie überhaupt.

> *Und das tut, weil ihr die Zeit erkannt habt, dass die Stunde da ist, aufzustehen vom Schlaf, denn unser Heil ist jetzt näher als zu der Zeit, da wir gläubig wurden. Die Nacht ist vorgerückt, der Tag ist nahe herbeigekommen. So lasst uns ablegen die Werke der Finsternis und anlegen die Waffen des Lichts. (Römer 13, Vers 11–12)*

Als der Lebemann und Rhetoriklehrer Augustinus diese Zeilen liest, hat er sein Bekehrungserlebnis. Das war in spätantiker Zeit, im Jahr 386 im heutigen Algerien, Augustinus wendet sich radikal dem Christentum zu. In seinen „Confessiones"[1] schildert er diese Bekehrung.

> *Plötzlich konfrontiert mit der Unzulänglichkeit meines Lebens, lasse ich mich zu Boden fallen unter dem Feigenbaum im Garten und breche in Tränen aus. Da höre ich eine Kinderstimme, die mir zuruft: „Nimm und lies!" Ich stürme zurück ins Haus und finde die Abschrift eines Paulus-Briefes. Ich schlage das Werk willkürlich auf und finde die Zeilen, die mein Leben verändern.*

Augustinus schwört den weltlichen Gelüsten ab, widmet sich ganz Christus, dem neuen Sinn seines Lebens, und wird einer der wichtigen Kirchenväter der Spät-

1 Die Bekenntnisse (lat. Confessiones) sind die autobiografischen Schriften des christlichen Kirchenlehrers Augustinus. Sie entstanden in den Jahren von 397 bis 401 n. Chr.

antike. Seine Schilderung zählt zu den bekanntesten Bekehrungserlebnissen der christlichen Kirche. Augustinus lebt von nun an asketisch und zölibatär, zieht sich mit Freunden und Verwandten auf ein Landgut zurück. In der Osternacht 387 lässt er sich taufen.

Erweckungs- oder Bekehrungserlebnisse finden sich in vielen Religionen. Sie sind fester Bestandteil auch der christlichen Überlieferung und reichen von der Bekehrung des Paulus von Tarsus durch eine Erscheinung Jesu bis hin zum „Turmerlebnis" Martin Luthers.

Es sind Momente der Erkenntnis: „weil ihr die Zeit erkannt habt", es sind Momente der Abkehr: „nicht in Fressen und Saufen" oder Momente der Neuorientierung: „Lasst uns ehrbar leben wie am Tage". Es sind Wege in eine neue Gemeinschaft, immer gepaart mit der Überzeugung, etwas Gutes, etwas Richtiges zu tun, zum rechten Glauben und damit zu einem besseren Leben zu kommen.

Und hier sieht der Theologe Kai Funkschmidt von der Evangelischen Zentralstelle für Weltanschauungsfragen deutliche Parallelen zu vielen populären Ernährungs-Lehren und ihren Protagonisten: „Der Anfang wird oft beschrieben als ein Bekehrungserlebnis. Wenn Sie sich die Biografie von veganen Vertretern in ihren Büchern durchlesen oder wenn Sie auch mal mit Freunden sprechen, die Veganer sind, dann steht doch oft am Anfang so ein Bericht, dass man vorher eigentlich völlig bedenkenlos gegessen hat, sich nicht darum gekümmert hat, auch nicht um die Umwelt, nicht um die persönliche Gesundheit, um den eigenen Körper, sich wenig Gedanken gemacht hat und nur nach dem Genussprinzip lebte. Dann kommt irgendein Schlüsselerlebnis, das ist zum Beispiel das Anschauen von Videos über die Tierhaltung in Schlachthäusern und so weiter, und dann kippt plötzlich alles um und man findet zu einer veganen Lebensweise. Und danach wird das ganze Leben völlig anders, das heißt, es gibt so eine Schwarz-Weiß-Beschreibung der eigenen Lebensbiografie. Das ist typisch für Religion und Bekehrungserlebnisse."

Der Kochbuch-Autor und Veganer Atilla Hildmann hatte ein solches Erlebnis. Er erzählt davon in einem Gespräch des Hessischen Rundfunks 2015:[2] „Mit 19 ist mein Vater mit Herzinfarkt vor meinen Augen gestorben – das war sein mittlerweile dritter Herzinfarkt. Davor wurde er schon operiert, ist ins Koma gefallen, eine ziemlich tragische Geschichte, weil die Ärzte ihm eigentlich nie Ernährungsempfehlungen gegeben, sondern ihm die so genannten Beta-Blocker verschrieben haben nach der OP und der Lebensstil hat sich nicht verändert.

2 Attila Hildmann im „hr1-Talk" am 01.02.2015

Für mich war es dann einfach so, ich habe mir das sehr zu Herzen genommen. Da habe ich einfach mindestens ein halbes Jahr tiefer Trauer gehabt, dann kam die Verdrängung und ich hatte einfach selbst ein massives Übergewichts-Problem, 35 Kilogramm mehr als jetzt und auch einen sehr hohen Cholesterin-Spiegel. Das heißt, ich bin zum Arzt gegangen und der meinte zu mir: ‚Wenn Du so weitermachst, dann trifft dich bald dasselbe Schicksal.' Und dann kam die große Angst.

Ich war aber immer noch nicht in der Lage, etwas zu ändern, und habe dann über ein Gespräch mit einem Freund über Tierhaltung, Massentierhaltung etc. einfach mal diesen Entschluss gefasst, mich vegetarisch zu ernähren und wenig später vegan.

Rückblickend wäre das sicher eine effektive Methode gewesen, meinen Vater am Leben zu erhalten, weil eine vegane Ernährung eben sehr herzfreundlich ist."

Der häufig als veganer Fitness-Papst bezeichnete Bestseller-Autor Attila Hildmann beschreibt die vegane Ernährung als heilsbringend – als Grundlage für ein besseres Leben: tierfreundlich und gesund, sogar potenziell lebensrettend. Seine Erzählung ist die eines übergewichtigen Unscheinbaren, der durch die Umstellung der Ernährung zu einem attraktiven und erfolgreichen Mann wird. Er präsentiert das auf seiner Internet-Seite und in seinen Social-Media-Auftritten mit Bildern und Geschichten. Seine Kochbücher liefern die Anleitung dazu. Es sind seine Gebote der guten Ernährung. Und sie verkaufen sich gut.

Das Versprechen von Gesundheit, ja sogar von Heilung ist sehr präsent in vielen jüngeren Ernährungsratgebern und Kochbüchern. Der Markt der Ernährungslehren ist groß und erfolgreich geworden.

Da ist zum Beispiel die Foodbloggerin „Deliciously Ella". Ihre Erzählung ist die von Ella Woodward, für die Kochen zunächst keine große Rolle spielt. Das ändert sich, als bei ihr im Alter von 19 Jahren eine seltene Krankheit diagnostiziert wurde. Ella leidet an Herzrasen, Blutdruckproblemen, Magenproblemen und chronischer Müdigkeit. Sie nimmt Medikamente, muss für Monate ins Krankenhaus. Doch die Behandlung schlägt nicht an. Ella Woodward beschließt, ihr Schicksal selbst in die Hand zu nehmen. Sie liest viel, sucht im Internet, arbeitet sich durch Ernährungsratgeber und verbannt schließlich verarbeitete Lebensmittel aus der Küche. Sie steigt um auf eine vegane, zucker- und glutenfreie Ernährung. Nach zwei Jahren kann sie die Medikamente absetzen. In Ihrem Buch schreibt sie:

Und als wäre das nicht schon aufregend genug, geschah noch etwas Unglaublicheres – ich fühlte mich geheilt! Mein Abenteuer mit der gesunden Ernährung hatte wirklich gefruchtet, und in nicht mal zwei Jahren konnte ich sämtliche Medikamente absetzen, die ich eigentlich bis an mein Lebensende hätte nehmen sollen. Es kam mir vor wie ein Wunder. Meine Beschwerden waren so gut wie weg und meine Selbstachtung war wieder da, und das alles dank der heilsame Wirkung von Pflanzen. Einfach genial. Endlich fühlte ich mich wieder wie ich selbst. Der Entschluss, meine Ernährung umzustellen, war die beste Idee, die ich je hatte. (Woodward 2015)

Ein Wunder, eine Heilung? Der Erfolg solcher Ernährungsratgeber liege auch daran, dass sie auf der emotionalen Ebene funktionieren, sagt die Ökotrophologin und Wissenschaftsjournalistin Kathrin Burger, deren Spezialgebiete Ernährungs- und Gesundheitsthemen sind: „Die Menschen, die das verfolgen, also Clean-Eating oder vegan, die sind oft durch eine eigene Leidensgeschichte zu dieser Ernährung gekommen. Entweder sie waren krank und wurden durch diese Ernährung geheilt oder jemand aus der Familie war krank. Ich glaube, es sind sehr viel diese persönlichen Geschichten, weswegen die Menschen tatsächlich daran glauben: ‚Dem hat es ja geholfen, das sieht man ja. Also ist es gesund, dann kann ich das auch machen, dann versuche ich das jetzt mal.'"

Die Botschaften werden angenommen. Und es geht dabei um mehr als nur um gutes Essen. Es geht um Erzählungen, die die Menschen glauben wollen. Es geht um Versprechen, um Beteuerungen, die in einer Ernährungslehre stecken können. Dass man wieder „heil" werden könne, dass Körper und Geist gesunden könnten. Bei solchen Heilungsversprechen sieht der Theologe Kai Funkschmidt die Parallele zur Religion: „Zum Beispiel die Aussicht, dass man gesund wird. Menschen sagen, seitdem sie vegan essen, geht es ihnen viel besser, die Haut ist sauberer, sie fühlen sich leistungsfähiger, sie haben viel weniger Krankheiten, seltener Schnupfen. Das geht bis dahin, dass sie in der Literatur immer wieder Berichte lesen, dass Leute vom Krebs geheilt worden seien. Heilungserlebnisse sind nun ein ganz typisches Element von Religionen."

Heilung durch die richtige Ernährung? Zumindest Gesundheit versprechen die populären Ernährungslehren, die vor allem in den urbanen Milieus erfolgreich sind. Nach Angaben der Ernährungs-Organisation „ProVeg" leben etwa 1,3 Millionen Menschen in Deutschland vegan.[3]

---

3 https://proveg.com/de/pflanzlicher-lebensstil/vegan-trend-zahlen-und-fakten-zum-veggie-markt/
Die Allensbacher Markt- und Werbeträgeranalyse (AWA) erfasste im Jahr 2017 rund 840.000 Personen ab 14 Jahre in Deutschland, die sich selbst als Veganer bezeichneten.

Einer von ihnen ist Dietmar Eisenhammer. Der 76-jährige Wiesbadener wurde nach langen Jahren als Allesesser zunächst Vegetarier. 2010 hat er zusammen mit seiner Frau auf vegane Ernährung umgestellt: „Wie heute Mittag: Frische rote Beete gedünstet, mit Zwiebel, Knoblauch und Hülsenfrüchten. Aber vorneweg einen frischen grünen Salat, mit Tomate, Gurke und Kräutern. Das ist doch ein Geschmackserlebnis – für mich!"

Auch, sagt er und lacht, weil ich viel besser schmecke und rieche, seitdem ich kein Fleisch und keine Fertiggerichte mit Geschmacksverstärkern mehr esse. Dietmar Eisenhammer berichtet, dass er sich viel besser fühle: „Ich fühle mich heute leichter und schneller als früher. Früher war ich, z.B. im Büro, wenn ich gegessen habe oder in der Früh aufgestanden bin, vom ganzen Körper, von der Vitalität, langsamer. Heute – meine ich – bin ich schneller und freier."

Die Selbstwahrnehmung des 76-jährigen Wiesbadeners passt zu seinem Auftreten, er wirkt sehr vital. Die Hoffnung, mit der Umstellung der Ernährung länger gesund und fit zu bleiben, war für ihn entscheidend, erklärt er: „Wenn man älter ist und schon viele Altlasten mitbringt, dann steht die Gesundheit mit im Vordergrund, wobei aber links und rechts die Umwelt und das Tierwohl stehen."

Dietmar Eisenhammer geht es zuerst um die Gesundheit, aber die Aspekte von Tier- und Umweltschutz spielen auch eine Rolle. Diese Haltung wird als die eines „Gesundheits-Veganers" beschrieben. Markus Dingfelder müsste man dann entsprechend zu einer weiteren Gruppe zählen: zu den „Ethik-Veganern". Seine Beweggründe sind andere. Wie Dietmar Eisenhammer engagiert er sich im Verein „Vegan in Wiesbaden". Aber er formuliert einen ganz anderen Antrieb für seinen Entschluss, vegan zu leben: „Bei mir ist es natürlich ganz klar diese Massen-Tierhaltung gewesen und dass ich einfach zu der Meinung oder Einstellung gekommen bin, wenn wir diese Massen-Tierhaltung beenden wollen mit all ihren Konsequenzen für die Tiere, für das Klima, für das Grundwasser, dann sollten viele Leute gucken, dass sie ihre Ernährung ändern. Und das ist – wenn man so will – natürlich auch ein politisches Anliegen. Wir wollen dahingehend die Gesellschaft ein bisschen beeinflussen, was ich auch völlig legitim finde in einer pluralistischen Gesellschaft, dass man seine Meinung auch nach außen trägt."

Andere überzeugen, mitnehmen, missionieren. Eine Parallele zur Religion? Dietmar Eisenhammer lächelt ein wenig gequält, das hat er schon häufig gehört, so sieht er sich nicht. Aber sein Verein hat ein Paten-Programm ins Leben gerufen: Wer Interesse an veganer Ernährung hat, kann einen direkten Ansprechpartner und Berater finden, zum Beispiel fürs Einkaufen und Zubereiten der

Speisen. Allerdings ganz entspannt, ohne missionarischen Eifer, sagt Dietmar Eisenhammer: „Klar steckt in jdem schon so im Innersten der Wunsch, dass man seine Ideen fortpflanzt. Das Positive, was man hat, versucht man weiterzugeben. Ohne es aufzuzwingen! Das hat jetzt nichts mit ‚missionarisch' zu tun. Sondern: Wenn ich glaube, es tut mir gut, warum kann ich nicht versuchen, dieses Gute den Anderen mitzugeben, dass es denen auch besser geht? Denn man hört ja heute von den Zivilisationskrankheiten. Und warum kann man da nicht einen Beitrag – das hat wieder nichts mit ‚missionarisch' zu tun – leisten, dass es die Anderen im Kopf zu einer Umkehr bringt?"

Die Anderen zur Umkehr bringen – Kai Funkschmidt von der Evangelischen Zentralstelle für Weltanschauungsfragen sieht in dieser Haltung „Wir gegenüber den Anderen" doch eine Nähe zu religiösen Überzeugungen: „Zur Religion gehört ein Elitebewusstsein. Das ist normal, das ist bei allen so, weil Religionen auch einen sozialen Abgrenzungs-Mechanismus enthalten. Man gehört dazu, zu einer Gemeinschaft, und man gehört eben gegebenenfalls auch nicht dazu und da gibt es immer eine Grenze. Mehr oder weniger stark hat das auch mit dem Bewusstsein des Auserwähltseins zu tun. Der Begriff spielt ja nicht umsonst in Religion immer eine Rolle. Erwählung gehört zur Religion dazu, auch zur christlichen, zur jüdischen, zur muslimischen, zu allen Religionen gehört dieser Gedanke, dass man ein besonderes, ausgesondertes Grüppchen sei, und das findet man auch bei Veganern. Ich sag es immer so: Man isst nicht nur vegan, sondern man ist Veganer! Das heißt, es geht nicht um die Ernährung, sondern es geht darum, dass man zu einer bestimmten Gruppe gehört und seine Identität über seine Ernährungsweise definiert."

Viele, auch die Wiesbadener Veganer stoßen sich an der Ausschließlichkeitsthese. Sie sind Veganer, aber sie erleben sich eben auch als Ehemann oder als Sportler. Ihre Identität begründet sich nicht allein auf dem Vegansein. Es dreht sich für sie nicht alles ums vegane Essen. Wichtig ist ihnen, sich auszutauschen, Gleichgesinnte zu treffen. Nicht zuletzt deshalb haben sie ihren Verein „Vegan in Wiesbaden" gegründet. Gemeinsames Essen spielt dabei eine große Rolle. Die Gemeinschaft beim Essen ist übrigens eine Form des Zusammenseins, die in den modernen westlichen Gesellschaften immer seltener wird, sagt Kai Funkschmidt: „Heute ist zu beobachten, dass viele Menschen oft allein essen, viel mehr als früher. Und wir sind überhaupt nicht mehr gesegnet mit selbstverständlichen Gemeinschaften, die Großfamilie gibt es kaum noch und auch die Kleinfamilien sind relativ stark zerfasert oder sind Patchwork-Familien geworden, der eine arbeitet hier, der andere dort, die Kinder sind beim Reitunterricht, zur Tennisstunde oder sonst wo mit den Freunden unterwegs. Von daher haben wir wenige Gemeinschaften, die wir nicht ausgesucht haben. Wir müssen heute fast alle unsere Gemeinschaftserlebnisse selbst auswählen, indem wir Freunde finden oder Menschen, die mit uns ein Hobby teilen oder etwas Ähnliches. Essen ist aber eine der gemeinschaftsstiftendsten Aktivitäten, die der Mensch überhaupt hat. Das finden Sie in der ganzen Religionsgeschichte: Wenn irgendwo Versöhnung stattfindet – oder auch das Paradies in der Bibel –, das wird als Essens-Gemeinschaft beschrieben. Insofern ist es ganz natürlich, dass Menschen, die wieder Gemeinschaften schaffen wollen, dies über das Essen tun und dann eine Gemeinschaft von Gleichgesinnten finden."

Das christliche Abendmahl, das feierliche Fastenbrechen nach dem Ramadan, der Beginn des Schabbat, zu dem sich die Familienmitglieder am Freitag feierlich zu einem Abendessen versammeln. In den Religionen wird durch das gemeinsame Mahl die Zugehörigkeit zur Gemeinschaft gezeigt.

In der Popkultur finden wir sie wieder – Gemeinschaften mit einem Vorbild. Durch meine Ernährungsweise demonstriere ich, „Ich gehöre dazu". So wurde Lady Gaga zu einer der Vorreiterinnen der „free froms", der wachsenden Gemeinde derer, die sich zum Beispiel frei von Gluten oder Laktose ernähren, als sie öffentlich bekanntgab:

> 2012 – Lady Gaga meldet:
> Ich habe meine Ernährung umgestellt, um abzunehmen, auf glutenfrei und ganz ohne Weizen.

Johann Christoph Klotter lehrt Gesundheits- und Ernährungspsychologie an der Hochschule Fulda. Er ist der Meinung, dass sich der Moralaspekt von der Religion auf die Ernährungsweise verschoben habe: „Die religiöse Dimension ist unbewusst. Das ganze Abendland ist bestimmt von der Tugend der Mäßigung. Und in dem Augenblick, wo der Sündenbegriff der christlichen Kirchen nicht mehr vorhanden ist, hat sich die Religion säkularisiert, verweltlicht und lebt in der DGE[4] (Deutsche Gesellschaft für Ernährung) fort, die sagt, das darfst du essen, das darfst du nicht essen.

Natürlich würde sich die DGE nie definieren als säkularisierte Kirche, aber da die Kirchen, wie gesagt, an Einfluss verloren haben, müssen andere Instanzen moralische Grundsätze aufrechterhalten. Und der Sündenbegriff lebt dann über das Essen fort. Dann sagt man ‚Ich habe gestern gesündigt, weil ich gestern Lat-

4 Die Deutsche Gesellschaft für Ernährung, eine 1953 gegründete Fachgesellschaft, informiert über wissenschaftliche Erkenntnisse und gibt Empfehlungen heraus, die dazu anregen sollen, das eigene Verhältnis zu Ernährung und Gesundheit zu überprüfen.

te macchiato getrunken habe‘, wortwörtliches Zitat einer Studentin, die das ganz ernst gemeint hat.“

Sünde ist ein Begriff aus der biblischen Erzählung. Der Apfel, der den Sündenfall symbolisiert, der sündige Mensch, der von Gott getrennt ist durch seine falsche Lebensweise. Der Ernährungspsychologe Johann Christoph Klotter sieht noch eine weitere religiöse Zuschreibung: „Wir dämonisieren den Zucker. Auf der empirischen Grundlage ist das gar nicht zu rechtfertigen. Wir können nie sagen, dass Zucker übergewichtig macht und Übergewicht dann zu Diabetes führt und dann der frühe Tod folgt. Das sind alles Dinge, die wir empirisch, durch Studien nicht beweisen können. Trotzdem dämonisieren wir, damit wir einen Feind, den Teufel, das Böse haben. Wir können auf einen Teufel nicht verzichten.“

Schon immer gab es einen direkten Zusammenhang zwischen Religion und Ernährung, sagt auch der Referent der Evangelischen Zentralstelle für Weltanschauungsfragen in Berlin, Kai Funkschmidt: „Ganz viele Religionen kennen Essensregeln. Wohin man schaut, gibt es bestimmte Speisen, die nicht erlaubt sind. Es gibt auch Religionen, da sind bestimmte Essensbräuche vorgeschrieben, also nicht nur der Verzicht. Oder es gibt Fastenzeiten, in vielen Religionen gibt es auch beides. In der Religion ist das Teil dessen, wie ich religiös definiert bin. Das heißt, es ist Teil des Heilsweges, das definiert, zu welcher Gruppe ich gehöre. Aber letztlich sind diese Essensgebote eingeordnet in den gesamten religiösen Deutungsrahmen. Was wir jetzt in der Moderne sehen ist, dass diese Essensgebote selbst diese religiöse sinnstiftende Funktion übernehmen.“

Aber reicht das schon, um Ernährungsphilosophien den Status einer Ersatzreligion zu geben? In ihrem Buch „Foodamentalismus – Wie Essen unsere Religion wurde“ (Burger 2019) vertritt die Wissenschaftsjournalistin Kathrin Burger genau diese These. Weil Ernährungslehren Orientierung geben in einer sehr unübersichtlich gewordenen Welt. Wir leben in einem Überangebot, nicht nur von Lebensmitteln. Es ist ein Überfluss, der viele Menschen überfordert. Die klare Entscheidung, einfach nur noch vegan oder glutenfrei oder Rohkost zu essen, vereinfacht das Leben. Dann ist es ganz klar, was und wo man einkauft, auch was die Kleidung betrifft. Auch Reisen oder mit welchen Leuten man sich umgibt, alles ist eindeutiger strukturiert, und das wird oft als hilfreiche Orientierung empfunden.

Ganz praktisch: Wer Essensgeboten folgt, der hat mehr Orientierung in einer unübersichtlichen Warenwelt. Wer kein Fleisch isst oder nur noch mit speziellen Gütesiegeln kauft, kann im Supermarkt der Wucht der Angebote ausweichen. Die Auswahl wird deutlich kleiner und der Einkauf einfacher. Das Prinzip lässt sich auf alles übertragen: auf Urlaub, Restaurantauswahl, ja sogar auf die Partnersuche im Internet. Und so, sagt die Ökotrophologin Kathrin Burger, kann dann die Ernährungslehre für einige Menschen auch zu einer Art Lebenslehre werden: „Die Ernährungsweise ist im Grunde das Wichtigste für diesen Menschen, hierum wird alles aufgebaut. Und es ist eben oft nicht nur die Ernährungsweise, die verändert wird, sondern das ganze Leben wird umgekrempelt. Es gibt zum Beispiel Steinzeitköstler, die Stühle ablehnen, weil sie sie als nicht ‚artgerecht' bezeichnen, oder die ohne Schuhe, barfuß laufen. Es ergreift immer mehr Teile des Lebens und es geht hin bis zu Urlaubsreisen, die glutenfrei gebucht werden oder nur mit Veganern. Das hat einen sehr hohen Stellenwert erreicht."

Ordnung, Orientierung, Sinnstiftung – in einer Zeit, in der Kirchen vielen Menschen keine Orientierung mehr bieten können, kann eine bestimmte Haltung, zum Beispiel in Ernährungsfragen, eine Ersatzfunktion übernehmen. Dass Ernährung und Gesundheit in unserer Gesellschaft einen so hohen Stellenwert bekommen haben, hat aus Sicht des Theologen Kai Funkschmidt noch einen weiteren Grund: „Religionen sind – kann man sagen – Kontingenzbewältigung. Das heißt, Religion hilft mir dabei, die Zufälligkeiten, die Unvorhersehbarkeiten des Lebens – das nennt man Kontingenz – zu bewältigen und trotzdem mein Leben gut leben zu können. Die Ängste, die momentan zu sehen sind, betreffen bei den „Ethik-Veganern" zum Beispiel das Klima, den Frieden, den Welthunger. Für „Gesundheits-Veganer" ist es zum Beispiel die Frage der körperlichen Gesundheit. Wir leben heute länger und sterben gesünder, als Generationen jemals vor uns gelebt haben, und trotzdem gibt es eine große Angst, alle möglichen Krankheiten zu bekommen. Und da gibt das Essen das Versprechen, dass sich diese Sache minimieren kann: Indem ich mich zum Beispiel nur mit Bio-Essen ernähre, kann ich dem Krebs vorbeugen."

Wer auf die Gnade Gottes, auf seine Führung und Fürsorge nicht mehr hoffen kann, muss sein Schicksal selbst in die Hand nehmen. Der eigene Körper, das Hier und Jetzt rückt in den Mittelpunkt. Das irdische Dasein möglichst gut zu gestalten, lange zu leben – das verdrängt auch die unangenehme Frage nach dem eigenen Tod und dem Sterben. Zukunftsängste aber bleiben, das weiß auch Kai Funkenschmidt: „Wir haben vor vielen Dingen Angst, ein ganz wichtiges Moment beim Veganismus zurzeit ist zum Beispiel das Klima. Veganer sind der Ansicht, dass, wenn alle Menschen vegan lebten, neben dem Klima noch eine ganze Menge andere Dinge, aber immer voran auch das Klima, gerettet würde. Jetzt ist der Gedanke, wenn ich diese drohende Apokalypse wenden will, dann muss ich bestimmte Bußleistungen vollbringen, Verzichtsleistungen. Und das kann ich zum Beispiel machen, indem ich mein Essen umstelle und manch andere Verhaltensweisen auch. Da liegt der Gedanke nahe, das finden Sie auch in Religionen, je mehr ich tue, also je mehr ich verzichte, je strenger ich das Ganze durchhalte, umso größer ist die Wahrscheinlichkeit, dass das Signal ankommt und dass die erwünschte Rettung eintritt. Klar, das ist ein klassisches Thema, also die Apokalypse droht, aber es gibt noch die Möglichkeit zur Umkehr, das ist die Rettung und die ist gegebenenfalls über mein Essen zu erreichen, da kann ich mein kleines Scherflein beitragen."

In den Worten von Dietmar Eisenhammer, dem Veganer aus Wiesbaden, klingt jedoch Hoffnung an. Darin steckt der Glaube, dass sich Dinge zum Guten wenden lassen, wenn die Menschen etwas bewegen – und zum Beispiel beim Essen anfangen: „Ich als kleines Rädchen in diesem Weltgeschehen kann ein bisschen was beitragen, aber nicht alles. Und wenn diese Gemeinschaft der Andersdenkenden größer wird, vielleicht hat das eines Tages doch einen positiven, größeren Einfluss auf alles."

Literatur

DIE BIBEL NACH MARTIN LUTHERS ÜBERSETZUNG, REVIDIERT 2017, © 2016 Deutsche Bibelgesellschaft, Stuttgart.

BURGER, Kathrin (2019): Foodamentalismus – Wie Essen unsere Religion wurde. München.

WOODWARD, Ella (2015): Deliciously Ella: Genial gesundes Essen für ein glückliches Leben. Aus dem Englischen von Monika Baark. Berlin.

CORINNA TERTEL

Genuss und Verzicht – vom Stress mit dem Essen

Essen kann Genuss sein. Aber Essen kann auch Stress bedeuten, selbst – oder gerade – in Ländern, in denen es ein Überangebot an Nahrungsmitteln gibt. Essens-Stress kann in allem stecken: In den Brotboxen der Schulkinder, in den Gummibärchen-Vorräten der Großmütter-Handtaschen und im Karton der Tiefkühlpizza. Der Stress lauert vor dem Supermarktregal, an der Kühlschranktür und auf den Tellern. Er brodelt über der Essensausgabe in den Kantinen oder im Frittier-Dunst der Imbiss-Buden. Ganz genau genommen findet der Stress mit dem Essen aber vor allem an einem Ort statt: im Kopf.

Fast einstimmig betonen Ratgeber, wie wichtig gemeinsame Mahlzeiten in den Familien sind. Gleich zehn Gründe zählt die Ratgeber-Seite ElternLeben auf.[1] Dazu gehört, dass Kinder bei den Mahlzeiten mit der Familie neben gesundem Essen auch Zuwendung und Gemeinschaft bekommen, dass sie Genuss erleben, um insgesamt ein gesundes Essverhalten entwickeln zu können. Doch nicht selten sitzt der Essens-Stress mit am Familientisch. Da finden regelmäßig die Machtkämpfe statt um Brokkoli und Nutella, da wird um jede Gabel Gemüse gefeilscht, da gibt es Ermahnungen und Erpressungen mit Pudding-Versprechungen. Täglich finden sie statt, diese Machtkämpfe um das, was vermeintlich gut ist und das, was weniger gut ist. Streitereien schon mit Kleinkindern, die angewidert das Gesicht verziehen bei jedem Ansatz von Grün auf dem Teller. Und später mit Teenagern, die bei jedem Braten mit Sauce angewidert das Gesicht verziehen, aus Tierschutz- und aus Figur-Gründen.

Die Frankfurterin Insa Gonzalez ernährt sich sehr bewusst, aber nicht dogmatisch, wie sie sagt. Mit „E“ gekennzeichnete Zusatzstoffe in Lebensmitteln meidet sie gänzlich. Sie hat immer viel Gemüse und Salat zubereitet und versucht, ihrer Tochter eine gesunde Ernährung nahezubringen, hat aber auch die Erfahrung gemacht, dass das nicht immer einfach war: „Natürlich hatte sie Lust auf süße Sachen, und sie hat es auch gebunkert irgendwo.

1 https://www.elternleben.de/content/kleinkind-familienleben-1463124356/10-gute-gruende-fuer-gemeinsame-mahlzeiten-1543837667/

Pommes mit Ketchup war das Größte. Ich glaube, da kommt man nicht drum herum. Und je mehr man sagt, dass das schlecht ist, desto interessanter wird es für die Kinder. Wichtig ist einfach, eine gesunde Mischung hinzukriegen, dass sie zu Hause Vitamine zu sich nehmen."

Insa Gonzalez' Tochter ist mittlerweile erwachsen und ernährt sich selbst ganz gut, sagt die Frankfurterin und lacht.

Früher hieß es oft: „Du stehst erst vom Tisch auf, wenn Du Deinen Teller leer gegessen hast!" Heute fällt dieser Satz am Esstisch nicht mehr so häufig. Studien belegen mittlerweile, dass Kinder, die zum Aufessen gezwungen werden, später eher zu Übergewicht neigen. Diese Menschen verlernen, auf ihr natürliches Sättigungsgefühl zu achten.

Aber nicht selten sind es vor allem Eltern, die nach wie vor Stress ums Essen machen. Obwohl sie es eigentlich nur gut meinen, beobachtet der Psychiater und Psychotherapeut Martin Grabe. Er ist der Chefarzt der Abteilung Psychotherapie und Psychosomatik in der Klinik Hohe Mark in Oberursel bei Frankfurt, die über eine eigene Abteilung für Essstörungen verfügt, und warnt vor zu viel Kontrolle am heimischen Esstisch: „Das größte Problem ist, wenn Eltern in übertriebener Weise Einfluss auf das Essen ihrer Kinder nehmen wollen, also die Kinder das Gefühl haben, sie werden ständig beobachtet beim Essen. Verschiedene Schwerpunkte können da gelegt werden: Entweder, wie es in den Nachkriegsjahren war – das ist eher das Problem früherer Generationen –, dass drauf geachtet wurde, dass die Kinder auch bloß ausreichend ernährt waren und genug aßen. Und viel essen war etwas Gutes. Jetzt mag es sein, dass die Eltern Veganer sind und dann den Kindern auch ihre Überzeugung aufdrücken wollen, was oft ja auch in den Bereich der Sinnorientierung oder des Quasi-Religiösen gehen kann, dass es eben nicht nur besseres und schlechteres Essen oder gesünderes und etwas ungesünderes Essen gibt oder zu viel und zu wenig, sondern vor allem, dass es auch moralisch schlechtes Essen gibt. Und da verquickt sich etwas, was nicht zusammengehört, und das macht es Kindern besonders schwer, damit umzugehen, beziehungsweise es wird sie in der Pubertät in den Protest treiben."

In der Pubertät, einer Lebensphase also, in der sich Jugendliche erst an ihre körperlichen Veränderungen gewöhnen müssen, beginnen die meisten Essstörungen – vor allem bei Mädchen, denn Mädchen und Frauen sind nach wie vor am häufigsten von Essstörungen betroffen. Rund die Hälfte der 11- bis 13-jährigen Mädchen in Europa hat schon einmal eine Diät gemacht und rund 40 Prozent der Mädchen zwischen 11 und 19 Jahren fühlen sich zu dick, obwohl sie völlig normalgewichtig oder sogar untergewichtig sind. Und etwa ein Fünftel der

Kinder und Jugendlichen zwischen 11 und 17 Jahren in Deutschland zeigt bereits Symptome von Essstörungen.[2]

Jugendliche sind stärker als Erwachsene empfänglich für normative Vorgaben im Hinblick auf ihren Körper, da sie in der Regel mit stärkeren Körper-Unsicherheiten zu kämpfen haben, sagt der Göttinger Psychologe Günter Reich. Der Druck, einem schlanken, trainierten, aber dennoch wohlproportionierten Körperideal entsprechen zu müssen, ist durch die Sozialen Medien heute noch gestiegen.

Die Idealvorstellungen werden entwickelt an Körperbildern von Models, durch Influencer als Vorbilder und durch die allgegenwärtige Bilderflut bei Instagram & Co. Hinzu kommt, dass gerade in den Sozialen Medien der „Healthy Lifestyle“ propagiert wird, mit ästhetisch in Szene gesetzten Fotos von maximal vitaminreichen, aber minimal kalorienhaltigen grasgrünen Smoothies als Mittagessen. Oder da sind die sogenannten „Challenges“, wo sich junge Frauen gegenseitig mit Fotos von Oberschenkeln überbieten, die eher an Besenstiele erinnern als an Beine.

Jugendliche und junge Erwachsene bestätigen in Gesprächen, dass sich dieser Druck durch die Sozialen Medien erhöht hat, sagt der Göttinger Psychologe Günter Reich. Er befasst sich therapeutisch wie auch wissenschaftlich mit Essstörungen und ist Autor bereits mehrerer Bücher zur Therapie dieser Erkrankungen.

Beispiele für Essstörungen sind: Anorexie, also Magersucht, das zwanghafte Vermeiden von Essen. Darüber hinaus Bulimie, also die Ess-Brech-Sucht, die ebenfalls zu Abmagerung führen kann, und die Binge Eating Disorder, Essverhalten mit Ess-Attacken ohne Erbrechen.

Seit einigen Jahren beobachten Ärzte und Psychologen eine „neue“ Störung. Sie hat damit zu tun, perfekt sein zu wollen. Heike Winter ist Psychologin und Präsidentin der Psychotherapeutenkammer Hessen. Sie sagt: „Was wir im klinischen Bild sehen: Es gibt Patienten, die so besorgt sind um ihre Gesundheit, die dadurch Schaden nehmen könnte, dass sie das Falsche essen, dass quasi ihr ganzes Leben davon überschattet ist.“

Die Essensauswahl wird zur Grundsatzfrage. Jeder Einkauf ein Kraftakt. Und Nahrung ist nicht mehr nur Lebensmittel, sondern Lebensmittelpunkt. Bei der Studentin Anna war das der Fall. Anna heißt eigentlich anders, sie möchte unerkannt bleiben. Sie berichtet von ihren Erfahrungen: „Es durfte für mich nur

---

2 Laut Bundezentrale für gesundheitliche Aufklärung, https://www.bzga-essstoerungen.de/wie-haeufig-sind-essstoerungen/?L=0&contrast=170

noch Bio-Gemüse sein und nur unverarbeitete Lebensmittel, es durften nicht mehr als ein, zwei Zutaten in Lebensmitteln sein, es musste alles ganz rein sein. Eingekauft habe ich nur noch in Reformhäusern oder auf Demeter-Höfen oder an Marktständen, wenn ich den Bauern kannte, oder ich habe die Sachen teilweise auch selbst angepflanzt."

Psychologen und Ärzte sprechen bei diesem zwanghaften Verhalten von „Orthorexie" beziehungsweise „Orthorexia nervosa". Den Begriff hat 1997 der US-amerikanische Arzt Steven Bratman geprägt, in Anlehnung an den Begriff „Anorexia nervosa", zusammengesetzt aus dem griechischen Begriff „orthos" für „richtig" oder „korrekt" und „orexis" für „Appetit" (Bratmann 1997). Das Bestreben, sich richtig zu ernähren, hat für Betroffene höchste Priorität. Das Essen wird extrem ideologisiert und moralisiert, wie Prof. Dr. Günter Reich und Silke Kröger es in ihrem Buch „Essstörungen. Gemeinsam wieder entspannt essen" formulieren (Reich/Kröger 2015). Genuss und Freude am Essen gehen zunehmend verloren.

Steven Bratman hat dieses Essverhalten rückblickend bei sich selbst erkannt. Eine Zeit lang hatte er sich nur von selbst angebautem Obst und Gemüse ernährt, das maximal 15 Minuten vor dem Essen geerntet sein durfte. Gesundes Ernähren kann zum Zwang werden – die Psychologin Friederike Barthels forscht seit 2011 am Institut für Experimentelle Psychologie der Universität Düsseldorf zum Thema Orthorexie. Im Gegensatz zu anderen Essstörungen wie der Anorexie, also der Magersucht, geht es hier nicht um die Quantität, sondern um die Qualität der Lebensmittel. Friederike Barthels beschreibt, dass das zwanghafte Bemühen um gesundes Essen auch zu gesundheitlichen Problemen führen kann: „Bei der Orthorexie geht es darum, dass Menschen versuchen, sich besonders gesund zu ernähren, und das kann eben so weit gehen, dass sie immer auf der Suche nach noch gesünderen, noch reineren, noch besseren Lebensmitteln insgesamt sind.

Die Betroffenen informieren sich sehr viel über Ernährung im Allgemeinen, über gesunde Ernährung, und bauen sich dann ihr eigenes Konzept, was denn eigentlich gesunde Ernährung für sie ist. Und das kann im Extremfall durchaus von dem abweichen, was wir gemeinhin als eine gesunde Ernährungsweise verstehen. In extremen Fällen kann es auch zu Beschwerden kommen. Dass zum Beispiel nicht mehr genug Nährstoffe aufgenommen werden oder ein Mineralstoff- oder Vitaminmangel vorliegt, weil eben die Vorstellungen, was gesund ist, sehr weit von dem abweichen, was der Körper eigentlich braucht."

Ob es sich bei der Orthorexia nervosa um eine eigenständige psychosomatische Erkrankung handelt, ist noch nicht geklärt. Die Orthorexie ist bislang noch nicht in den anerkannten Klassifikationssystemen für psychische Störungen als eigenständige Diagnose aufgeführt. Es gibt auch noch keine einheitlichen Diagnosekriterien. Bei den anderen Essstörungen gibt es Kriterien, ab welcher Anzahl von Fress-Attacken oder gezieltem Erbrechen etwa von einer Krankheit gesprochen werden kann.

Für die Orthorexie hat Steven Bratman im Jahr 2000 zwar bereits den „Orthorexia Self Test" entwickelt, präziser und mittlerweile umfassend evaluiert ist die „Düsseldorfer Orthorexie Skala", die Friederike Barthels mit ihrem Team am Institut für Experimentelle Psychologie der Universität Düsseldorf entwickelt hat. Die Psychologin erläutert, wie diese Skala funktioniert: „Die Düsseldorfer Orthorexie Skala ist kein Diagnoseinstrument, das heißt, wir können nicht feststellen, ob jemand unter einer klinisch relevanten Orthorexie leidet oder nicht, das ist einfach nur ein Fragebogen, um abschätzen zu können, wie stark das Interesse an einer extrem gesunden Ernährungsweise ausgeprägt ist. In den Items geht es zum Beispiel darum, ob Personen sich niedergeschlagen fühlen oder Schuldgefühle haben, wenn sie etwas Ungesundes gegessen haben, ob sie Einladungen zum Essen bei Freunden oder Familienmitgliedern ausschlagen, weil sie eben Angst haben, dort mit ungesunden Lebensmitteln konfrontiert zu werden."

Bei der Studentin Anna war genau das der Fall, sie gibt offen zu, dass sie sich wegen des Essens aus sozialen Kontakten herausgezogen hat: „Treffen mit Freunden habe ich abgesagt, weil ich Angst hatte, dass es dort zum Beispiel Pizza gibt oder irgendwas, was nicht gesund sein könnte. Oder ich bin nicht mehr in Restaurants gegangen oder ich habe mir meine eigenen Produkte dort mit hingenommen. Das ging so weit, dass ich Vollkornnudeln mit in Restaurants genommen hab und mir die dort habe kochen lassen. Das ging nur in einem speziellen Restaurant, wo ich die Besitzerin kannte, ansonsten wäre mein Schamgefühl auch zu groß gewesen. Diese Phase hat mich auch sehr isoliert, weil es mir wichtiger war, zu Hause zu sein, für mich zu kochen und einfach meine gesunden Proteine zu haben, Chia-Samen zum Beispiel und einfach kein Weißmehl, das es häufig in Restaurants ja gibt."

Orthorektiker leben aus Sicht der Frankfurter Psychologin Heike Winter auch deshalb so isoliert, weil sie sich zunehmend unbeliebt machen im Familien- und Freundeskreis: „Weil das oft einhergeht mit so einem fast missionarischen Eifer, den Anderen zu überzeugen, dass er sich genauso ernähren soll wie ich, weil das krankheitsvermeidend sein soll und damit gesünder und besser. Und alle, die diese Leidenschaft nicht teilen, haben es nicht so gerne, in dieser Art ständig missioniert zu werden. Die Betroffenen sind der Meinung: Ich mache alles richtig. Und es geht oft auch einher mit einem Gefühl der Überlegenheit: Weil ich mich besser ernähre, gesünder ernähre, richtiger ernähre, bin ich Dir, der Du alles in Dich reinstopfst und sogar Pizza isst, und vielleicht sogar Tiefkühlpizza, überlegen, weil ich es besser mache."

Diese Überlegenheit verschafft ein gutes Gefühl, nicht zuletzt ein gesteigertes Selbstwertgefühl. Die Patienten kommen aber nicht in die Therapie, weil sie Probleme mit ihrer Fixierung auf gesundes Essen haben, erklärt die Psychologin Heike Winter von der Frankfurter Goethe-Universität. Die Patienten suchen wegen anderer Probleme einen Therapieplatz, die Orthorexie fällt im Lauf der Therapie dann eher „zufällig" auf. Wenn etwa zur Sprache kommt, wie zurückgezogen Patienten leben, welchen enormen Zeitaufwand sie pro Tag betreiben, um sich über Nahrungsmittel zu informieren, sie zu besorgen und zuzubereiten, oder wie viel Angst allein der Gedanke auslöst, sie müssten ein Stück Pizza essen – das sind für Heike Winter dann Alarmsignale.

Ähnliche Beobachtungen macht Martin Grabe an der Klinik Hohe Mark in Oberursel. Auch dort zeigt sich: Orthorektische Symptome sind selten das Hauptsymptom. Und Professor Günter Reich, psychologischer Psychotherapeut, geht noch weiter: „Man muss sagen, dass Essstörungen auch häufig übersehen werden, auch in psychotherapeutischen Praxen.

Essstörungen sind oft unterdiagnostiziert. Die werden nicht entdeckt, weil man nicht danach fragt oder es nicht thematisiert."

Noch gibt es keine Studien darüber, welche Therapieformen sich als hilfreich erweisen. Günter Reich weiß um dieses Problem: „Es geht dabei ja auch um Richtigkeitsüberzeugungen. Bei ausgeprägten Orthorektikerinnen und Orthorektikern – es sind ja auffälligerweise oft Männer, mehr Männer als Frauen, die orthorektisches Erleben und Verhalten zeigen – sind diese Verhaltensweisen oft auch sehr stark mit Ideologien verbunden. Diese Ideologien wiederum werden dann mit allen möglichen Pseudobelegen unterfüttert, und man kann rational schlecht dagegen argumentieren, man muss eher von der Seite beginnen, dass man fragt: Wozu benötigen die Menschen eigentlich diesen extremen Halt in diesen Auffassungen, was wird damit kompensiert, was an Unsicherheiten, an Selbstwertproblemen oder Ängsten."

Bei der Studentin Anna fingen die Essstörungen in der Schulzeit an. Sie rutschte erst in die Magersucht ab, und bei dem Versuch, diese zu bekämpfen, steigerte sie sich zunehmend in krampfhaft gesunde Ernährungsregeln hinein.

„Das war eine Phase, wo Schule und dann später Studium sehr viel Druck ausgeübt haben. Diese Sucht nach dem gesunden Essen hat mir ein Stück Kontrolle über mein Leben gegeben, in einer Phase, in der ich nicht wirklich wusste, wo ich hinwill, was ich machen will, wie mein Leben weitergeht. Und dann konnte ich mich aufs Essen konzentrieren."

Beobachtungen zeigen, dass eine Orthorexie oft bei einer Ernährungsumstellung entsteht, zum Beispiel bei der Umstellung auf vegane Kost oder auf kohlehydratarme Ernährung. Meist geht sie einher mit dem Wunsch, ernährungsbedingte Krankheiten zu bekämpfen oder ihnen vorzubeugen.

Interessanterweise neigen Menschen eher dazu, Symptome einer Orthorexie aufzuweisen, die häufig die Social-Media Plattform Instagram nutzen, das hat 2017 eine Studie des University College in London ergeben.[3] Menschen, die sich beruflich viel mit Ernährung beschäftigen, wie Fitnesstrainer oder Ernährungsberater, sind ebenso eher gefährdet.

Kann schon ein strikter Ernährungsstil der Eltern, können einige Ratgeber-Artikel über schädliche Lebensmittel bei einem Menschen krankhaftes Essverhalten auslösen? Nein, sagt Friederike Barthels von der Universität Düsseldorf. Essstörungen entstehen erst dann, wenn mehrere Faktoren zusammenkommen. Wie etwa Selbstwertprobleme, der Drang zum Perfektionismus, Störungen bei der eigenen Gefühlswahrnehmung. Und teilweise sind sogar familiäre Dispositionen mitverantwortlich, also die Gene: Es konnte nachgewiesen werden, dass bei der Entstehung von Magersucht auch erblich bedingte Faktoren eine Rolle spielen können (Reich/Kröger 2015, S. 12 ff.). Friederike Barthels forscht derzeit daran, ob und wie Anorexie und Orthorexie zusammenhängen. Gibt es zwischen der Magersucht, also der Anorexie, und der krankhaften Fixierung auf gesundes Essen, also der Orthorexie, eine Verbindung? Dies ist eine Frage, die sie sehr interessiert: „Das ist aus meiner Sicht die aktuell größte noch offene Frage in Bezug auf Orthorexie. Von der Beantwortung dieser Frage hängt sehr viel ab. Wenn wir jetzt zum Beispiel feststellen würden, dass Orthorexie und Anorexie so fest miteinander verwoben sind, dass man sie gar nicht trennen kann, dann ergibt es keinen Sinn, dass man Orthorexie als ein eigenes Störungsbild irgendwann mal in ICD 10 oder DSM aufnimmt. Wenn man hingegen feststellt, dass dies zwei wirklich getrennte Störungsbilder sind, dann ist die Sachlage natürlich ganz anders, und man müsste sich auch damit beschäftigen, individuelle Therapiemöglichkeiten zu entwickeln."

Ob es für die Orthorexie eine eigene Klassifikation geben wird und ob die Störung dann aufgenommen wird in die internationalen Klassifikationssysteme für Erkrankungen DSM und ICD, das wird sich zeigen.

---

3 Eating and Weight Disorders – Studies of Anorexia, Bulimia and Obesity, Juni 2017, Volume 22, Issue 2, S. 277–284

Aber nicht nur Ess-Gestörte plagt der Stress mit dem Essen. Das Bestreben, sich richtig zu ernähren, stresst heute immer mehr Menschen. In Ländern, in denen Essen längst keine Mangelware mehr ist, sondern eher ein Luxusproblem, stellen sich die Menschen tagein, tagaus Fragen wie: Was ist erlaubt – für die Figur, für die Gesundheit, für das Tierwohl, für das Klima? Worauf sollten wir verzichten? Worauf möchten wir verzichten? Können wir uns das Stück Torte mit Extrasahne gönnen oder vermasselt uns das schlechte Gewissen den Genuss? Spätestens beim Blick auf die Waage oder auf den Blutzuckerwert beim Blutbild?

Der Essenstress in den Köpfen ist für die Frankfurter Psychologin Heike Winter nicht verwunderlich: „Wir beobachten, dass in den letzten 10 Jahren eine Flut von Veröffentlichungen auf den Markt gekommen ist, von Ratgeber-Literatur, die zum Teil völlig widersprüchliche Empfehlungen geben, wie man sich gut ernähren soll. Und wir erleben fast jede Woche einen neuen Hype, was man unbedingt essen soll und auf gar keinen Fall mehr essen darf, weil es ganz schlimm gesundheitsschädlich ist. Wenn man den Ratgebern oder auch den Artikeln folgt, dann hat man das Gefühl, dass man sich ständig damit beschäftigen muss und dass es unglaublich gefährlich ist und man vor jedem Bissen überlegen muss: Darf ich das?“

Darf ich das? Diese Frage bei fast jedem Essen: Das stresst. Viele Menschen fühlen sich außerdem überfordert vom Überangebot in der westlichen Welt. Obwohl sie das Privileg haben, auswählen und genießen zu können, empfinden sie es manchmal als Last. Und so steckt in manchen modernen, mehr oder minder vehement vertretenen Ernährungsstilen nicht selten der Wunsch nach Kontrolle. So erklärt sich Heike Winter von der Frankfurter Goethe-Universität diese Entwicklung: „Ich persönlich glaube, dass wir in einer Zeit leben, die mit dem Gefühl von Bedrohung und Angst einhergeht. Unterschwellig lebt diese Gesellschaft in einem Zustand von Angst: Trump und Klimawandel, heiße Sommer, Tornados in Aschaffenburg … Das löst ein Gefühl von Angst aus. Wie immer in solchen Zeiten, wo eine Gesellschaft sich so bedroht und ängstlich fühlt, steigt das Bedürfnis des Individuums nach Kontrolle. Und da ich das Klima nicht oder nur eingeschränkt kontrollieren kann – oder so jemanden wie Trump –, fange ich an, Bereiche zu kontrollieren, die ich kontrollieren kann, und dazu gehört das Essen. Dazu würde auch gehören zu kontrollieren, was mein Kind isst, und zu verbieten, dass es Nutella isst, oder zu verbieten, dass es allein in die Schule läuft, denn in den Bereichen habe ich die Macht, für vermeintliche Sicherheit zu sorgen. Und das wirkt diesem Bedrohtheitsgefühl, das aus dem großen Ganzen entsteht, ein bisschen entgegen, so dass ich zumindest das Gefühl habe: Da bin ich safe. Da esse ich das Richtige. Und da bin ich geschützt und da kann ich meinen Tod und mein Verderben, das ansonsten auf dieser Welt sofort eintreten wird, verhindern."

Die Düsseldorfer Psychologin Friederike Barthels rät zu mehr Entspanntheit bei der Ernährung: „Natürlich ist gesunde Ernährung wichtig, aber zu einem gesunden Leben gehören noch viel mehr Dinge: Ein funktionierendes Sozialleben, dass man Freunde, Familie hat, dass man durch sein Umfeld unterstützt wird. Das hat genauso wie Sport einen sehr großen Einfluss auf die Gesundheit. Letztendlich ist Ernährung eigentlich nur ein Baustein in einem gesunden Leben."

Anna ist heute 25 Jahre alt. Mithilfe einer Gesprächstherapie hat sie zu einem „normalen" Essverhalten zurückgefunden. Sie ernährt sich heute immer noch gesund, aber nicht mehr zwanghaft. Sie geht auch wieder gerne in Restaurants – ohne Vollkornnudeln in der Tasche.

„Es war ein sehr harter und sehr langer Weg. Für mich musste auch etwas anderes wichtiger werden. Es musste mir wieder wichtiger werden, mit Freunden zusammenzusitzen, und weniger wichtig, das gesündeste Essen zu essen, das an dem Abend möglich sein könnte. Also, ich habe nicht die Freude an der Pizza entwickelt, sondern die Freude am Leben und darüber wurde es mir mehr egal, ob etwas jetzt ganz gesund ist oder nicht. Darüber habe ich dann gelernt, auch wieder zu genießen. Das ist etwas, was ich heute nicht mehr hergeben möchte."

Auf einer kleinen Tafel vor einem Frankfurter Café steht in Kreidelettern: „Kein Kuchen ist auch keine Lösung". Und die ernährungsbewusste Frankfurterin Insa Gonzalez gönnt sich ab und an genau das: ein Stück süßen Kuchen, und sie freut sich daran: „Essen ist auf jeden Fall auch Genuss. Ich freue mich auch auf das Essen. Ich finde, wenn man den Genuss vollkommen hintanstellt, dann ist das Leben nur halb so schön. Ich finde, Essen gehört zum Genießen, wie viele andere Sachen auch. Aber Essen eben auch."

Literatur

BRATMAN, Steven (1997): Health Food Junkie. In: Yoga Journal September/October, 42–50.

EATING and Weight Disorders – Studies of Anorexia, Bulimia and Obesity, Juni 2017, Volume 22, Issue 2, S. 277–284

REICH, Günter/Kröger, Silke (2015): Essstörungen: Gemeinsam wieder entspannt essen. Stutgart.

REBEKKA DIECKMANN

Abgespeist – Können Kantinen gut sein?

Für viele Menschen ist das Mittagessen aus der Großküche zum festen Bestandteil ihres Lebens geworden. In der Kita, in der Ganztagschule, in der Uni, im Betrieb und im Altenheim – das Essen spielt eine wichtige Rolle fürs Wohlbefinden. Gleichzeitig hat Großküchenessen oft keinen guten Ruf. Schulverpflegung wird manchmal zum regelrechten Politikum.

Warmgehaltenes verkochtes Gemüse, viel Fleisch, Fertigprodukte mit einem hohen Salzgehalt. Das ist das Bild von Großküche, das sich hartnäckig hält. Dass Großküche auch ganz anders geht, zeigen immer mehr preisgekrönte Mitarbeiterkantinen von Unternehmen wie Google, Audi oder dem Versandhaus Otto.

Die beste Kantine Hessens gibt es laut Kantinentest des Vereins Food&-Health[1] in der Firmenzentrale des Berufsbekleidungsherstellers Engelbert Strauss in Biebergemünd. Hier kochen Timo Herget und seine Kollegen. Er beschreibt das Küchenkonzept: „Viele frische Produkte, vegetarisch, vegan – wir versuchen viel zu machen, was wir an Wünschen rein bekommen. Und das versuchen wir bestmöglich umzusetzen."

Das Unternehmen hat gleich vier verschiedene Betriebsrestaurants – die mehr an Szenelokale erinnern als an Speisesäle mit Linoleumboden und Metallrohrstühlen. In der „Cucina" brät Matthias Hornung Lachs, dazu gibt es Erbsenravioli und geräuchertes Paprika-Risotto: „Wir legen Wert drauf, dass alles hochwertig ist und schön aussieht. Wir kommen alle aus gehobener Gastronomie und machen das jetzt wegen der Freizeit. Ist schon ein großer Faktor, wenn man irgendwann Familie gründen will. Deswegen ist man hier gut aufgehoben, man kann hier auch hochwertig kochen."

Rund 400 Mitarbeiter werden bei Engelbert Strauss täglich versorgt – und die sind zufrieden.

Der Trend zur gehobenen Kantinenküche hat einen Namen: „Nouvelle Cantine". Demnach ist das Betriebsrestaurant in der modernen Arbeitswelt nicht mehr ein notwendiges Übel, sondern das Aushängeschild eines Unternehmens. Die Forschungseinrichtung „Zukunftsinstitut" hat in ihrem FoodReport 2019 beschrieben: Es geht nicht mehr nur darum, die Mitarbeiter einfach satt zu

1 http://www.food-and-health.org/de/kantinentest.html

bekommen – es geht um Genuss, um Austausch mit anderen, um kreative Pausen vom Arbeitsalltag.

Für immer mehr Spitzenköche ist die Arbeit in der Kantine eine willkommene Alternative zum stressigen, nachtaktiven Restaurant-Job. Nenad Marinkovic hat bis vor kurzem in Frankfurter Sterneküchen wie dem Tigerpalast oder der Villa Merton gearbeitet. Nun kocht er in der Kantine eines Geschäftshauses im Frankfurter Bankenviertel: „Oft assoziiert man ja: Kantine – Schnitzel, Pommes, Sauerbraten, Pudding. Das sind ja alles schöne Gerichte, aber man kann es gut und schlecht machen. Wenn man so ein bisschen beobachtet, sieht man, dass viele Kantinen angefangen haben, sich qualitativ zu verbessern, aufwendiger zu kochen oder andere Produkte zu benutzen."

Zwar seien Currywurst, Schnitzel und Co. weiter hoch im Kurs bei den Kantinenkunden – doch der Koch beobachtet: Der Anspruch an die Qualität steigt. Die Kunden wollen wissen, was sie da essen, woher die Produkte kommen, und sie wollen dem Koch am liebsten bei der Arbeit über die Schulter schauen. Doch ein Hauptproblem kristallisiert sich für Nenad Marinkovic heraus: Immer weniger Menschen wählen einen Beruf in der Gastronomie. Kantinen leiden, wie die gesamte Gastronomie-Branche, unter starkem Personalmangel: „Die Leute möchten diesen Job eigentlich gar nicht mehr machen, obwohl es ein sehr schöner Beruf ist. Das Hauptproblem ist geringer Lohn. Und die Leute müssen viele Stunden arbeiten. Das ist dann das, was die Leute immer wieder abschreckt."

Auch der Deutsche Hotel- und Gaststättenverband bestätigt den akuten Personalmangel in deutschen Küchen. Für Nenad Marinkovic bedeutet das in der Praxis: Köche im Stress und immer mehr ungeschultes Personal. Auch deshalb würden Großküchen oft möglichst einfaches, schnell zubereitetes Essen auf die Teller bringen. Auch die große Zahl an Gerichten, die täglich gekocht werden müssen, ist für viele ein Problem, sagt der Koch: „Es liegt auch oft an der Menge. Es gibt ja verschiedene Kantinen, die vielleicht ein paar hundert Essen haben. Und dann gibt's Kantinen, die im Tausenderbereich sind. Und das ist schwierig zu koordinieren und zu machen und da auch die Qualität zu halten. Es gibt wenige Kantinen, die es schaffen, für tausend Essen trotzdem extrem hochwertig zu kochen. Und wenn wir nicht langsam Nachwuchs bekommen – ob es jetzt in der Kantine ist oder im Restaurant –, wird man auch da mehr und mehr merken, dass die Qualität schwinden wird. Es bringt ja nichts, das teuerste und schönste Produkt zu haben, wenn du es nicht verarbeiten kannst. Das ist einfach das Thema Nummer eins: Personalmangel. Es kann ja nicht eine Person allein für tausend Essen verantwortlich sein."

Und dabei ist Kantinenessen ein wachsender und lukrativer Markt. Laut dem Ernährungsreport des Bundesministeriums für Ernährung und Landwirtschaft von 2019 isst jeder vierte Arbeitnehmer regelmäßig mindestens einmal wöchentlich in der Kantine (BMEL 2019, S. 12) – Tendenz steigend. Ungeschlagen auf Platz eins der Menü-Charts des großen Verpflegungsanbieters Apetito rangiert übrigens seit 27 Jahren die Currywurst.

Egal, was auf dem Speiseplan steht: Kantinenessen ist nicht gleich Kantinenessen. Während mancher Koch direkt vor Ort das frische Biogemüse schnippelt, schneidet anderswo das Küchenpersonal höchstens noch Plastikverpackungen auf. An der Hochschule Fulda gibt es im Fachbereich Oecotrophologie einen besonderen Schwerpunkt Großküchenverpflegung und Catering. Dr. Catherina Jansen ist Ökotrophologin und wissenschaftliche Mitarbeiterin an der Hochschule Fulda. Sie erklärt, dass Großküchen längst nicht alle gleich arbeiten: „Wir unterscheiden danach: Wie viel wird vor Ort in den Küchen unmittelbar vor dem Verzehr tatsächlich frisch zubereitet? Und wie viel wird von dritten, externen Anbietern bereits vorverarbeitet? Das beliebteste Verfahren, die Frisch- oder Mischküche, ist sozusagen noch echte Handarbeit. Wobei eine reine Frischküche, wie sie vielleicht in der Gastronomie zu erwarten wäre, die vollständig auf den Einsatz von Convenience-Produkten, also vorgefertigten Produkten verzichtet, in der Praxis kaum mehr vorzufinden ist. Entscheidend bei der Frisch- oder Mischküche ist aber, dass hier die Mahlzeiten wirklich kurz vor dem Verzehr, vor Ort in den Küchen, wo auch ausgegebenen wird, frisch zubereitet werden. Der Vorteil bei dem Verfahren ist, dass Sie ein recht hohes Maß an Flexibilität in der Zubereitung haben, besser auf Kundenwünsche eingehen können, einen hohen Genusswert und eine hohe ernährungsphysiologische Qualität von Mahlzeiten aufweisen. Das Problem bei diesem Verpflegungssystem ist zum einen: Sie brauchen qualifiziertes Personal, ausgebildete Köche. Und sie brauchen eine vollausgestatte Produktionsküche."

Und dieser Aufwand lohnt sich erst dann, wenn in einem Betrieb oder einer Einrichtung auch für mehrere hundert Personen gekocht wird. Die Ökotrophologin erklärt: In der Praxis findet man in kleineren Kantinen deshalb häufig die sogenannte Warmverpflegung: Das Essen wird in zentralen Großküchen vorgekocht und warmgehalten in Thermoboxen zur Ausgabestelle transportiert. Catherina Jansen empfindet diese Variante als wenig ansprechend: „Es gibt sehr oft mehrere Stunden Warmhaltezeiten, die das Essen da überdauern muss und das geht auf jeden Fall zu Lasten der Qualität. Sie können sich vorstellen, dass das Verfahren denkbar ungeeignet ist, zum Beispiel für knusprige Lebensmittel. Pommes sind dann einfach labbrig, wenn sie die verzehren. Und einen Nährstoffverlust verzeichnen Sie natürlich auch, wenn Sie Essen über mehrere Stunden warmhalten. Dann gibt es noch die sogenannten temperaturentkoppelten Systeme. Dazu gehört das ‚Cook and Chill' bzw. das ‚Cook and Freeze'. Zu Deutsch wäre das Kühlkost oder Tiefkühlkost. Hier wird auch extern, zum Beispiel in einer Zentralküche, teilweise auch industriell vorgefertigt produziert. Der Vorteil ist, dass diese Mahlzeiten dann anschließend sofort heruntergekühlt bzw. schockgefrostet werden, sodass sie dann die Qualität der Mahlzeiten besser erhalten können. Sie brauchen da aber wiederum, weil sie die Mahlzeiten ja kurz vor dem Verzehr noch mal regenerieren müssen, entsprechende Küchentechnik und Sie brauchen auch wiederum entsprechend qualifiziertes Personal."

Besonders das Thema Schulverpflegung ist häufig sehr umstritten und emotional aufgeladen. Öffentliche Träger sind ab einer bestimmten Anzahl an verkauften Mahlzeiten verpflichtet, ihre Gemeinschaftsverpflegung Deutschland- oder europaweit auszuschreiben. Das führte zum Beispiel dazu, dass es in Frankfurt 2018 massiven Schülerprotest gab, nachdem eine Gesamtschule von ihrem regionalen Caterer zu einem internationalen Großkonzern wechselte. Die Ökotrophologin von der Hochschule Fulda, Catherina Jansen, stellt fest: Das Thema Schulverpflegung ist besonders kompliziert: „Es ist emotional aufgeladen, weil es da um Kinder geht. Dann denke ich aber auch, dass gerade Schulverpflegung ein so schwieriger Balanceakt für die Anbieter ist, wie kaum ein anderes Feld in der Gemeinschaftsverpflegung. Weil Sie es ja mit so vielen heterogenen Anspruchsgruppen zu tun haben. Da sind auf der einen Seite die Kinder, die Schülerinnen und Schüler in ganz verschiedenen Altersgruppen mit ganz verschiedenen Erwartungen. Dann haben Sie Eltern, deren Erwartungen keineswegs deckungsgleich sind mit dem, was die Kinder sich wünschen. Dieser Konflikt zwischen: Es muss schmecken, es soll hip sein, es soll aber auch irgendwie gesundheitsförderlich sein. Und dann haben Sie das Problem der in aller Regel in Deutschland ja sehr klammen Haushaltslage der Kommunen. Die Länder halten sich da bisher sehr bedeckt, das zu unterstützen."

2015 veröffentlichte die Hamburger Hochschule für angewandte Wissenschaften im Auftrag der Bundesregierung die bisher größte deutschlandweite Erhebung zur Qualität der Schulverpflegung. Das Ergebnis war vernichtend: Es kamen zu viel Fleisch und Süßspeisen auf den Teller, dafür zu wenig Gemüse, Seefisch und Vollkornprodukte. Und das Urteil der Schüler selbst? Essen in der Schule bekommt oft keine guten Noten: von „geht so" über „schlecht" – bis „sehr schlecht".[2]

2 Die Gesamtbewertung der Mittagsverpflegung fällt im Durchschnitt mit der Note 2,6 aus. Der Median liegt bei 3, was bedeutet, dass 50 % der Schülerinnen und Schüler das

Ein Besuch in einer typischen Schulkantine in Hessen: Mittagspause der Richtsberg-Gesamtschule in Marburg. Keine verpflichtende Ganztagsschule, aber viele Schüler haben nachmittags Unterricht oder besuchen AGs. Die Kantine ist frisch renoviert, heute gibt es zwei Menüs zur Auswahl, wie eine Angestellte hinter der Theke zeigt: „Wir haben heute Hähnchen-Geschnetzeltes mit Erdnusssoße und Reis. Und im Menü 2 haben wir die überbackenen Rösti mit Spinat, Tomate und Käse. Dazu gibt's jeweils einen Nachtisch. Und im Menü 2 gibt's noch einen Salat dazu."

Ein kleiner Caterer aus der Region kocht, seit neuestem sogar frisch vor Ort. Der Schulleiter sagt, der Anbieter halte sich an Vorgaben der Deutschen Gesellschaft für Ernährung, es gebe ausgewogene Mahlzeiten – größtenteils sogar bio und regional. Die Begeisterung bei den Schülern hält sich trotzdem in Grenzen: Es schmeckt … aber ist jetzt nicht so, dass ich sagen würde, boa, ist das lecker./ Ich esse hier hin und wieder mal so 'ne Salzbrezel oder ein Brötchen, aber ich hol mir jetzt hier kein Mittagessen. Schmeckt mir einfach nicht so./Nur wenn's was Leckeres gibt … Spaghetti Bolognese oder so./Mein Sohn kann sich hier selbst das Essen bestellen, also er kann selbst aussuchen zwischen mindestens zwei Menüs. Aber meistens, wenn er heimkommt, isst er bei uns auch noch mal Mittag. Er ist schon sehr wählerisch, was das Essen angeht. Und wenn irgendwo eine kleine Sehne drin ist … dann schiebt er's gleich weg.

Während viele Schüler lieber zum Supermarkt, Bäcker oder Dönerladen gehen, isst Schulleiter Thomas Ferber fast jeden Tag sein Mittagessen in der Schulkantine – ihm schmeckt es, wie er sagt. Trotzdem stellt er fest: Nur jeder fünfte Schüler isst hier. Er sucht nach Erklärungen, warum das so ist: „Die Stadt Marburg regelt relativ streng, was angeboten werden muss. Schulverpflegung muss von Trägern bereitgestellt werden, die sich sozial verpflichtet haben, also entweder Integrationsplätze schaffen oder subventionierte Arbeitsplätze für Menschen, die für den ersten Arbeitsmarkt fit gemacht werden sollen. Und dann regelt die Stadt Marburg auch den Süßigkeiten-Verkauf. Es dürfen erst ab 11 Uhr Süßigkeiten, süße Snacks verkauft werden. Und es darf kein frittiertes Essen dargereicht werden. Und das sind natürlich Sachen, die politisch richtig sind, aber die Attraktivität bei den Kindern nicht erhöhen. Die führen – bei uns weniger, weil wir keine Oberstufe haben – aber bei den Oberstufenschulen führen diese Regelungen dazu, dass die Kinder auswärts essen gehen. Die können dann einfach in die Stadt gehen zum Mittagessen."

Essen als durchschnittlich und besser bezeichnen, 50 % jedoch meinen ebenfalls, das Essen sei durchschnittlich und schlechter.

Der Besuch in der Schulmensa zeigt: All die guten Nährstoffe im Essen bringen nur dann was, wenn sie am Ende auch gegessen werden. Schulleiter Ferber würde deshalb gerne das Ausgabesystem ändern: Weg von klassischen Tellergerichten, hin zu einer Art Buffetsystem.

„Freeflow" – auf Deutsch – freier Fluss, heißt dieses System, das tatsächlich in einigen Schulen schon mit Erfolg praktiziert wird – wie auch die Deutsche Gesellschaft für Ernährung in Hessen bestätigt. Das Freeflow-System soll Schulkantinen attraktiver machen und Essensabfälle reduzieren, weil die Schüler freier entscheiden können, was und wie viel sie essen können.

Doch das lässt sich gar nicht so leicht umsetzen, stellt Thomas Ferber fest: „Im Bereich Schule ist ja Schulverpflegung das fünfte Rad am Wagen. Betreiber und Stadt sind mit so einer fast schon visionären Idee schlicht und ergreifend überfordert. Es finden sich ja immer Gründe aus den verschiedenen Positionen und Rollen heraus. Und hier werden in diesem Bereich, was das Freeflow angeht, tatsächlich nur Gründe gefunden, Dinge nicht zu tun. In anderen Bereichen, was man in so einem traditionellen Kantinenbetrieb machen kann, sind wir bei Schulnote 2+. Da läuft das schon gut, aber diese große Vision, den Kindern das zu geben, was sie gerade wollen, das funktioniert noch nicht."

Damit sich das Essen in Schulen und Kitas verbessert und auch besser angenommen wird, tut sich in den letzten Jahren einiges. Die Länder haben Vernetzungsstellen geschaffen, die Deutsche Gesellschaft für Ernährung, kurz DGE, hat Qualitätsstandards entwickelt. Ulrike Kreinhoff ist die Leiterin der DGE in Hessen. Sie erklärt: Die DGE will vor allem erreichen, dass in Kantinen bedarfsorientierter gekocht wird. Denn nahrhaft und lecker – das bedeutet nicht für jede Altersgruppe das gleiche: „In Hessen sind wir wichtiger Ansprechpartner quasi für alle Settings, also für alle Lebenswelten. Kindertagesstätten, Schulen, Krankenhäuser, Senioreneinrichtungen, Betriebsverpflegung. Wir stellen uns da komplett auf die Zielgruppe ein, je nachdem ob es kleine Kinder oder alte Menschen sind."

Der Auslöser für die Entwicklung der Qualitätsstandards war eine schockierende Studie über Senioren aus dem Jahr 2008 (DGE 2008). Demnach waren zwei Drittel aller Senioren in Einrichtungen von Mangelernährung betroffen oder bedroht. Ökotrophologin Ulrike Kreinhoff kennt die besonderen Ansprüche: „Senioreneinrichtungen haben eine Vollverpflegung. Das heißt, von morgens bis abends ist die Senioreneinrichtung dafür zuständig, dass die Bewohner die Nährstoffe bekommen, die sie brauchen. Mangel bedeutet einseitige Kost. Entweder esse ich zu wenig, weil ich keinen Appetit habe; dann nehme ich zu wenig Energie auf und damit auch viel zu wenig Nährstoffe oder – gerade bei

Senioren – auch zu wenig Eiweiß, und das Immunsystem kann nicht mehr richtig arbeiten. Das heißt, im Seniorenheim sind dann viele häufiger erkältet aufgrund der Unterversorgung an Eiweiß. Beim Nährstoff Zink und Vitamin C kann es zum Beispiel zu einer schlechten Wundheilung kommen. Wunden, die dann nicht heilen, weil einfach die Nährstoffe fehlen. Im Alter steigt der Nährstoffbedarf – und, was natürlich fatal ist: Der Energiebedarf sinkt. Das heißt, ich muss in kleinere Mengen mehr Nährstoffe reinpacken. Dann muss ich optimale Lebensmittel aussuchen, die den Nährstoffbedarf haben und die Nährstoffdichte, die ein alter Mensch benötigt. Und das ist nicht ganz einfach."

Ulrike Kreinhoff sagt weiter: Herausfordernd seien auch die Vorlieben der Senioren: Viele wollten häufig Fleisch essen oder bevorzugten wegen altersbedingter Kau- und Schluckbeschwerden[3] weiches Gemüse und Brot. Besonders hoch im Kurs stünden außerdem Süßspeisen. Ulrike Kreinhoff benennt Möglichkeiten, wie hier für alle zufriedenstellende Lösungen gefunden werden können: „Beispiel: Demenz. In der Demenz wissen wir, dass in einem bestimmten Stadium dieser Erkrankung die sensorischen Eigenschaften nachlassen. Das heißt, sie möchten sehr gerne süß essen. Und damit muss man natürlich umgehen können. Das bedeutet: Es kann mal süßen Grießbrei geben, aber davor zum Beispiel eine Brokkolisuppe. Damit ich den Gemüse-, den Kohlenhydrat- und auch den Süßanteil habe. Das muss man wissen. In den meisten Einrichtungen, die wir erleben, ist das leider nicht der Fall. Aufgrund dessen wurde der Qualitätsstandard entwickelt, damit sich die Versorgung und die Ernährungssituation in den Pflegeheimen verbessert. Mittlerweile gibt es Qualifizierungen für die Mitarbeiter, ob das nun in der Küche ist oder in der Pflege: Jeder muss wissen, warum genau dieses Essen auf den Tisch kommt und dass es den Senioren schmeckt und hilfreich ist."

Besser essen in Kantinen und Mensen: Das fordert die Deutsche Gesellschaft für Ernährung, aber auch eine neue Ernährungs-Bewegung in Deutschland – die sogar noch ein paar Schritte weiter geht und inzwischen immer lauter auftritt. Seit 2016 sprießen in vielen deutschen Städten sogenannte Ernährungsräte aus dem Boden.

Die Idee stammt aus Amerika: Engagierte Bürger schließen sich in ihren Städten und Gemeinden zusammen, um gemeinsam vor Ort eine komplette Ernährungswende zu erreichen. Sie kritisieren vor allem, dass unser Ernährungssystem so unüberschaubar geworden ist. Sie träumen von plastikfreien Wochen-

3 https://www.in-form.de/fileadmin/Dokumente/Materialien/Kau_und_Schluckst_Fitim Alter.pdf

märkten, Gemüseanbau mitten in der Stadt und von Bio-Essen in Schulen und Kitas. Ihr Ziel: Unser Essen soll grundsätzlich regionaler, ökologischer und gesünder werden. Und ihrer Meinung nach fängt das in den deutschen Großküchen an.

Auch sie fordern, dass in Kantinen bedarfsgerechter gekocht wird – etwa nach den Vorgaben der DGE. Aber sie wollen noch mehr erreichen. Regionale Erzeuger müssen gestärkt werden, wenn es um Ausschreibungen fürs Kantinenessen geht. Regionale Lieferketten müssen wieder neu aufgebaut werden, um lange Transportwege zu vermeiden. Köche müssen besser ausgebildet werden – etwa was saisonales Kochen angeht. Und Konsumenten müssen noch viel mehr aufgeklärt werden, damit sie selbst wissen, wie eine gesunde und nachhaltige Ernährung aussehen kann.

Ernährungsrat-Initiativen gibt es zum Beispiel in Frankfurt, Kassel und Marburg. Bärbel Prätorius ist Sprecherin des Frankfurter Ernährungsrats und konkretisiert, was ihr Anliegen ist: „Die Ernährungsräte sind angetreten, um das Ernährungssystem im Großen und Ganzen zu verändern. In den einzelnen Kommunen ist da die Möglichkeit, vor Ort was zu bewegen. Für Frankfurt im Speziellen war ein Punkt rausgenommen: die Verpflegung von Schülern und Kita-Kindern und sonstigen öffentlichen Küchen. Da geht es um eine bedarfsgerechte Ernährung, die möglichst aus der Umgebung kommt, dass man die Nachfrage mit den regionalen Angeboten zusammenbringt. Und dass so gekocht wird, dass die Kinder es mögen, dass es bedarfsgerecht für sie ist und sie es auch annehmen."

An der Speerspitze der inzwischen deutschlandweiten Bewegung steht Valentin Thurn. Der Journalist und Aktivist ist bekannt geworden durch seine Dokumentation „Taste the Waste", in der er die weltweite Lebensmittelverschwendung anprangert. Sein neues Ziel definiert er ganz lokal: „Ich bin mit dieser Idee ‚Ernährungsräte' eigentlich auf ein Feld gestoßen hier in Deutschland, wo viele überlegt haben, was können wir denn machen, um die Ernährung wieder nachhaltig zu machen. Im Moment entscheiden multinationale Konzerne darüber, was wir essen und woher wir's bekommen."

Ernährungsräte gründen zum Beispiel Schulgärten, in denen die Schüler selbst ihr Gemüse anbauen, ernten und verkochen. Sie veranstalten Themenwochen, um Bürger aufzuklären. Oder sie agieren als Vernetzer zwischen regionalen Erzeugern, Cateringfirmen und Kommunen, wenn es um die Frage geht: Wer kocht was in öffentlichen Küchen? Am wichtigsten sei, so Valentin Thurn, die Rückbesinnung auf das frische Zubereiten der Nahrung: „Das allerschlimmste ist eigentlich, dass überhaupt nicht mehr frisch gekocht wird. Natürlich ist es ökologischer, wenn es aus der Region kommt und dann möglichst auch noch bio ist. Aber unterm Strich geht's darum, dass die Köche wieder ein Messer in die Hand nehmen und die Schere weglegen, mit denen sie die Plastikverpackungen aufschneiden. Das Problem ist, dass die Strukturen so riesig geworden sind. Wir müssen an der kommunalen Ebene ansetzen, weil es da noch keine zusammenhängende Ernährungspolitik gibt und die Kommunen sehr wohl Vieles bewegen können. Sie haben nicht nur die Grünflächen – also für urbane Gärten –, sondern sie haben auch die Schulen, sie haben die öffentlichen Kantinen mit ihrer Beschaffungspolitik. Sie können sehr viel bewegen, haben das nur nicht kapiert bisher."

Literatur

ARENS-AZEVEDO, Ulrike/Schillmöller, Zita (u.a) (2015): Qualität der Schulverpflegung. Bundesweite Erhebung. Hamburg.

BUNDESMINISTERIUM FÜR ERNÄHRUNG UND LANDWIRTSCHAFT (BMEL) (2019): Deutschland, wie es isst. Der BMEL-Ernährungsreport 2019. Berlin.

DEUTSCHE GESELLSCHAFT FÜR ERNÄHRUNG (DGE) (Hg.) (2014): DGE-Qualitätsstandard für die Schulverpflegung. Bonn.

DEUTSCHE GESELLSCHAFT FÜR ERNÄHRUNG (DGE) (2015): DGE-Qualitätsstandard für die Verpflegung von Tageseinrichtungen für Kinder. Bonn.

DEUTSCHE GESELLSCHAFT FÜR ERNÄHRUNG (DGE) (2018): DGE-Qualitätsstandard für die Verpflegung in stationären Senioreneinrichtungen. Bonn-

DEUTSCHE GESELLSCHAFT FÜR ERNÄHRUNG (DGE) (Hg.) (2008): Ernährungsbericht 2008. Ernährung älterer Menschen in stationären Einrichtungen (ErnSTES-Studie), Bonn.

RÜTZLER, Hanni/Reiter, Wolfgang (2018): Food Report 2019. Frankfurt/M.

THURN, Valentin/Oertel, Gundula/Pohl, Christine (2018): Genial lokal. So kommt die Ernährungswende in Bewegung. München.

SAMUEL JACKISCH

Was isst die Welt? Machtfrage Ernährung

Wie können künftig bis zu 10 Milliarden Menschen auf der Erde gesund essen – ohne dass Klima und Ökosysteme geschädigt werden? 37 Forscher aus 16 Ländern – Ernährungsmedizinerinnen, Nachhaltigkeitsforscher, Agrarwissenschaftlerinnen – haben dazu monatelang gemeinsam geforscht. Hinter dem Projekt steckte unter anderem die medizinische Fachzeitschrift „The Lancet" – „EAT-Lancet-Kommission" nannte sich die Expertengruppe. Im Januar 2019 stellte sie in Oslo ihre Ergebnisse vor – in einer Art „Welternährungsplan". Professor Michael Krawinkel forscht an der Universität Gießen in der Arbeitsgruppe Internationale Ernährung. Ihn haben die Empfehlungen nicht überrascht: „Vorteilhaft ist ein hoher Anteil an Gemüse, Früchten, Vollkornprodukten und generell ungesättigten Fetten. Und nur wenig rotes Fleisch, wenig verarbeitete Fleischprodukte, Lebensmittel, denen Zucker zugesetzt wird, ausgemahlene Mehle und stärkehaltige Gemüse. Das sind die Grundlinien – und die finden sie in den bisherigen Empfehlungen in Deutschland auch schon."

Von den Empfehlungen der Forscher ist die Realität in unserem Kühlschrank weit entfernt. Warum? Sind wir zu unvernünftig? Oder sind wir gezwungen, schlecht zu essen? Von wem? Wer entscheidet, was wir essen?

Martin Häusling ist Bio-Bauer und Politiker. Seit zehn Jahren sitzt er für die Partei „Bündnis 90/Die Grünen" im Europaparlament im Umweltausschuss und im Agrarausschuss. Er ist der Meinung: „Essen ist politisch. Was wir konsumieren, ist nur zum Teil die Entscheidung des Einzelnen, da steht eine ganze Industrie dahinter.

Dass da eine Menge Milliarden an Steuergeld dahintersteht, vergessen viele. Die denken: ‚Da ist der Bauer und der produziert was'. Nein. Dieser Prozess ist politisch gesteuert."

60 Milliarden Euro pro Jahr verteilt die Europäische Union über ihre gemeinsame Agrarpolitik direkt oder indirekt an Bäuerinnen und Bauern und die Agrarindustrie. Das hängt mit der Geschichte der EU zusammen. Ihre Vorläufer, die Europäische Gemeinschaft, entstanden in den 1950er-Jahren noch unter dem Eindruck der Nachkriegszeit. Martin Häusling erinnert an die Bedingungen dieser Zeit: „Essen war teuer, war knapp. Und das Ziel der ersten EU-Agrar-

politik war, die Leute billig satt zu machen. Und das hat sich bis heute nicht geändert."

Über Jahrzehnte ermöglicht die immer stärkere Industrialisierung von Landwirtschaft und Lebensmittelverarbeitung immer billigere Preise. Wer weniger Geld für Essen ausgeben muss, dem bleibt mehr für sonstigen Konsum. Die Milliardenzahlungen der europäischen Agrarpolitik sind also eine Konjunkturbeihilfe und eine Sozialleistung: Denn das Geld hält auch heute noch solche Bauernhöfe am Leben, deren Geschäftsmodell sonst nicht wettbewerbsfähig wäre. Norbert Lins ist CDU-Politiker und Vorsitzender im mächtigen Agrarausschuss im Europaparlament. Er verteidigt diese Aufgabe der EU: „Die andere Frage, die man nicht aus dem Blick verlieren darf, ist die Einkommenssicherung für die Landwirte. Ich weiß, das ist umstritten. Aber ich bleibe dabei, dass dies ein Element Europäischer Agrarpolitik bleiben muss."

Aus ökonomischen Motiven fördert die Europäische Union Fleisch-, Zucker- und Weinproduktion – und damit die ungesunde Ernährung ihrer Bürger, urteilt Charlotte Godziewski. Die Politikwissenschaftlerin forscht an der britischen Universität Sheffield zur EU-Gesundheitspolitik. Zwar soll die EU laut Artikel 168 der Lissaboner Verträge in allen Politikfeldern ein „hohes Gesundheitsschutzniveau sicherstellen", doch Wachstum und freier Handel seien schon immer wichtiger gewesen, sagt Charlotte Godziewski. Das Produkt Lebensmittel solle zwar sicher sein, erst recht nach BSE-Krise und Pferdefleischskandal, aber nicht zwingend auch gesund: „Zum Beispiel, als Schweden und Finnland in den 1990er-Jahren Mitgliedsstaaten wurden: Da mussten sie sich stark durchsetzen, um ihre restriktive und gesundheitsfördernde Alkohol-Politik zu erhalten, weil die EU das am Anfang als unfaires Handelshemmnis sah."

Die EU ist eine Wirtschaftsunion, ihr oberstes Ziel ist Wachstum. Das führt zu Überproduktion und Ausfuhr. Heute ist Europa der größte Lebensmittelexporteur der Welt. Jedoch mit Masse statt Klasse, kritisiert der ausgebildete Kinderarzt und Ernährungsforscher Professor Michael Krawinkel: „Wir müssen auch überlegen, ob das System des Wirtschaftens und das Starren auf Wachstumsraten das ist, was wirklich gebraucht wird. Nicht, dass die Produktion immer größerer Mengen gefördert wird, sondern eher größere Qualität. Und dass Bauern auch überleben können, wenn sie geringere Mengen umsetzen."

Die Ernährungspolitik der Europäischen Union ist ein bestimmender Faktor dafür, was auf unseren Tellern landet. Unser individuelles und gesellschaftliches Interesse an gesundem Essen aus nachhaltiger Produktion sei auf EU-Ebene aber allein dann durchsetzbar, sagt Charlotte Godziewski, wenn es nach Logik der Märkte einen Mehrwert verspricht: „Leider ist die Art und Weise, wie ein EU-Mehrwert geschätzt und verstanden wird, ziemlich eng definiert und bezieht sich auf die größeren EU-Prioritäten, die sich hauptsächlich um Wirtschaftswachstum drehen. Diese sind natürlich nicht angemessen, wenn man als Ziel gesellschaftliches Wohlbefinden und Nachhaltigkeit haben will."

Bio-Bauer und Europapolitiker Martin Häusling sieht wirtschaftliche Interessen und Lobbyisten hinter den Entscheidungen: „Wenn heute jemand sagt: ‚Wir müssen die Schweineproduktion reduzieren', dann kommen am nächsten Tag sämtliche Vertreter der Bauernschaft und der Schlachthöfe und sagen: ‚Das geht nicht, dann verlieren wir Arbeitsplätze.' Obwohl es gesellschaftlich logisch wäre, weniger Schweine zu halten. Wenn Sie heute weniger Milch produzieren, stehen am nächsten Tag in Ihrem Büro 20 weinende Funktionäre der Molkereiindustrie und sagen: ‚Dann stirbt eine ganze Branche.' Dahinter stehen wirtschaftliche Interessen, die – vorsichtig formuliert – nicht klein sind."

Die Ernährungs- und Gesundheitspolitik der EU erfolgt im Einklang mit der Nahrungsmittelindustrie. „Bessere Rechtsetzung" heißt das System, das unter Kommissionspräsident Jean-Claude Juncker eingeführt wurde und den Lobbyismus institutionalisiert: Entstehen neue Verordnungen und EU-Richtlinien, sollen alle betroffenen Interessenvertreter gehört werden: sogenannte „Stakeholder" wie NGOs, Umwelt- und Verbraucherverbände. Aber auch Industrievertreter wie Dirk Jacobs vom einflussreichen Verband FoodDrinkEurope. Er spricht für einen der größten Exportsektoren in der EU: „Wir sind Mitglied verschiedener Arbeitsgruppen und beratender Komitees bei der EU-Kommission. Dort werden wir nach unserer Sicht gefragt. Damit gehen wir dann zurück in unsere eigenen Gremien, wo unsere Mitglieder ihre Erwägungen diskutieren. Und natürlich sehen wir als Industrieverband die Dinge hauptsächlich aus geschäftlicher Perspektive."

Die Nahrungsmittelproduktion in Europa ist hochindustrialisiert. Vom Rohstoff bis zum fertigen Produkt bietet jede Verarbeitungsstufe eine weitere, optimierbare Gelegenheit, Gewinn abzuschöpfen. Der Faktor Gesundheit komme dabei zu kurz, bemängelt Nikolai Pushkarev. Auch er ist ein „Stakeholder" – er lobbyiert in Brüssel für die Verbraucher- und Gesundheitsorganisation European Public Health Alliance.

Jene Art von Essen, die etwa zwei Drittel des Supermarktes ausfüllt, basiert auf sehr billigen Grundzutaten. Dazu kommen dann Zucker, Salz, Fett, um es schmackhaft zu machen – aber üblicherweise nur wenig nahrhaft. Diese ultra-verarbeiteten Lebensmittel durchlaufen mehrere Stufen der Wertschöpfung. Mit jeder Stufe entstehen neue rechtlich geschützte Interessen. Umso schwieriger wird es, den Prozess zu verändern. Das führt dazu, dass wir in diesem System eingesperrt sind.

Für eine gesundheitsbewusste Regulierung sprächen auch ökonomische Argumente: Denn so billig ungesunde Ernährung an der Supermarktkasse auch sein kann, sie verursacht Kosten an anderer Stelle, die in der Regel die Allgemeinheit zahlen muss, in Form von hohen Trinkwassergebühren, Kosten für Umwelt- und Artenschutz-Projekte, vor allem aber Kosten im Gesundheitssystem.

Gesundheit ist der zweitgrößte Ausgabenposten aller EU-Staaten und verbraucht etwa zehn Prozent ihrer Wirtschaftsleistung.[1] Am teuersten ist der Kampf gegen jene Krankheiten, für die schlechte Ernährung häufig mitverantwortlich ist: Diabetes, Herz-Kreislauf-Erkrankungen oder Krebs. Eine gesündere Ernährung seiner Bürger wäre für den Staat also durchaus ökonomisch attraktiv. Weniger Fleisch, weniger verarbeitete Lebensmittel – was gesünder ist, ist zugleich oft auch besser für das Klima. Unser Ernährungssystem aus Produktion, Verarbeitung, Transport, Handel bis zur Abfallentsorgung ist laut Zahlen des UN-Weltklimarates verantwortlich für 25 bis 30 Prozent aller Treibhausgas-Emissionen.[2]

Auch hierzu kann Nikolai Pushkarev European Public Health Alliance zitiert werden:

> *Die Idee ist weit verbreitet, dass man sich entscheiden muss: entweder für die Wirtschaft oder für Umwelt und Gesundheit. Aber das stimmt überhaupt nicht. Es gibt sehr wohl Wege, beides zu erreichen.*

Gerungen wird über diese Themen im Agrarausschuss des EU-Parlaments. Martin Häusling ist dort für die Grünen vertreten und berichtet, wer dort letztlich Entscheidungen trifft: „Viele, die da sitzen, geben vor, Landwirte zu sein, vertreten aber Ernährungsindustrie und große Genossenschaften. Deren Interessen spielen eine entscheidende Rolle: Wer macht das Geschäft mit wem? Es sind weniger die Bauern als vielmehr die Industrie, die versucht, Einfluss zu nehmen, in welche Richtung das Geld ausgegeben wird."

Die bayerische Sozialdemokratin Maria Noichl ist ebenfalls Abgeordnete des Europäischen Parlaments und Mitglied im Ausschuss für Landwirtschaft und ländliche Entwicklung. Sie bemängelt die unzureichende Berücksichtigung

---

1 Vgl. https://ec.europa.eu/eurostat/statistics-explained/index.php/Healthcare_expenditure_statistics und https://data.oecd.org/healthres/health-spending.htm

2 Quelle: https://www.ipcc.ch/site/assets/uploads/2019/08/4.-SPM_Approved_Microsite_FINAL.pdf (Seite 7, A3), vgl. auch https://www.ipcc.ch/site/assets/uploads/2019/08/2f.-Chapter-5_FINAL.pdf (Table 5.4, Seite 5–61)

des Umweltschutzes: „Wer fehlt denn am Tisch? Landwirte sitzen zur Genüge da, die sind gut vertreten. Aber wer ist nicht vertreten? Der Schmetterling. Es ist auch die Biene nicht vertreten. Auch das Wasser, die kommunalen Wasserverbände, sind nicht vertreten, mit einer Stimme, die sagen könnte: ‚Hey, das ist wichtig.'"

Norbert Lins, CDU, ist der Vorsitzende des Landwirtschafts-Ausschusses. Er versucht, die Möglichkeit eines Auswegs aufzuzeigen: „Wir müssen einen Ausgleich finden zwischen den Interessen der Landwirte und Landwirtinnen und den Verbrauchern. Wobei ich nicht sehe, dass das schwarz-weiß ist, der eine zu 100 Prozent auf der einen Seite, der andere auf der anderen. Denn der Verbraucher hat ja mit seiner Kaufentscheidung einen wesentlichen Einfluss darauf, was auf den Äckern produziert wird. Und das ist ihm manchmal nicht ganz so bewusst."

Unser Essen ist ein Geschäft. Mit dem Hinweis auf die Macht der Verbraucher leiten Politik und Produzenten die Verantwortung für gesunde Ernährung weiter an uns selbst. Der Kunde sei schließlich König, Herrscher seiner Speisekammer. Auch Dirk Jacobs vom Branchenverband FoodDrinkEurope sagt: Gutes oder schlechtes Essen gebe es nicht, nur unausgewogene Ernährung. Und bei der Komposition unseres Speiseplans seien wir schließlich alle frei, findet er: „Als Gesellschaft sind wir häufig fixiert auf einzelne Produkte. Wir urteilen, ob dieses ein gutes oder jenes ein schlechtes Nahrungsmittel ist, ohne unseren Blick zu weiten. Klar ist es besorgniserregend, wenn Menschen schlechte Entscheidungen treffen, für sich und ihren Speiseplan. Diese Gruppe muss man ins Visier nehmen. Solange Kunden aber selbst eine informierte Entscheidung treffen können; also ein Etikett lesen, verstehen und sich danach richten können, solange sind wir dort, wo wir hinwollen."

Nein, sagt Gesundheitslobbyist Nikolai Pushkarev: Was wir essen, sei eben gerade keine autonome Entscheidung:

> *„Dem zugrunde liegt die Unterstellung: ‚Wenn du Übergewicht hast, ist das deine Schuld.' Eine einfache, prägnante Sichtweise, aber wissenschaftlich überhaupt nicht stichhaltig. Vielmehr ist Übergewicht die natürliche Resonanz auf eine, wie wir das nennen, adipogene Lebensmittelumgebung. Die Antwort darauf sollte nicht sein, Menschen zu belehren. Ihre Umgebung muss stattdessen Anreize setzen für jene Entscheidungen, die auf lange Sicht besser sind. Für sie selbst, für uns alle, für die Umwelt."*

Aufklärung allein genügt nicht, zeigt auch die Statistik: Jahrzehntelangen Gesundheitskampagnen, Schulprojekten und Empfehlungen zum Trotz nehmen Fettleibigkeit und Diabetes zu. Selbst Menschen, die von sich selbst behaupten, gesünder essen zu wollen, verhalten sich an der Ladentheke gegenteilig, räumt CDU-Agrarpolitiker Norbert Lins ein: „Neulich gab es wieder eine Umfrage: 72 Prozent der Verbraucher wären bereit, mehr zu bezahlen, wenn erhöhte Tierwohlstandards praktiziert oder weniger Pflanzenschutzmittel eingesetzt würden. Tatsächlich sind aber offenbar nur 16 Prozent dazu bereit. Diese Lücke von 56 Prozent zwischen dem, was man sagt, gegenüber dem, was man tatsächlich tut, die müssen wir auflösen."

Bin ich als Verbraucherin, als Verbraucher wirklich so frei? Tatsächlich sei unsere Auswahl an Lebensmitteln stark eingeschränkt, gibt die grüne Europaabgeordnete und frühere Fernsehköchin Sarah Wiener zu bedenken: „Im Prinzip ist immer das Gleiche drin: Mais, Weizen, Soja. Aufgepoppt, eingefärbt, geschreddert, geschnitzelt, zu Alkoholen verarbeitet oder zu Säuren, bunt verpackt. So dass wir wirklich glauben, wenn wir in den Supermarkt reinkommen: ‚Wow, da stehen 80.000 verschiedene Produkte.' So ist es aber nicht."

Gegen die These des mündigen Konsumenten, der eigenverantwortlich entscheidet, was auf seinem Teller landet, kommt schließlich auch Widerspruch aus den Sozialwissenschaften. In einer Gesellschaft, in der Einkommen ungleich verteilt ist, sagt Charlotte Godziewski, sei Ernährung immer auch eine soziale Frage: „Wegen dieser Ungleichheiten ist es ein bisschen hypokritisch, zu sagen, dass Leute, die nicht viel verdienen, doch gesundes Obst und Bio kaufen sollen. Weil das nicht möglich ist. Es geht nicht darum, Lebensmittel billiger zu machen, sondern die Kaufkraft besser zu verteilen, damit jeder sich etwas Gesundes leisten kann."

Jedes ökonomisierte Nahrungssystem ist ein Paradox: Denn nach marktwirtschaftlicher Logik ist für die Hersteller jeder satte Kunde ein schlechter Kunde. Ihr ideales Produkt hingegen macht Spaß und Hunger auf mehr.

Das Nationale Institut für Diabetes, Verdauungs- und Nieren-Krankheiten beim Gesundheitsministerium der USA setzte im Jahr 2019 zwei Probanden-Gruppen auf Diät: Zwei Wochen lang aß eine Gruppe nur minimal verarbeitete Lebensmittel, die andere ultra-verarbeitete – und zwar beide so viel sie jeweils wollten. Dann tauschten sie.

Das Ergebnis: Wer ultra-verarbeitete Cornflakes, Tiefkühl-Hot-Dogs und Fertig-Ravioli zu sich nahm, verdrückte im Schnitt 500 Kalorien mehr pro Tag und legte Gewicht zu. Die Gruppe mit Hühnchen, Salat und Haferflocken hingegen aß weniger und nahm ab.

Für Charlotte Godziewski ist es wichtig, die Hauptverantwortung nicht auf die Einzelperson zu schieben: „Das bedeutet nicht, dass die Person gar keine Verantwortung trägt. Aber es geht um Betonung; verschiedene Faktoren werden mehr betont als andere. Wenn man Entscheidungen des Einzelnen zu sehr in den Vordergrund rückt, dann sieht man tiefere, strukturelle Hauptursachen der schlechten Ernährung nicht mehr."

Politische Vorgaben oder freiwillige Selbstregulierung? Bart Vandewaetere plädiert für Freiwilligkeit. Er ist EU-Cheflobbyist bei Nestlé, dem weltgrößten Produzenten von Nahrungsmitteln.

> *Die EU drängt ja ihre Mitgliedsstaaten bereits dazu, die Unternehmen anzusprechen, zum Beispiel: „Bitte macht Vorschläge, wie wir in drei bis vier Jahren die Verwendung von Salz um 10 Prozent reduzieren". In unserem Unternehmen haben wir damit schon vor 20 Jahren angefangen. Und innerhalb der nächsten drei Jahre verschwinden noch einmal 80.000 Tonnen Zucker aus unserem Portfolio. Das ist eine massive Reduktion.*[3]

Das Streben nach Selbstverpflichtung dient der Industrie, harte Regulierung zu vermeiden und sich selbst öffentlichkeitswirksam an die Spitze der Bewegung zu setzen. Jüngere gesetzliche Änderungen wie das Verbot von Transfetten oder die Einführung einer Farbskala auf Verpackungen wären ohne die Zustimmung der Industrie kaum möglich gewesen. Grundsätzliche Veränderung sei im Kooperationsprinzip aber nicht zu erreichen, kritisieren Verbraucherschützer, auch Nikolai Pushkarev stimmt dem zu:

> *„In manchen Fällen mag Selbstregulierung funktionieren. Aber nicht, wenn es um zentrale Gesundheitsziele geht, die bestehenden Geschäftsmodellen entgegenstehen. Man kann von einem Unternehmen nicht verlangen, sich selbst auszupressen und fundamentale Veränderung von allein zu vollziehen. Wenn da einige freiwillig vorangehen: hurra. Aber das ist nicht genug."*

Die Dreiecksbeziehung zwischen Industrie, Verbraucher und Politik ist kompliziert. Welchen Einfluss darf, welchen soll ein Nahrungsmittelkonzern ausüben? Und welchen die Politik? Denn wollen sie das Essverhalten der Bürger beein-

---

3 Verbraucherschützer bezweifeln, dass Nestlé in seinen Produkten so erfolgreich Fett, Zucker und Salz reduziert wie behauptet, vgl. https://www.vzhh.de/themen/lebensmittel-ernaehrung/hat-nestle-bei-der-reduktion-von-zucker-fett-salz-zu-viel-versprochen

flussen, riskieren Parteien Frust beim Wähler. Sarah Wiener kennt diese Art von Aufschrei: „Dass zum Beispiel die Wiener den Armen nicht ihr gequältes Antibiotika-Schnitzel gönnt. Und gleichzeitig wissen wir, dass dieses Schnitzel, das an der Kasse so billig ist, in Wahrheit so teuer ist, dass wir es uns gar nicht leisten können. Und dass die Leute, die das jeden Tag kaufen und essen, das in 20 Jahren mit ihrer Gesundheit bezahlen."

Agrarökologen, Ernährungsforscherinnen, Politikwissenschaftler, sie alle haben viele Vorschläge, um unsere Ernährung gesünder zu machen: Zuckersteuer auf Limonaden, Portions- und Packungsgrößen anhand empfohlener Tagesbedarfe, Werbeschranken für Alkohol und Süßigkeiten, transparentere Herkunftsbezeichnungen auch von Inhaltsstoffen, bis hin zur Eigentumsstreuung von Anbauflächen, um Landkonzentration im Besitz von Nahrungsmittelherstellern zu vermeiden und Biodiversität zu fördern. Doch was auf EU-Ebene beschlossen wird, hängt stark von den wirtschaftlichen Interessenlagen der Mitgliedsstaaten ab.

Was wir essen, liegt nicht allein in unserer Macht. Die Politik schreibt unseren Speiseplan mit, genauso wie die Industrie. Das Ziel muss eine gute und gesunde Ernährung für alle sein. Dafür braucht es das Zusammenspiel aller beteiligten Kräfte.

Es braucht etwas politischen Druck, das hilft. Aber es braucht auch die Eigeninitiative von Unternehmen, die einen Absatz-Nutzen erkennen. (Dirk Jacobs, Verband FoodDrinkEurope)

Denken Sie an den Sicherheitsgurt: Jeder glaubte, es sei unmöglich, dass Menschen ihr Verhalten ändern. Sie haben es aber geändert, und heute wissen viele nicht mal mehr, dass es im Gesetz steht. Menschen können sich ändern. (Bart Vandewaetere, Nesté)

Eigentlich müsste man die Verträge neu formulieren oder die Passage hinzufügen: „Ja, Ernährung hat auch etwas mit Umwelt und mit Klima zu tun und ist nicht nur der reine Akt, billig ein Nahrungsmittel herzustellen." (Martin Häusling, Bündnis 90/Die Grünen)

Wenn man im Diskurs immer das Wachstum als Zweck und die Gesundheit als Mittel zum Zweck sieht, dann wird man nie eine Vision für Gesundheit, Wohlbefinden und Nachhaltigkeit erreichen. (Charlotte Godziewski, Politikwissenschaftlerin)

Wichtig wäre eine Abkehr von der Weltmarktorientierung. Hin zu der Orientierung: „Welchen Agrarmarkt haben wir und welche Leute müssen wir vorrangig ernähren?“ Das sind europäische Menschen mit europäischen Flächen. (Maria Noichl, SPD)

Ich glaube nicht, dass es sehr nachhaltig ist, in Saudi-Arabien einen 50.000-Kühe-Stall zu bauen und zu bewässern. Ich glaube, dass es nachhaltiger ist, wenn Milchprodukte dort importiert werden. (Norbert Lins, CDU)

Vorstellbar ist es aber schon, dass wir das Richtige belohnen und das Falsche bestrafen und besteuern könnten. Das ist doch denkbar. (Sarah Wiener, Die Grünen – Die Grüne Alternative)

Ich möchte nicht, dass die Menschen nur diesen Verzicht im Auge haben, sondern dass sie sich neu orientieren in ihrer Ernährung. Die Annahme, dass Vegetarier und Veganer weniger glücklich seien als Menschen, die alles essen und trinken, ist ja durch nichts belegt. (Michael Krahwinkel, Ernährungswissenschaftler)

Warum leben wir in demokratischen Regierungsformen? Weil Regierungen am Ende da sind, um die Menschen zu repräsentieren. Ihre Interessen und öffentliche Güter im weitesten Sinne. Wir müssen darauf bestehen, dass das auch passiert. (Nikolai Pushkarev, Verbraucher- und Gesundheitsorganisation European Public Health Alliance)

Literatur

EAT-LANCET COMMISSION. Summary Report. Verfügbar unter https://eatforum.org/eat-lancet-commission/eat-lancet-commission-summary-report/ (zuletzt aufgerufen am 02.12.2019).

WORLD HEALTH ORGANIZATION: Essential Nutrition Actions: mainstreaming nutrition throughout the life-course (WHO: Gesunde Ernährung verlängert das Leben). Verfügbar unter https://www.who.int/nutrition/publications/essential-nutrition-actions-2019/en/ (zuletzt aufgerufen am 02.12.2019).

MARX, Peter/Rahmel, Anke: Gesundheit als Investitionsgut Bedeutung einer gesünderen Bevölkerung für Gesellschaft und Ökonomie. Verfügbar unter https://www.kas.de/c/document_library/get_file?uuid=10c21dbe-240c-35c9-4e6e-61437d510a8b&groupId=252038 (zuletzt aufgerufen am 02.12.2019).

BERENBERG BANK/HWWI: Strategie 2030 – Gesundheit. Verfügbar unter http://www.hwwi.org/fileadmin/hwwi/Publikationen/Partnerpublikationen/Berenberg/Strategie-2030-Gesundheit.pdf (zuletzt aufgerufen am 02.12.2019).

FOOD AND AGRICULTURE ORGANIZATION OF THE UNITED NATIONS (FAO): Öffentliche Auftragsvergabe ist Schlüssel. Verfügbar unter http://www.milanurbanfoodpolicypact.org/wp-content/uploads/2018/07/Brief-15-Copenhagen.pdf (zuletzt aufgerufen am 02.12.2019).

SERVICK, Kelly (2019): ‚Ultraprocessed' foods may make you eat more, clinical trial suggests. In. Sciencemag, May 16, 2019. Verfügbar unter https://www.sciencemag.org/news/2019/05/ultraprocessed-foods-may-make-you-eat-more-clinical-trial-suggests (zuletzt aufgerufen am 02.12.2019).

INTERGOVERNMENTAL PANEL ON CLIMATE CHANGE (IPCC) / UN zur Auswirkung unseres Nahrungssystems auf Klima und Umwelt: Verfügbar unter https://www.ipcc.ch/site/assets/uploads/2019/08/2f.-Chapter-5_FINAL.pdf (zuletzt aufgerufen am 02.12.2019).

FAO DER UN ZUR HALTUNG VON RINDERN: Livestock and Landscapes. Verfügbar unter http://www.fao.org/3/ar591e/ar591e.pdf (zuletzt aufgerufen am 02.12.2019).

STEFAN EHLERT

Avocado für alle – Nahrung zwischen Hunger und Überfluss

Auf dem Frankfurter Großmarkt bugsieren Arbeiter letzte Paletten mit dem Gabelstapler von der einen in die andere Ecke. Es ist acht Uhr morgens, das Geschäft der Ralf Wisser GmbH, einem Frankfurter Gemüse- und Obstgroßhandel, ist für heute gelaufen. Auch das Geschäft mit den Avocados. Ralf Wisser sagt, wie kaum eine andere Frucht stehe sie in seinen Augen für schöne Momente im Leben, für eine Reise oder einen Restaurantbesuch: „Ich hol mir manchmal ein Stück Urlaub nach Hause. Wenn ich das Feeling im Urlaub gehabt habe und kann mir das für fünf, sechs Euro nochmal refreshen, das ist doch toll, das ist doch super."

Gastronomie und Spezialgeschäfte, das sind seine Kunden für immerhin eine Tonne Avocados im Jahr. Die jährliche Importmenge von Avocados nach Deutschland hat sich von 2008 bis 2018 verdreifacht – auf über 70.000 Tonnen.[1] Statistisch gesehen verzehrt jeder Deutsche drei bis vier Avocados pro Jahr, je nach Gewicht, das zwischen 80 und 470 Gramm je Avocado liegen kann. Für Ralf Wisser im Frankfurter Frischezentrum ist die Frucht aus dem Geschäft nicht mehr wegzudenken: „Das Produkt Avocado ist schon sehr im Mittelpunkt des Verbraucherinteresses angekommen. Früher gab es das nur mal in der Gastronomie oder auf einem Buffet. Heute gibt es viel mehr Gastronomie, die das Produkt verarbeitet."

Guacamole beim Mexikaner, Sushi beim Japaner, Salat überall. Smoothie-Fans stecken die gehypte Superfrucht auch gern mal in den Turbomixer. Der Grossist Wisser vertreibt heute nur noch einen Typ Avocado: die Hass-Avocado[2], benannt nach dem Hobbygärtner Rudolph Hass in Süd-Kalifornien, der vor Jahrzehnten das Potenzial der Sorte erkannte: Handlich, fest, gut lagerbar und gut zu transportieren. Neben ihrer konstanten Qualität und dem Gütesiegel ist Händler Ralf Wisser eines wichtig: „Die Avocado wird eigentlich nur noch ready to eat verlangt hier am Markt. Früher gab es die Avocado sehr unreif, dann ist

1 https://de.statista.com/infografik/9841/deutschland-importiert-immer-mehr-avocados/

2 Das englische „Hass" wird eigentlich „Hess" gesprochen, aber in Deutschland sagen wir „Hass" mit A.

die beim Händler gereift oder beim Kunden. Heute wird das Produkt vom Kunden gekauft, wenn er es braucht."

„Ready-to-eat" kostet etwas mehr und bedeutet, dass die Frucht nach der Ernte kontrolliert reift, bevor sie per Schiff und Lkw bis zum Kunden reist. Wenn sie ankommt bei Ralf Wisser, muss ihre Konsistenz perfekt sein, das Fruchtfleisch gut von der Haut zu lösen. Ein Renner in Grün, genannt: Das grüne Gold.

Welche Auswirkungen sein Geschäft in den Herkunftsländern hat, ist Ralf Wisser dabei nicht gleichgültig. In vielen Gebieten hat er sich die Produktion seiner Waren schon selbst angeschaut. Aber bis Peru, wo seine Avocados herkommen, hat er es noch nicht geschafft. Dennoch glaubt Händler Wisser, dass es eine Win-Win-Situation ist für die Bauern im fernen Süden und seine Kunden in Deutschland: „Gerade die Produktion in Peru hat stark zugenommen. Leider wird allgemein vergessen, dass es viel Arbeit ist, so ein Produkt zu kultivieren und zu ernten und zu verpacken und dem Verbraucher zur Verfügung zu stellen. Wir denken manchmal, da geht die Wertschätzung verloren für die Lebensmittel. Und es wird viel weggeschmissen."

Persea americana – so lautet die botanische Bezeichnung der Avocado-Pflanze. Ihre Früchte mit der pockigen, grünen bis schwarzen Haut und dem harten braunen Kern wachsen an Bäumen. Diese gehören botanisch zur Familie der Lorbeergewächse. Schon die Azteken sollen Avocados angebaut und verspeist haben unter dem bildreichen Namen „ahuacatl", das bedeutet „Hoden". Aber auch als Alligator-Birne oder Butterfrucht kam sie auf den Tisch.

Die Avocado-Produktion hat sich gemäß Statistik der Food and Agriculture Organization of the United Nations, FAO, seit den 1960er-Jahren auf mehr als 600.000 Hektar Anbaufläche und gut 6 Millionen Tonnen Jahresproduktion versiebenfacht. Die Mengensteigerung erfolgte durch zusätzliche Anbauflächen. Die Produktivität pro Baum oder Hektar wurde nicht nennenswert gesteigert, mehr Avocados bedeuten also mehr Flächenverbrauch. Für den Zeitraum bis 2028 geht die FAO von einer nochmaligen Verdoppelung der Produktion von exotischen Früchten wie Avocados und Mangos aus. Wachsende Bevölkerungszahlen sowie die Nachfragesteigerung in reichen Ländern würden dazu beitragen.[3]

Die wichtigsten Avocado-Erzeuger sind Mexiko, Peru, die USA und Indonesien. Aber auch in Spanien, Italien, Israel, Kenia und Südafrika wird die Frucht

---

3 FAOSTAT (http://www.fao.org/faostathttp://www.fao.org/fileadmin/user_upload/inpho/docs/Post_Harvest_Compendium_-_Avocado.pdf OECD-FAO Agricultural Outlook 2019–2028

auf Plantagen angebaut. Eine handelsreife Avocado von 300 Gramm wird in Kisten à vier Kilo verschifft, jede Frucht einzeln in einem Pappbett. Der Preis Ready-to-Eat im Großhandel liegt je nach Angebot bei etwa 20 Euro pro Stiege. Die Hersteller erhalten davon die Hälfte. Beim Gemüsehändler geht dann eine Avocado auch mal für 1,95 Euro über den Tresen – pro Stück. Größte Importeure in Deutschland sind aber die Supermarktketten, die solche Spitzenpreise unterbieten.

Ihre Verehrer huldigen der Avocado als Wundermittel voll ungesättigter Fettsäuren und Kalium. Häufig wird sie von Personen verzehrt, die vegetarisch oder vegan leben. Denn sie ist nahrhaft und fettreich. Obendrein überzeugt sie mit einer guten Fettqualität und trägt damit zur Herz-Kreislauf-Gesundheit bei.

Doch die gepriesene Trendfrucht ist zuletzt auch kritisch bewertet worden.[4] Zum einen ist sie wegen ihres Fettgehalts wahrlich kein Schlankmacher. Und zum anderen wird der Wasserverbrauch beim Anbau der Avocados moniert. Dieser liegt im konventionellen Anbau bei 1.000 Litern je Kilo, manchmal wird auch die Angabe von 1.500 Liter Wasserverbrauch je Kilo Avocado gemacht. Das sind gut 300 Liter pro Avocado, also fünfmal so viel, wie für dieselbe Menge Tomaten gebraucht würde. Allerdings gibt es auch Lebensmittel, die den Wert noch toppen: Für Kaffee werden im Schnitt 20.000 Liter, für importiertes Rindfleisch15.000 Liter je Kilo benötigt.

Das Problem der Avocado ist aber: Sie wächst oft dort heran, wo Wasser besonders kostbar ist – wie in Mexiko, Peru, dem Süden der USA, in Israel, Spanien oder Südafrika. Weitere ökologische und soziale Folgekosten neben dem Wasser- und Flächenverbrauch ergeben sich aus dem Pestizid- und Düngemitteleinsatz beim Anbau.

Kurz zusammengefasst: es gibt einen Avocado-Boom. Der Verbrauch der Trendfrucht wird sich sehr bald verdoppeln, obwohl ihr Anbau sich durch einen hohen Wasser- und Flächenverbrauch als nachteilig erweist. Sie ist Teil eines weltumspannenden Geflechts aus Bauern, Händlern, Financiers und Marketingexperten, das wir als Agrarindustrie bezeichnen. Doch wie fügt sich all das ein in das System globaler Ernährungssicherung?

---

4 https://www.augsburger-allgemeine.de/kultur/Journal/Die-Avocado-erobert-die-Welt-vom-Aufstieg-einer-Superfrucht-id42607791.html oder Kathrin Konrad, Avocado, Wien 2017 – Die Autorin empfahl im MDR-Interview, nur eine Avocado pro Woche zu essen mit Rücksicht auf den Ressourcenverbrauch: https://www.mdr.de/kultur/themen/was-macht-die-avocado-zum-superfood-100_cpage-9_zc-32540873.html

Gibt es in den Handelsbeziehungen mit Lebensmitteln Win-Win-Situationen? Darüber scheiden sich die Geister seit langem. Und vor dem Hintergrund des Klimawandels wird die Kritik lauter. Von „Raubgesindel“ gar spricht Jean Ziegler – und meint damit die Agrarindustrie. Ziegler war von 2000 bis 2008 Sonderberichterstatter der Vereinten Nationen für das Recht auf Nahrung. Wie wenige vor ihm hat er beharrlich und lautstark ein System angeprangert, in dem mehr als 800 Millionen Menschen zum Hungern verdammt sind. Jedes Jahr sterben zig Millionen an den Folgen von Unter- und Mangelernährung. „Gott ist kein Bauer“, wettert Ziegler – hier ein Zitat aus seinem 2011 erschienen Buch „Wir lassen sie verhungern“:

> *Die Feinde des Rechts auf Nahrung sind die transkontinentalen Privatkonzerne, die direkt oder indirekt den größten Teil des Welthandels kontrollieren.*

Diese Konzerne spekulieren mit der Ware. Nahrung gibt es laut Jean Ziegler genug auf der Welt, sie würde auch für zehn Milliarden Menschen reichen. Derzeit sind es 7,6 Milliarden. Aber die vorhandene Nahrung kommt nicht hin zu denen, die zu arm sind, sich einen Sack Reis oder Mais zu kaufen. Ihre eigene Produktivität ist zu gering, zehn Mal geringer als die eines europäischen Getreidebauern. Und wenn sie selbst der Welt etwas zu verkaufen haben, werden sie über den Tisch gezogen: Von 89 Cent, die eine 100-Gramm-Tafel Schokolade im Supermarkt kostet, kommen nur 4 Cent[5] beim Kakaobauern in Westafrika an.

In jedem Fall landen mehr Nahrungsmittel in Form von Biosprit in den Tanks unserer Autos oder als Mastfutter in Tiermägen als in den Bäuchen der Hungernden in Asien und Afrika. Nahezu 60 Prozent der Anbauflächen weltweit dienen der Erzeugung von Tierfutter[6] – mit erheblichen Nachteilen für den Klimaschutz. Immer mehr Wald wird für Anbauflächen abgeholzt. Die Tiermast wird für große Anteile des globalen Treibhausgasausstoßes verantwortlich gemacht.[7] Einer der lautesten Kritiker der Massentierhaltung ist der Schriftsteller Jonathan Safran Foer. In seinem Buch „Wir sind das Klima!“ schreibt er:

---

5 https://www.fairtrade-deutschland.de/fileadmin/DE/mediathek/pdf/fairtrade_unterrichtseinheit_kakao.pdf

6 https://www.bmel-statistik.de/landwirtschaft/tierhaltung/futtermittel/ In Deutschland lag der Anteil der Importe am Viehfutter 2017/2018 bei wenigen Prozent, was aber immer noch 7 Millionen Tonnen und 25 % des Kraftfutters ausmacht, zumeist Sojabohnen.

7 https://www.umweltbundesamt.de/daten/land-forstwirtschaft/beitrag-der-landwirtschaft-zu-den-treibhausgas#textpart-1. Nur auf Deutschland bezogen sind es nur ca. 7 % An-

Allem Wissen über menschengemachten Klimawandel zum Trotz haben wir 2018 mehr Treibhausgase produziert als je zuvor.

Schuld daran sei vor allem die Massentierhaltung. Aus Sicht des Klimarates der Vereinten Nationen ist die wachsende Landnutzung ein Problem, denn dabei werden gebundene Treibhausgase freigesetzt und Wälder zerstört, die Kohlendioxid, CO_2, binden können.[8] Die Landnutzung aber hängt eng zusammen mit globalen Strömen von Nahrungsmitteln, zu denen auch die Avocados gehören.

Immer wieder stark kritisiert werden die EU-Subventionen für europäische Bauern. Die Rede ist von 40 Milliarden Euro im Jahr. Der Bund für Umwelt- und Naturschutz Deutschland BUND wirft diesen Subventionen in seinem Agraratlas 2019 vor, sie trügen dazu bei, Märkte in Afrika zu zerstören. Nur ein Beispiel: 2017 gingen 43 Prozent der EU-Exporte von Hühnerfleisch nach Afrika. Wie sollen die Hühnerbauern dort dieser Konkurrenz standhalten, zumal sie keine Subventionen erhalten? Allerdings, sagen manche Entwicklungsexperten, könnten sich viele Verbraucher in Afrika ohne die Importe aus Europa gar kein Huhn mehr leisten.

Was tun? Den Handel einschränken? Aus Sicht des Nutzpflanzenkundlers Professor Stefan Siebert[9] ist es *nicht* sinnvoll, die globale Arbeitsteilung beim Erzeugen von Lebensmitteln pauschal zu verurteilen. Stefan Siebert lehrt Pflanzenbau an der Georg-August-Universität zu Göttingen. Er ist, wie er sagt, ein akribischer Auswerter großer Datenreihen. Diese sollen ihm verraten, wie der Hunger auf der Welt besser gestillt werden kann. Zum Handel mit Agrargütern, sagt Siebert, gebe es dabei keine Alternative: „Wir haben heute global nur ganz wenige, nur sieben oder acht Länder, die Nettoexporteure sind für Nahrungsmittel, der Rest der Welt löst sein Ernährungs-Problem durch Importe. Für viele

---

teil an Treibhausgasemissionen, doch fehlen darin die Anteile durch die Flächennutzung beim Mastfutteranbau und der Fleischerzeugung im Ausland. Foer spricht je nach Berechnungsmethode sogar von 15 % bis 50 % am weltweiten THG-Ausstoß. Im Weltagrarbericht ist aggregiert von 31 % Anteil der Landwirtschaft die Rede unter Bezug auf Zahlen des IPCC.

8 https://www.ipcc.ch/report/srccl/. Siehe auch: https://www.spiegel.de/wissenschaft/mensch/bericht-des-weltklimarats-nahrungsmittelpreise-steigen-infolge-der-klimakrise-a-1280977.html

9 Das Interview wurde bereits 2017 in Bonn geführt für das Stück „Eine Welt ohne Hunger"; in einer Mail vom 30.10.2019 ergänzt Siebert seine früheren Äußerungen und kritisiert unseren Avocado-Konsum: „Im deutschen Markt finden sich heutzutage fast ausschließlich Avocados aus den Wüstengebieten Südamerikas (Westküste in Peru und Chile) oder aus Israel. Die Nachhaltigkeit dieser Produktion kann infrage gestellt werden."

Regionen geht das auch nicht anders, etwa in Trockengebieten. Wenn Sie etwa den arabischen Raum betrachten, die können sich gar nicht aus eigener Kraft ernähren, aber die haben trotzdem keinen Hunger, weil sie eben Nahrungsmittel importieren."

In Nordafrika von Marokko bis Ägypten sowie in den Golfstaaten werden jedes Jahr Millionen Tonnen Getreide importiert. Und auch im Afrika südlich der Sahara müsse man sich vom Traum einer autarken Ernährung verabschieden. Nicht alle Böden seien geeignet, die Erträge zu steigern – selbst *wenn* mehr Dünger und Bewässerung zum Einsatz kämen, meint Stefan Siebert: „Prinzipiell muss man überlegen, ob es sinnvoll ist, in allen Regionen Afrikas alles aus eigener Kraft zu stemmen, oder ob man nicht versucht, die Kräfte zu bündeln, sodass mehr Einkommen vorhanden ist und sich die Bevölkerung auch über Importe ernähren kann."

Die einen haben zu wenig zu essen, die andern konsumieren weit über ihre Verhältnisse. Der Ressourcenverbrauch, den wir andernorts durch unseren Konsum von Fleisch, Kakao oder Avocados auslösen, wird nicht bezahlt. Die wahren Kosten ignorierten wir, sie tauchten in den Preisen unserer Nahrung nicht auf, sagt etwa der Sozialökologe und Umweltforscher Dr. Thomas Kastner: „Kostenwahrheit in Bezug auf die Ressourcen, die da verwendet werden, ist nach meiner Einschätzung global nicht gegeben."

Thomas Kastner berechnet am Frankfurter Senckenberg Biodiversität und Klima Forschungszentrum (SBiK-F), wie sich die globalen Handelsströme in der Landnutzung und im Wasserverbrauch der Herkunftsländer der Waren niederschlagen. Der Transport einer Avocado über Tausende Kilometer, sagt Thomas Kastner, spiele nur eine untergeordnete Rolle. Er sei nicht so schädlich wie der Flächen- und Wasserverbrauch. Im wasserarmen Mexiko beispielsweise wird die kaum vorstellbare Menge von 1,48 Kubikkilometern Wasser für Obst- und Avocado-Exporte in die USA verbraucht, das entspricht dem halben Starnberger See. Nur um den US-Bedarf zu decken.

Auch Europa lagere seinen Umweltverbrauch aus, verdeutlicht Thomas Kastner: Europas Konsum erzeuge Treibhausgase anderswo. Für einen Großteil unseres Konsums müssten Wasser und Flächen andernorts herhalten. „Wir versuchen, das immer auch gesamtheitlich über verschiedene Produkte hinweg anzusehen, und kommen so zu dem Bild, dass von der Landfläche, die Europa für seinen Konsum an Nahrungsmitteln und Futtermitteln benötigt, ungefähr ein Drittel außerhalb liegt."

Fairerweise ist hinzuzufügen, dass in Europa selbst gut zehn Prozent der Landfläche für die Herstellung von Exportwaren genutzt werden, die anderswo auf der Welt gefragt sind. Doch Netto profitieren *wir* von den Ressourcen anderswo. Die Frage nach der Möglichkeit von Win-Win-Verhältnissen beantwortet Thomas Kastner so: „Ich denke, eine tatsächliche Win-Win-Situation auf breiter Ebene ist es nicht. Es gibt natürlich auf beiden Seiten in importierenden und exportierenden Ländern Gruppen, die daraus Profit schlagen, die aus der Situation einen Gewinn ziehen. Aber genauso gibt es sicher auch Bevölkerungsgruppen, für die diese globalen Handelsverflechtungen Nachteile mit sich bringen."

Europa hat große Teile seines Ressourcenverbrauchs für seine Ernährung ausgelagert in andere Länder. Aber wie sehen sich die Hersteller selbst in dem Geflecht der agroindustriellen Handelsbeziehungen?

In Nelspruit, Südafrika, befindet sich seit 130 Jahren der Stammsitz der Firma Halls. Der Krüger Nationalpark mit seinen Elefanten, Giraffen und Flusspferden liegt nicht weit entfernt. Hier baut Halls auf 128 Hektar Land Avocados an, gerade erst wurden weitere 40 Hektar mit Setzlingen bestückt.[10] Halls beschickt Europa mit 4,7 Millionen Kisten à 4 kg Avocados im Jahr. Zu den Kunden gehören auch Lidl und Edeka. Es handelt sich um großräumige Plantagenwirtschaft, wie sie aus ehemaligen Kolonialstaaten bekannt ist.

Die linksgerichtete deutsche Rosa Luxemburg-Stiftung hat 2019 zwei Studien[11] zur sozialen und ökologischen Lage auf den heutigen Plantagen in Südafrika in Auftrag gegeben. Die Studie nimmt zwar vor allem die Wein- und Zitrusproduktion in den Blick, aber erste Hinweise, sagt Stiftungsvertreter Jan Urhahn in Johannesburg, seien erschreckend: „Wir finden sehr schlechte Lebensbedingungen auf diesen großen Farmen, die für den Export produzieren."

Bei 30 Prozent Arbeitslosigkeit am Kap setzen, Jan Urhahn zufolge, manche Farmen inzwischen auf billige Tagelöhner. Alte Stammbelegschaften hätten oft ausgedient. Die Gehälter lägen vielfach unter dem Mindestlohn von 18 Rand

---

10 Insgesamt erntet und verpackt Halls mit 700 Mitarbeitern allein in Südafrika Avocados, die auf über 2000 Hektar Land heranwachsen. 2018 waren es mehr als 120 Millionen Stück, jede einzeln gezählt, gewogen und von einer hochmodernen Verpackungsanlage sortiert.

11 Erscheinungstermine laut RLS: Wein im März 2020 und Zitrus im Juli oder August 2020. Die Weinstudie entsteht zusammen mit CSAAWU (eine südafrikanische Gewerkschaft: https://csaawu.org/) und TCOE (eine Art Thinktank für Bewegungen und Gewerkschaften: http://tcoe.org.za/). Die Zitrusproduktion untersucht RLS mit Khanyisa, einer NGO, und mit zwei Landarbeiter*innen-Basisgruppen. Die Lieferketten in Europa und Deutschland werden von einem Marktforschungsinstitut untersucht.

pro Stunde, das ist umgerechnet etwas mehr als ein Euro.[12] Auch an der Arbeitssicherheit, an den Unterkünften und an der Versorgung mit Trinkwasser werde gespart, Gewerkschaften würden an der Arbeit gehindert. Für die Avocado-Produzenten liegen Jan Urhahn keine speziellen Angaben vor, aber er kritisiert, dass ihnen in Südafrika pro Jahr 1000 Hektar zusätzliche Anbaufläche zugewiesen würden: „Diese Flächen fallen ja nicht vom Himmel. In einem Land wie Südafrika, wo rund 20 Prozent der Haushalte als ernährungsunsicher gelten, muss die Priorität bei der Versorgung der Bevölkerung liegen, bevor wir in globale Märkte investieren."

Außerdem, so Urhahn, sei die Ökobilanz der Avocado in einem so wasserarmen Land wie Südafrika katastrophal. Wie reagiert einer der größten Avocado-Produzenten Südafrikas auf diese Kritik?

Mark Baker ist seit 31 Jahren bei Halls und leitet das operative Geschäft der Plantage. Er sagt, gerade in Südafrika sei es angesichts der Spannungen im Land wichtig, den Arbeiterinnen und Arbeitern entgegenzukommen: „Klar, das kostet unterm Strich, aber das Wertesystem heute ist doch Mensch, Planet, Profit, und nicht nur Profit."

Wie die Arbeiter*innen auf den Pflanzungen von Halls glaubhaft bestätigen, wird hier mehr als der Mindestlohn gezahlt. Es gibt eine Gewerkschaft, eine Klinik, Transportkostenzuschüsse. Alle tragen Schutzkleidung, ob beim Mähen oder beim Spritzen. Halls scheint alles tun zu wollen, um jeder Kritik von vornherein die Spitze zu brechen. Mark Baker sagt, vor allem die europäischen Abnehmer machten Druck, dass Standards auch eingehalten würden. Halls Vorstandschefin Tracey Davies klingt im Werbetrailer des Avocado-Riesen wohl auch deshalb wie eine Pressesprecherin von Greenpeace:

> *Alle unsere Praktiken nutzen natürliche Ressourcen sparsam und effizient, um sie für künftige Generationen zu schützen. Und dabei steht die Nachhaltigkeit beim Umgang mit Wasser im Zentrum unseres bäuerlichen Geschäfts.*

Aber was heißt Nachhaltigkeit in Zeiten des Klimawandels? Halls darf ohnehin nur eine streng begrenzte Wassermenge aus dem Crocodile-Fluss in seine drei Dämme pumpen. Farm-Chef Mark Baker sieht zwar einen wachsenden Markt für Avocados auf der Welt, aber die Folgen des Klimawandels könnten Halls das Genick brechen. Denn auch Mark Baker kann kein zusätzliches Wasser herbei-

---

12 https://www.resbank.co.za/Research/Rates/Pages/CurrentMarketRates.aspx / abgerufen am 02.11.2019 zaubern: „Wir müssen extrem aufpassen. In dieser Welt der globalen Erwärmung sehen wir, dass die Temperaturen steigen und der Wasserbedarf größer wird. Damit müssen wir fertig werden. Wenn wir nicht die richtigen Schritte gehen, werden wir auf lange Sicht sicher nicht mehr produzieren können. So ernst ist die Situation."

Tatsächlich sterben im Krüger-Park schon die ersten Elefanten an den Folgen der Trockenheit. Im gesamten südlichen Afrika beklagen Hilfsorganisationen verheerende Dürren.[13] Ganze Ballungsräume erleben Wasserrationierungen anstelle einer funktionierenden Versorgung. Mark Baker setzt vor diesem bedrohlichen Hintergrund auf neue Technologien: sparsame Niedrig-Druck-Tröpfchenbewässerung statt Sprinkler, mehr Schatten und weniger Verdunstung durch eine dichtere Bepflanzung. Die großen Speicherseen werden besser abgedichtet, um Verluste zu vermeiden. Mark Baker sagt, so habe er den Wasserverbrauch drastisch verringern können, von 1.000 Liter auf rund 180 Liter je Kilo Avocado.[14] Nur was nützt das, wenn der Anbau ausgebaut wird und auf diese Weise den Wasserverbrauch hochtreibt? Wachstum ohne Grenzen, erwidert Baker, sei unmöglich: „Das ist unser Job: sicherzustellen, dass wir die richtigen Praktiken einsetzen – und das beginnt auf den Farmen –, wie wir auf die Böden achten, auf das Wasser, unsere Solarenergie, die Biodiversität – darauf müssen wir uns ganz stark konzentrieren, Pläne fertig haben, für die wir verantwortlich sind und die wir umsetzen müssen." Sogar Wiesen für Bienenstöcke hat Halls anlegen lassen. Denn ohne Bienen gibt es keine Avocados, sie sind wichtige Bestäuber. Man merkt, dass bei Halls die Angst umgeht vor der ökologischen Katastrophe, die in Ansätzen schon spürbar ist in Südafrika. Kann der Avocado-Anbau trotzdem ein Gewinn sein für beide Seiten? Win-Win für uns, die Konsumenten, und für Produzenten wie Halls? Mark Baker sieht beide Seiten in der Pflicht – Konsumenten und Produzenten sitzen seines Erachtens in einem Boot: „Retten wir diese Welt gemeinsam? Essen Sie ein Produkt, das problembewusste Produzenten in der Welt unterstützt? In der jetzigen Situation werden wir dafür bezahlt und Sie genießen ein Produkt, das zu positiven Veränderungen in der Welt beiträgt."

---

13 https://mailchi.mp/91aef485a995/globaler-hunger-steigt-weiter-laut-neuem-un-bericht-2446177?e=930bd61325. Die Rede ist von 45 Millionen Betroffenen im südlichen Afrika, 16 Länder, darunter Simbabwe, Sambia, Namibia, Mosambik und Malawi.

14 https://www.youtube.com/watch?v=mDeN1USyvM4&feature=youtu.be

Best practice made in Südafrika. Zumindest vermittelt Halls ein gutes Gefühl, mit seiner Muster-Avocado-Farm. Doch alles lässt sich eben auch nicht nachprüfen.

Sicher ist: Der Druck umweltbewusster Verbraucher und Handelsketten wächst und ist auch bei Avocado-Produzenten in Südafrika zu spüren. Menschenrechte und ökologische Notwendigkeiten wie der Kampf gegen den Klimawandel sollten nach Meinung vieler Verbraucher in den globalen Nahrungsströmen eine größere Rolle spielen. Aus Sicht von Halls in Südafrika wird es dort sonst bald keine Avocados mehr geben.

Literatur

African Center for Biodiversity: An Africa-Europe Agenda for Rural Transformation: Report by the Task Force Rural Africa https://t1p.de/report-task-force

Christian Gall: Die Avocado erobert die Welt – vom Aufstieg einer Superfrucht. In: Augsburger Allgemeine vom 08.09.2017. Verfügbar unter https://www.augsburger-allgemeine.de/kultur/Journal/Die-Avocado-erobert-die-Welt-vom-Aufstieg-einer-Superfrucht-id42607791.html (zuletzt abgerufen am 27.11.2019)

Bund für Umwelt und Naturschutz (BUND) (2017): Agrifood Atlas 2017. Verfügbar unter https://www.bund.net/service/publikationen/detail/publication/agrifood-atlas-2017/ (zuletzt abgerufen am 27.11.2019)

Bund für Umwelt und Naturschutz (BUND) (2019): Agrar-Atlas. Daten und Fakten zur EU-Landwirtschaft. Verfügbar unter https://www.bund.net/service/publikationen/detail/publication/agraratlas-2019/ (zuletzt abgerufen am 27.11.2019)

Food and Agriculture Organization of the United Nations: FAOSTAT. Food and agriculture data. Verfügbar unterhttp://www.fao.org/faostat (zuletzt abgerufen am 27.11.2019)

Food and Agriculture Organization of the United Nations: AVOCADO Post-harvest Operations. Verfügbar unter http://www.fao.org/fileadmin/user_upload/inpho/docs/Post_Harvest_Compendium_-_Avocado.pdf (zuletzt abgerufen am 27.11.2019)

Freshplaza: FAO forecasts strong growth in tropical fruit trade. Verfügbar unter https://www.freshplaza.com/article/9106333/fao-forecasts-strong-growth-in-tropical-fruit-trade/ (zuletzt abgerufen am 27.11.2019)

Gartenjournal: Avocado – Zählt die tropische Frucht zum Obst oder Gemüse? Verfügbar unter https://www.gartenjournal.net/avocado-obst-oder-gemuese (zuletzt abgerufen am 27.11.2019)

Hperbaric-Blog: HPP Avocado and Guacamole: a non-stop growing segment. Verfügbar unter https://blog.hiperbaric.com/en/hpp-avocado-and-guacamole-a-non-stop-growing-segment (zuletzt abgerufen am 27.11.2019)

Website des Avocado-Produzenten Hall in Südafrika: https://www.halls.co.za/ (zuletzt abgerufen am 27.11.2019)

IPCC Sonderbericht zu Klimawandel und Landnutzung: Climate Change and Land. Verfügbar unter https://www.ipcc.ch/report/srccl/ (zuletzt abgerufen am 27.11.2019)

Standards des südafrikanischen Avocadobauernverbandes: https://siza.co.za/

Tom Strohschneider: The Problem on Our Plates. Veröffentlicht auf der Homepage der Rosa Luxemburg Stiftung. Verfügbar unter https://www.rosalux.de/en/news/id/41100/the-problem-on-our-plates/ (zuletzt abgerufen am 27.11.2019)

Hedda Nier: Die Avocado boomt. Veröffentlicht auf der Homepage der Statista GmbH. Verfügbar unter https://de.statista.com/infografik/9841/deutschland-importiert-immer-mehr-avocados/ (zuletzt abgerufen am 27.11.2019)

Manuel Berkel: Werltklimarat mahnt zu Kehrtwende beim Fleischkonsum. Spiegel online vom 08.08.2019. Verfügbar unter https://www.spiegel.de/wissenschaft/mensch/bericht-des-weltklimarats-nahrungsmittelpreise-steigen-infolge-der-klimakrise-a-1280977.html (zuletzt abgerufen am 27.11.2019)

Umweltbundesamt: Beitrag der Landwirtschaft zu den Treibhausgas-Emissionen. Verfügbar unter https://www.umweltbundesamt.de/daten/land-forstwirtschaft/beitrag-der-landwirtschaft-zu-den-treibhausgas (zuletzt abgerufen am 27.11.2019)

Wissenschaftliche Aufsätze

CHAUDHARY, Abhishek/Kastner, Thomas (2016): Land use biodiversity impacts embodied in international food trade. In: Global Environmental Change 38, S. 195–204.

DALIN, Carole/Wada, Yoshihide/Kastner, Thomas/Puma, Michael J. (2017): Groundwater depletion embedded in international food trade. In: Nature 543(7647), 700.

KASTNER, Thomas/Erb, Karl-Heinz/Haberl, Helmut (2014): Rapid growth in agricultural trade: effects on global area efficiency and the role of management. In: Environmental Research Letters 9(3), 034015.

KASTNER, Thomas/Ibarrola Rivas, Maria Jose/Koch, Wolfgang/Nonhebel, Sanderine (2012): Global changes in diets and the consequences for land requirements for food. In: Proceedings of the National Academy of Sciences 109(8), S. 6868–6872.

PENDRILL, Florence/Persson, U. Martin/Godar, Javier/Kastner, Thomas (2019): Deforestation displaced: trade in forest-risk commodities and the prospects for a global forest transition. In: Environmental Research Letters 14(5), 055003.

PENDRILL, Florence/Persson, U. Martin/Godar, Javier/Kastner, Thomas/Moran, Daniel/Schmidt, Sarah/Wood, Richard (2019): Agricultural and forestry trade drives large share of tropical deforestation emissions. In: Global Environmental Change 56, S. 1–10.

SANDSTRÖM, Vilma/Valin, Hugo/Krisztin, Tamás/Havlík, Petr/Herrero, Mario/Kastner, Thomas (2018): The role of trade in the greenhouse gas footprints of EU diets. In: Global food security19, S. 48–55.

Bücher

ANGRES, Volker/Hutter, Claus-Peter (2018): Das Verstummen der Natur. Das unheimliche Verschwinden der Insekten, Vögel, Pflanzen – und wie wir es noch aufhalten können. München.

FOER, Jonathan Safran (2019): Wir sind das Klima! Wie wir unseren Planeten schon beim Frühstück retten können. Köln.

FOER, Jonathan Safran (2010): Tiere essen. Köln.

KAHNEMAN, Daniel (2012): Schnelles Denken, langsames Denken. München.

KONRAD, Kathrin (2017): Avocado. Wien.

OECD/FAO (2019): OECD-FAO Agricultural Outlook 2019–2028. Paris.

ROSLING, Hans/Rosling Rönnlund, Anna, Rosling, Ola (2018): Factfulness. Wie wir lernen, die Welt so zu sehen, wie sie ist. Berlin.

SCHWINN Florian (2017): Tödliche Freundschaft. Was wir den Tieren schuldig sind und warum wir ohne sie nicht leben können. Frankfurt/M.

ZIEGLER Jean (2011): Wir lassen sie verhungern. Die Massenvernichtung in der Dritten Welt. München.

Zeitschriften:

GEO WISSEN ERNÄHRUNG Nr. 7 Vegetarisch und vegan. Über gesunden Genuss mit gutem Gewissen. Hamburg 2019

Weitere Dokus:

https://www.deutschlandfunkkultur.de/superfood-als-umweltkiller-die-schattenseiten-des-avocado.979.de.html?dram:article_id=426828

Avocado, Umweltkiller – Superfood. Weltspiegel Reportage https://www.youtube.com/watch?v=wcpFEKigJRs

JULIA HUMMELSIEP

Brauchen wir die Fastfood-Steuer? Kluge Politik für gesundes Essen

Wir leben in einem freien Land – mit Recht auf freie Meinung, auf Demonstrationen … und darauf, wählen zu können, was bei uns Zuhause auf den Teller kommt. Doch das, was da auf dem Teller ist, muss heutzutage bei den meisten Essern vielen Ansprüchen gerecht werden: Gesund soll es sein, ökologisch hergestellt und fair gehandelt. In den Supermarktregalen liegen allerdings auch Unmengen von Lebensmitteln, die diese Ziele verfehlen. Muss da die Politik eingreifen, um den Ansprüchen gerechter zu werden?

Julia Klöckner, CDU, Bundesministerin für Ernährung und Landwirtschaft, benennt als Ziel der von ihr verantworteten Ernährungspolitik, Rahmenbedingungen schaffen zu wollen, die ein gesundes Leben erleichtern: „Der Staat ist keine Geschmacksnanny oder Geschmacksgouvernante. Wir werden auch keine Rezepte vorschreiben, aber es geht um eine kluge, datenbasierte Analyse und um die Rahmenbedingungen dafür, dass die gesunde Wahl eine einfache Wahl wird – die zum Lebensalltag unserer Bürgerinnen und Bürger hier in Deutschland passt."

Doch werden die gesetzlichen Vorgaben in Deutschland diesem Ziel tatsächlich gerecht? Unser Lebensalltag ist unterschiedlich, genau wie unsere Essgewohnheiten und Vorlieben und auch unsere Ansprüche an das, was wir essen.

Christine Merk forscht am Institut für Weltwirtschaft in Kiel im Bereich Umwelt und natürliche Ressourcen und sucht dabei nach verhaltensökonomischen Ansätzen zur Lösung globaler Probleme: „Ernährung hat sehr viel mit Gewohnheiten, mit ‚Wie schmeckt es mir' zu tun, viele denken gar nicht darüber nach oder möchten gar nicht ihre Ernährung ändern, weil sie sagen, es schmeckt mir so. Das ist bei Fleisch ein ganz großes Thema. Und hier müssen wir anfangen, erstmal zu zeigen, vegetarische Ernährung oder zumindest flexitarische Ernährung ist mehr als nur Nudeln mit Soße. Man sollte sich erstmal über diesen Geschmacks- und Genussaspekt annähern. Wenn Menschen sehen, dass es Alternativen gibt, kann man anfangen, mehr auf die Informationsschiene zu setzen. Die Leute fangen dann eher an, sich flexitarisch zu ernähren und gehen dann aus mehr gesellschaftlichen Gründen oder auch Umweltgründen dazu über, sich vegan oder vegetarisch zu ernähren."

Hoher Fleischkonsum hat ökologisch gravierende Folgen. Doch auch die Gesundheit der Fleischesser steht auf dem Spiel: Laut Bundesministerium für Ernährung und Landwirtschaft haben die Deutschen im Jahr 2018 pro Kopf im Durchschnitt mehr als 60 Kilo Fleisch gegessen, also mehr als ein Kilo Fleisch pro Woche.[1] Seit Jahren ist dieser Wert in etwa konstant. Die Deutsche Gesellschaft für Ernährung aber empfiehlt nur zwischen 300 und 600 Gramm Fleisch pro Woche.[2] Um gesünder zu essen, müssen sich demnach unser Essverhalten ändern, aber auch die Verhältnisse, also das Umfeld, in dem uns Lebensmittel angeboten werden.

Christine Merk unterscheidet zwischen individuellen Entscheidungen und dem Angebot, das diese beeinflusst. Beides ist für sie wichtig, um einen Verhaltensänderung zu erreichen: „Das Verhalten ist natürlich immer auf das Individuum gemünzt – also ich selbst muss mich ändern oder sollte mich ändern, indem ich weniger Schokolade esse, weniger Pommes, mehr Salat. Die Verhältnisänderung wäre das Angebot, also die Verhältnisse werden geändert. So wird es erleichtert, den Zugang zu Salat zu haben, weil das Angebot in der Kantine verändert wird, damit die Möglichkeit besteht, überhaupt gesunde Auswahlen zu treffen."

Die gesunde Wahl beim Essen fällt oftmals schwer – Gewohnheit, Geschmack und Geselligkeit verführen zu Chips und Schokolade oder dem Steak vom Grill. Da helfen Informations-, Aufklärungs- und Bildungskampagnen meist wenig. Der Staat kann versuchen, dort ein Bewusstsein für gesundes Essen zu schaffen, wo die Ernährungsgewohnheiten von morgen geprägt werden: beim Nachwuchs in Kindertagesstätten und Schulen. Etwa mit den bundesweiten Projekten von IN FORM, einer Initiative für gesunde Ernährung und mehr Bewegung. Sie ist Teil des ‚Nationalen Aktionsplans' der Bundesregierung von 2008.[3] Damit reagiert die Politik auf die relativ wirkungslosen Aufklärungskampagnen seit den 1970er Jahren. Luise Molling ist Expertin für Übergewichtsprävention bei der Verbraucherorganisation Foodwatch Deutschland. Auch sie hält die reinen Aufklärungskampagnen für gescheitert und setzt auf Prävention in Form praktischer Maßnahmen: „Wir haben versucht, über Ernährungsbildung, über Aufklärung dafür zu sorgen, dass Menschen sich gesünder, ausgewogener ernähren. Wir haben parallel seitdem einen massiven Anstieg von Übergewicht, Fettleibigkeit, Diabetes – diesen ernährungsbedingten Krankheiten. Also, man

1 vgl. https://www.bmel-statistik.de/ernaehrung-fischerei/versorgungsbilanzen/fleisch/
2 vgl. https://www.dge.de/ernaehrungspraxis/vollwertige-ernaehrung/10-regeln-der-dge/
3 vgl. https://www.in-form.de/ und https://www.bmel.de/SharedDocs/Downloads/Broschueren/AktionsplanINFORM.pdf?__blob=publicationFile

muss eigentlich sagen, dass dieser verhaltenspräventive Ansatz gescheitert ist. Natürlich ist es so, dass Ernährungsbildung weiterhin seine Berechtigung hat und stattfinden sollte in der Schule. Aber alle Experten auf dem Gebiet sind sich einig, wir müssen ganz, ganz stark verhältnispräventive Maßnahmen ergreifen und dafür sorgen, dass die Menschen es leichter haben, sich gesund zu ernähren – dass sie in gesünderen Verhältnissen leben."

Wie die Ergebnisse des Ernährungsreports 2019 des Bundesernährungsministeriums zeigen, wollen sich die meisten Deutschen tatsächlich gesünder ernähren. Zwar kommt es für 99 Prozent der Befragten beim Essen auf den Geschmack an – aber 90 Prozent geben auch an, dass ihnen *gesundes* Essen wichtig ist.

Bundesernährungsministerin Julia Klöckner setzt auch dabei auf Freiwilligkeit: „Erstmal bin ich keine Fetischistin, Gesetze zu machen um der Gesetze willen. Wir werden den Bürgern nicht vorschreiben, was sie zu essen und zu trinken haben. Das ist nicht meine Vorstellung von Gesellschaft."

Vorstellungen können allerdings fehlerhaft sein. So dominierte etwa die Vorstellung des *homo oeconomicus* lange Zeit die Wirtschaftswissenschaften. Die Wissenschaftler gingen vom stets rational handelnden Menschen aus. Doch dem widerspricht der US-amerikanische Wirtschaftswissenschaftler Richard Thaler. Er sagt, der Mensch handele nicht immer rational: „Ich glaube, Ökonomen haben sich in den vergangenen 50 bis 60 Jahren zu sehr mit fiktiven Kreaturen beschäftigt. Sie hätten auch Einhörner erforschen können. Es gibt diese Kreaturen einfach nicht. Und nun haben wir diese ausgefallenen Modelle über ausgedachte Wesen."

Laut Richard Thaler entscheiden wir Menschen oft aus dem Bauch heraus, können uns manchmal schlecht beherrschen – zum Beispiel, wenn wir hungrig im Supermarkt einkaufen. Auch sind uns Gewohnheiten so manches Mal wichtiger als ein unschlagbares Preis-Leistungsverhältnis. Richard Thaler, Wirtschaftsprofessor an der Universität Chicago sagt: Diese Irrationalität kann man nutzen mit kleinen ‚Nudges' – zu deutsch ‚Stupsern' – in die gewünschte Richtung. Ein Nudge ist ein kleiner Bestandteil in der Umwelt, der unsere Aufmerksamkeit anzieht und unser Verhalten verändert.

Für diese Erkenntnis bekommt Richard Thaler 2017 den Wirtschaftsnobelpreis.[4] Das ‚Nudging' kann Menschen dazu bringen, sich gesünder zu ernähren.

---

4 vgl. Richard H. Thaler – Facts. NobelPrize.org. Nobel Media AB 2019. Fri. 30 Aug 2019. https://www.nobelprize.org/prizes/economic-sciences/2017/thaler/facts/ und Thaler/Sun stein 2009.

Kluge Politik könnte dieses Prinzip nutzen, um so das Verhalten der Menschen zu beeinflussen, ohne dass sie mit Regeln und Gesetzen in deren freie Entscheidung eingreift.[5] Aber funktioniert das wirklich? Nachhaltigkeitsforscherin Nina Langen bejaht das, schränkt allerdings ein: Nur wenn Menschen sowieso eine nachhaltigere und gesündere Ernährung vorziehen, vielleicht aber noch zu faul dazu sind, funktioniert das ‚Nudging'. Die Professorin leitet an der Technischen Universität Berlin das Fachgebiet ‚Bildung für nachhaltige Ernährung und Lebensmittelwissenschaft'. Für sie ist der Vorteil dieser Herangehensweise, dass sie ohne Verbote auskommt: „Das Schöne bei Nudging ist, das ist jetzt kein Verbot, der Konsument hat immer auch die Möglichkeit, sich dagegen zu entscheiden. Beispielsweise reicht es, das nachhaltige Produkt an der Verkaufstheke anzubieten, an der klassischerweise am meisten verkauft wird. Jeder Supermarkt, jeder Gastronom weiß ja, an welcher Ausgabestelle am meisten läuft. Da kann man jetzt das nachhaltige Gericht hinstellen und darauf hoffen, dass Leute regelmäßig an diesem einen bekannten Ort vorbeigucken und nehmen, was es da gibt. Das ist ein Anfang."

Wie andere Staaten nutzt auch die Bundesregierung das Konzept des ‚Nudging': Dazu hat Bundeskanzlerin Angela Merkel 2015 ein Politiklabor geschaffen. Es trägt den Titel ‚Wirksam Regieren'.[6] Die Kritik, dass ‚Nudging' die Bürger*innen bevormunde oder gar manipuliere, wischt Heiko Maas von der SPD, damals Verbraucherminister, mit einem Handstreich weg: „Weil wir im Ergebnis die Entscheidungshoheit beim Verbraucher lassen und gar nicht infrage stellen wollen."

Noch weiß die Wissenschaft allerdings nicht, wie langfristig die kleinen Stupser in bestimmte Richtungen wirken. Dazu fehle es noch an aussagekräftigen Studien, bemängelt Christine Merk vom Institut für Weltwirtschaft in Kiel: „Weil wir keine Experimente haben, die langfristig schauen, ob es zum Beispiel Gewöhnungseffekte gibt. Wenn ich irgendwann verstanden habe, in der Kantine steht jetzt der Salat oben, ich hätte aber gern die Pommes, dann weiß ich irgendwann, wo ich hingucken muss. Also, man kann nicht per se sagen, ‚Nudging' ist besser als eine andere Methode. Und um tatsächlich intelligente Politik für intelligente Ernährung zu machen, muss man sich unterschiedliche Herange-

---

5 Erläuterungen zu ‚Nudging': vgl. https://www.bpb.de/lernen/digitale-bildung/werkstatt/258946/schubs-mich-nicht-nudging-als-politisches-gestaltungsmittel und vgl. https://www.diw.de/sixcms/detail.php?id=diw_01.c.610626.de

6 vgl. Bundesregierung Deutschland: https://www.bundesregierung.de/breg-de/themen/wirksam-regieren

hensweisen anschauen. Es wird nicht nur eine Lösung geben, um da eine Verbesserung herzustellen."

Was aber bringt Konsumenten dazu, gesündere Lebensmittel einzukaufen? Eine Idee ist die so genannte Nährwert-Tabelle auf Lebensmitteln, auch bekannt als Lebensmittel-Ampel. Deutsche Politiker sahen sie lange Zeit kritisch. Horst Seehofer, CSU, zum Beispiel, der im Jahr 2008 Bundesminister für Ernährung war, sagte damals dazu: „Ich war und bleibe dagegen, dass Farbtupfer ohne zusätzliche Informationen mit Zahlen eine gute Information für die Verbraucher sind."

Die Bundesregierung war lange gegen eine Nährwertkennzeichnung auf Lebensmitteln mit Ampelfarben. In der Europäischen Union scheiterte die Einführung einer verpflichtenden Ampelkennzeichnung nach britischem Vorbild im Juni 2010 knapp.[7] Luise Molling von der Verbraucherschutzorganisation Foodwatch Deutschland macht dafür die intensive Lobbyarbeit der Lebensmittelindustrie verantwortlich:[8] „Die Lebensmittelindustrie hat damals eine Milliarde Euro investiert, um diese Kennzeichnung zu verhindern. Und es ist nun mal so, dass die Lebensmittelindustrie gerade mit sehr unausgewogenen Produkten – mit Süßigkeiten, mit fettigen Snacks – sehr viel Geld verdient, weil dort die Gewinnspannen am Höchsten sind."

Mittlerweile haben französische Wissenschaftler*innen eine weitere Nährwertampel entwickelt, den Nutri-Score.[9] Frankreich hat ihn 2017 eingeführt, auf freiwilliger Basis. Belgien folgte 2018, und auch Spanien, Portugal, Luxemburg und die Schweiz wollen Nutri-Score. Verbraucherschützer wie Luise Molling halten diese Kennzeichnung für den Goldstandard: „Im Gegensatz zur britischen Ampel umfasst er auch positive, also günstige Nährwerte. Er verrechnet quasi Zucker, Fett, Salz – ungünstige Nährwerte – mit günstigen Nährwerten wie Proteinen und Ballaststoffen, aber auch dem Obst- und Gemüsegehalt. He-

7 Bericht der EU-Parlamentsabgeordneten Renate Sommer: http://www.europarl.europa.eu/sides/getDoc.do?pubRef=-//EP//TEXT+REPORT+A7-2010-0109+0+DOC+XML+V0//DE

8 vgl. NGO Corporate Europe Observatory (CEO) https://corporateeurope.org/en/red-light-consumer-information

9 Zu einer ausführlichen Erläuterung des Nutri-Score vgl. https://www.bmel.de/DE/Ernaehrung/Kennzeichnung/FreiwilligeKennzeichnung/_Texte/Naehrwertkennzeichnungs-Modelle-MRI-Bericht.html#doc12323462bodyText1. Dass Nutri-Score tatsächlich zur gesünderen und kalorienärmeren Lebensmittelauswahl führt, zeigt u.a. auch eine Studie des Britisch Medical Journal. Vgl. https://ijbnpa.biomedcentral.com/articles/10.1186/s12966-019-0817-2

raus kommt dann eine Gesamtbewertung der Nährstoffqualität des Produkts. Die wird dann eben dargestellt in Ampelfarben von Dunkelgrün bis Dunkelrot, unterlegt mit einem Buchstaben. Also ein sehr ausgewogenes Produkt bekäme ein grünes A, ein unausgewogenes ein rotes E. So sehen Verbraucher auf einen Blick, wie ausgewogen ein Produkt ist, und können sich so sehr einfach für die gesündere Wahl entscheiden."

Große deutsche Hersteller greifen der Politik vor, so wie der Tiefkühlkostkonzern bofrost. Er nutzt Nutri-Score seit März 2019 und bewertet seine Produkte im Internet damit. Auch der französische Hersteller Danone kennzeichnet bis Ende 2019 einen Großteil seiner Produkte für den deutschen Markt mit dieser Nährwertampel. Der Schweizer Lebensmittelriese Nestlé plant es. Verbraucherschützer und Ärztevereinigungen fordern die Einführung von Nutri-Score und den Verbraucher*innen ist laut dutzender Studien diese Art der Lebensmittelkennzeichnung die liebste.[10] Nach jahrelangem Hin und Her entscheidet sich dann auch die Bundesregierung im Herbst 2019 für die Einführung von Nutri-Score.[11] Bundesernährungsministerin Julia Klöckner begründete diesen Schritt so: „Er nutzt die eingängige bereits gelernte Farbwelt einer Ampel. Klar ist aber auch, der Nutri-Score ist so angelegt, dass er hinsichtlich einer gesunden Ernährung erste gute Orientierung sein kann."

Ab 2020 dürfen Hersteller in Deutschland nun die zusätzliche Kennzeichnung nutzen – wenn sie es wollen. Dennoch bleibt das freiwillig.[12]

Doch wenn es uns Erwachsenen bereits schwerfällt, die gesunde Wahl beim Essen zu treffen – wie geht es dann unseren Kindern? Die meisten Kinder lieben Eis, Pommes und buntes Zuckerzeug. Dürfen wir ihnen das komplett verderben, ihnen permanent gesunde und bewusste Ernährung eintrichtern? Auch hier trägt die Politik eine besondere Verantwortung. Wie aber kann sie dazu beitragen, den Nachwuchs vor ungesunden Essgewohnheiten zu schützen? Renate Künast von BÜNDNIS 90/DIE GRÜNEN forderte während einer Bundes-

---

10 vgl. https://www.foodwatch.org/de/aktuelle-nachrichten/2019/grosse-mehrheit-der-verbraucherinnen-und-verbraucher-will-nutri-score-ampel/

11 Vgl. https://www.bmel.de/SharedDocs/Pressemitteilungen/2019/197-eNWK.html

12 Um das Modell des Nutri-Score verpflichtend für alle EU-Mitgliedsstaaten zu machen, muss es durch eine Entscheidung des EU-Parlaments in die europäische Lebensmittelinformationsverordnung aufgenommen werden. Das will die Europäische Bürgerinitiative ‚ProNutri-Score' erreichen. Sie wird von zahlreichen Verbraucherzentralen und Politikern unterstützt. Sammelt sie bis Mai 2020 eine Million Unterschriften, wird sie von der EU-Kommission fordern, Nutri-Score als europäisch einheitliche Nährwertkennzeichnung verpflichtend einzuführen. Vgl. https://eci.ec.europa.eu/009/public/#/initiative

tagsdebatte im Jahr 2007 zum ‚Nationalen Aktionsplan' der Bundesregierung für gesündere Ernährung und mehr Bewegung ein Werbeverbot für Kinderlebensmittel: „Wir brauchen ein Werbeverbot auf die Zielgruppe Kinder, wenn es um Lebensmittel geht."

Ebenfalls im Jahr 2007 verpflichteten sich Unternehmen der europäischen Lebensmittelindustrie zu einem verantwortungsvollen Marketing von Lebensmitteln für Kinder unter zwölf Jahren: dem EU-Pledge.[13] 2015 überprüfte Foodwatch in einer Studie, was diese freiwillige Selbstverpflichtung gebracht hat. Das Ergebnis: Von 281 untersuchten Produkten sind 90 Prozent nach den Empfehlungen der Weltgesundheitsorganisation WHO keine ausgewogenen Lebensmittel für Kinder und Heranwachsende. Es fehlen also weiterhin verbindliche Vorschriften für das Marketing von Kinderlebensmitteln. Foodwatch-Ernährungsexpertin Luise Molling kritisiert die Marketingmaschinerie, die Kinder zum Konsum ungesunder Nahrungsmittel verleiten will: „Die Produkte, die eigentlich am wenigsten konsumiert werden sollten – Süßigkeiten, Limonaden, fettige Snacks –, werden am meisten an Kinder beworben, während die Produkte, die sie am meisten konsumieren sollten, so gut wie gar nicht an Kinder beworben werden. Das ist natürlich ein großes Problem, denn dagegen können wir noch so viel angehen und den Kindern beibringen, sie sollen sich gesund ernähren und was eine ausgewogene Ernährung ist. Sie gehen vor die Tür und werden überall bombardiert mit dieser Werbung. Sie werden in diese Marken- und Erlebniswelten auch im Internet verstärkt hineingeführt. Und da wäre es eben ganz wichtig, effektive Beschränkungen einzuführen, dass nur noch solche Produkte an Kinder vermarktet werden dürfen, die laut Weltgesundheitsorganisation auch dafür geeignet sind."

Diese Empfehlungen hat die Weltgesundheitsorganisation WHO bereits 2010 ausgesprochen und mit einem sogenannten Nährwertprofil klar festgelegt, welche Grenzen für den Zucker- und Fettgehalt in Produkten gelten sollten, die ausdrücklich für Kinder beworben werden.[14]

---

13 vgl. https://eu-pledge.eu/

14 vgl. WHO-Richtlinie von 2010 ‚Set of recommendations on the marketing of foods and non-alcoholic beverages to children': https://www.who.int/dietphysicalactivity/marketing-food-to-children/en/ und vgl. Deutsche Gesellschaft für Ernährung, WHO-Richtlinie von 2015: https://www.dge.de/fileadmin/public/doc/ws/position/DGE-Position-WHO-Richtlinie-Zucker.pdf und vgl. Verbraucherzentrale Bundesverband: https://www.verbraucherzentrale.de/wissen/lebensmittel/gesund-ernaehren/kinderlebensmittel-extrawurst-fuer-den-nachwuchs-10725

Coca Cola und Co., also sogenannte Softdrinks, liegen beim Zuckergehalt fast immer über dieser Grenze: Auf 100 Milliliter kommen hier oft bis zu zehn Gramm. Großbritannien will seine Verbraucher*innen von diesem Zucker weglocken – seit Januar 2019 mithilfe einer ‚Limo-Steuer', einer Abgabe der Hersteller, gebunden an die Zuckermenge im Getränk. Renke Schmacker untersucht beim DIW, dem Deutschen Institut für Wirtschaftsforschung in Berlin, die Effekte solcher Steuern – wie eben am Beispiel Großbritannien.[15] Er sieht darin gute Effekte: „Hier hat man eine stufenweise Steuer gewählt. Das heißt, die Produzenten hatten Anreize, den Zuckergehalt in ihren Produkten zu reduzieren, um unter den niedrigeren Steuertarif zu fallen. Und das hat man tatsächlich auch gesehen: Studien haben gezeigt, dass 50 Prozent der Limonadenhersteller – u.a. auch Coca Cola und San Pellegrino – ihre Rezepturen geändert und den Zuckergehalt reduziert haben."

Steuern dieser Art können unterschiedlich gestaltet sein, sich am Zuckergehalt orientieren oder pauschal als Abgabe pro Liter von zuckerhaltigen Süßgetränken. Die Weltgesundheitsorganisation fordert eine Steuer in Höhe von 20 Prozent.[16] Für Bundesernährungsministerin Julia Klöckner ist eine ‚Limo-Steuer' allerdings nicht der richtige Weg: „Es ist verlockend einfach, eine Steuer auf zuckerhaltige Getränke zu erheben und zu glauben, dann ist das Fehlernährungsproblem in Deutschland gelöst. Verlockend. Aber die Praxis tut der Theorie nicht immer diesen Gefallen."[17]

---

15 In Großbritannien werden Softdrinks mit bis zu fünf Gramm Zucker gar nicht besteuert. Produkte, die zwischen fünf und acht Gramm pro 100 Milliliter beinhalten, werden mit 20 Cent besteuert und Produkte, die mehr als acht Gramm Zucker pro 100 Milliliter enthalten, mit 26 Cent. Zur Wirksamkeit von Softdrink-Steuern vgl. https://www.diw.de/de/diw_01.c.583817.de/diw_aktuell/softdrinksteuer_proportionale_steuer_ist_der_vielversprechendste_ansatz.html

16 vgl. WHO ‚Fiscal policies for diet and the prevention of noncommunicable diseases' von 2016: https://www.who.int/dietphysicalactivity/publications/fiscal-policies-diet-prevention/en/. Für solche Zucker- oder Limo-Steuern existieren weltweit zahlreiche Beispiele – etwa in Mexiko, Finnland oder auch einigen US-Bundesstaaten. Deutschland hatte ebenfalls lange Zeit eine Zuckersteuer, 1841 eingeführt zur Zeit des Deutschen Bundes. 1993, gut 150 Jahre später, wurde die deutsche Zuckersteuer abgeschafft – zur Vermeidung von Wettbewerbsverzerrungen innerhalb des EU-Binnenmarkts.

17 Der wissenschaftliche Dienst des Bundestages hat im Mai 2018 eine Dokumentation zum Thema verfasst: „Ausgestaltung einer Zuckersteuer in ausgewählten Ländern und ihre Auswirkung auf Kaufverhalten, Preise und Reformulierung", vgl. https://www.bundestag.de/resource/blob/561136/48c40ebb6f02c5e1dbc6f0984c45ddbf/WD-5-064-18-pdf-data.pdf

DIW-Verhaltensökonom Renke Schmacker hingegen hält solche Steuern generell für ein sinnvolles Mittel, das Kaufverhalten von Konsumenten zu beeinflussen, sie also dazu zu bringen, die besteuerten Produkte weniger zu kaufen. Doch auch er warnt, dass das Ziel einer gesünderen Ernährung dabei nicht unbedingt erreicht werde: „Häufig ist dieses Steuerdesign so ausgestaltet, dass Fruchtsäfte und gesüßte Milchprodukte von den Steuern ausgenommen sind. Diese enthalten aber in der Regel genauso viel Zucker und sind daher in dem Sinne genauso gesundheitsschädlich."

Wissenschaftler der Universität Cambridge haben bereits im Jahr 2013 880 Studien ausgewertet und einen geringen Effekt von Zuckersteuern im Hinblick auf eine gesündere Ernährung festgestellt.[18] Verhaltensökonom Renke Schmacker hat auch das Beispiel Dänemark erforscht: Unser nördlicher Nachbar hat lange Erfahrung mit einer Softdrinksteuer – es gibt sie dort seit den 1930er-Jahren.[19] Auch eine Steuer auf Fett in Fleischprodukten hatte die dänische Regierung kurzzeitig ausprobiert.[20] Das Deutsche Institut für Wirtschaftsforschung wollte wissen, wie diese Steuern auf welche Bevölkerungsgruppen gewirkt haben: Renke Schmackers Fazit ist kritisch: „Es zeigt sich leider, dass diese Konsumenten mit niedriger Selbstkontrolle, also die mit hohem Gewicht, die auch am meisten das Interesse hätten, ihren Konsum zu reduzieren, weniger stark auf diese Art von Steuern reagieren als die Konsumenten mit hoher Selbstkontrolle. Das könnte man als Evidenz dafür sehen, dass diese Art von Preisin-

---

18 vgl. Ian Shemilt et al. von der Behaviour and Health Research Unit, University of Cambridge: ‚Economic Instruments for Population Diet and Physical Activity Behaviour Change: A Systematic Scoping Review': https://journals.plos.org/plosone/article?id=10.1371/journal.pone.0075070

Verbraucherorganisationen wie Foodwatch und Gesundheitspolitiker fordern daher zusätzlich zu Zuckersteuern, gesunde Lebensmittel günstiger zu machen – etwa mit dem Wegfall der Mehrwertsteuer auf Obst und Gemüse.

19 Die dänische Regierung hatte die Softdrinksteuer im Jahr 2012 verschärft, zwei Jahre später dann aber zurückgenommen mit der Begründung, dass die Dänen nach der Verschärfung nach Deutschland führen, um dort Softdrinks zu kaufen. Laut einer Studie des Deutschen Instituts für Wirtschaftsforschung hatte die verschärfte Steuer den Effekt, dass die Käufe von Softdrinks zurückgingen. Nachdem die Verschärfung wieder ausgesetzt wurde, stiegen die Käufe allerdings in gleichem Maß wieder an (vgl. Schmacker/Smed2019).

20 Trotz positiver Effekte schaffte die dänische Regierung die Fettsteuer nach 15 Monaten wieder ab und begründete diesen Schritt damit, dass der Fettgehalt der Produkte zu kompliziert zu berechnen sei. Zudem habe die Steuer das Ziel verfehlt, Steueraufkommen zu generieren.

strumenten dann im Endeffekt doch nicht bei den richtigen Konsumenten landen.“[21]

Das ist ganz nach dem Geschmack von Manon Struck-Pacyna, Sprecherin des Spitzenverband der deutschen Lebensmittelwirtschaft – sie ist gänzlich gegen bindende staatliche Eingriffe bei Lebensmitteln: „Wir haben eine Lebensmittelvielfalt in Deutschland und die soll erhalten bleiben, damit jeder Kunde wirklich individuell nach seinen eigenen Bedürfnissen und Vorstellungen ernähren kann auf freiwilliger Basis, und deshalb brauchen wir da keine staatlichen Vorgaben.“

Auf Freiwilligkeit setzt auch Bundesernährungsministerin Julia Klöckner von der CDU mit der ‚Nationalen Reduktions- und Innovationsstrategie‘ der Bundesregierung. Sie soll in Deutschland für weniger Übergewicht, Fettleibigkeit und damit einhergehende Krankheiten sorgen. Auch durch weniger Zucker-, Salz- und Fettgehalt in Fertigprodukten. Um das zu erreichen, unterzeichnete Klöckner im Herbst 2018 eine Grundsatzvereinbarung mit Wirtschaftsverbänden der Ernährungsindustrie.[22] Besonderes Augenmerk liege dabei auf Produkten für Kinder und Jugendliche, wirbt die Ernährungsministerin: „Bis zum Jahr 2025 haben sich diejenigen verpflichtet, die Frühstücks-Cerealien für Kinder anbieten, 20 Prozent Zucker zu reduzieren. Bei den Erfrischungsgetränken wurde angeboten, mindestens 15 Prozent Zucker zu reduzieren und bei Kinderjoghurts haben wir zehn Prozent.“[23]

Aber können wir damit zufrieden sein? Verbraucherschützer und Mediziner sehen die freiwillige Vereinbarung kritisch: Sie fordern verbindliche Vorgaben durch die Bundesregierung an die Industrie. Die Deutsche Diabetes Gesellschaft lehnte aus Protest sogar ihre Teilnahme im Beratergremium der ‚Nationalen Reduktionsstrategie‘ ab mit der Begründung, wissenschaftliche Erkenntnisse wür-

---

21 Die Verbraucherorganisation Foodwatch Deutschland schlägt daher auch vor, die Mehrwertsteuer auf Obst und Gemüse zu streichen, um zusätzlich zu einer Verteuerung von zuckerhaltigen Lebensmitteln Anreize zu setzen, gesündere Lebensmittel zu kaufen.

22 vgl. Bundesministerium für Ernährung und Landwirtschaft, Nationale Reduktions- und Innovationsstrategie: https://www.bmel.de/SharedDocs/Downloads/Ernaehrung/NationaleReduktionsInnovationsstrategie-Layout.pdf?__blob=publicationFile und https://www.bmel.de/DE/Ernaehrung/_Texte/ReduktionsstrategieZuckerSalzFette.html

23 ‚Reformulierung‘ heißt dieses Abändern der Lebensmittelrezepte. Dazu erforscht das Max-Rubner-Institut in Karlsruhe im Auftrag der Bundesernährungsministerin Möglichkeiten, Lebensmittel mit weniger Salz, Zucker und Fett herzustellen – mithilfe neuer Technologien, zur Sicherheit und Haltbarkeit der reformulierten Produkte. Vgl. Max Rubner-Institut ‚Reformulierung von Lebensmitteln‘: https://www.mri.bund.de/de/themen/reformulierung/

den kaum berücksichtigt. Auch Luise Molling von Foodwatch bemängelt den fehlenden Mut von Bundesernährungsministerin Julia Klöckner. Molling wirft ihr vor, sich nicht zu trauen Entscheidungen zu fällen, die unbequem für die Industrie seien, wirft sie der Ministerin vor: „Sie muss halt endlich verstehen, dass die Lebensmittelindustrie nicht Teil der Lösung, sondern Teil des Problems ist."

Wie also sieht kluge Politik für eine gesunde Ernährung aus? In Deutschlands Supermarktregalen liegen viele Zehntausende unterschiedliche Produkte. Viele davon tragen dazu bei, dass fast jede zweite Frau, zwei Drittel der Männer und 15 Prozent der Kinder hierzulande Übergewicht haben. Um das zu verhindern, muss die Politik zahlreiche Faktoren im Blick behalten – und hier und da auch mal die Zähne zeigen. Darauf allerdings hat sie scheinbar wenig Appetit.

Literatur

SCHMACKER, Renke/Smed, Sinne (2019): Can Sin Taxes Help Consumers with Low Self-Control? Evidence from Danish Soft Drink Tax Reforms. Verfügbar unter https://pdfs.semanticscholar.org/3b66/5e877e13c9d0c72087abb45d64ea611fb3d6.pdf (zuletzt aufgerufen am 02.12.2019).

THALER, Richard H./Sunstein, Cass R. (2009): Nudge – Wie man kluge Entscheidungen anstößt. Berlin.

CHRISTOPH SCHELD

Alles bio – muss Nachhaltigkeit teurer sein?

Ist bio besser? Ob Bio-Lebensmittel per se gesünder sind als konventionelle, darüber lässt sich streiten. Ziemlich unstrittig ist allerdings: Bio ist besser für die Umwelt. Bio-Standards bei der Tierhaltung mindern Tierquälerei, Bio-Anbaumethoden auf dem Feld halten die Böden gesund und vielfältig. Und die Verbraucher wollen Bio-Lebensmittel – wobei nicht alle dafür mehr bezahlen wollen oder können. Also: Warum ist Bio-Qualität nicht längst Standard?

Christoph Förster bewirtschaftet seit 2007 das Gut Marienborn in Büdingen in der Wetterau biologisch. Was hier passiert, erklärt der 53-Jährige auch gerne seinen Kunden, wie z.B. der Belegschaft eines Restaurants, das vom Gut mit Schweinefleisch beliefert wird.

Die Schweinemast ist das Kerngeschäft von Christoph Förster. 600 Plätze hat er für Schwäbisch-Hällische Landschweine. Kopf und Hintern sind bei dieser Rasse schwarz, dazwischen sind sie schweinchenrosa. Auf Marienborn haben sie Auslauf und Tageslicht und erhalten Medikamente nur, wenn es unbedingt nötig ist – so wie es die Richtlinien des Bioverbands Naturland vorschreiben.

Die Schweine laufen auf Stroh, nicht auf Spaltenböden, sie bewegen sich im Freien – wenn sie wollen, und das im Sommer wie im Winter. Christoph Förster beschreibt mit einigem Stolz den Stall, in dem seine Schweine leben: „Hier sieht man jetzt: Die sind halt jetzt auch mit dem Rüssel immer untendrunter im Stroh. Hier sind immer noch mal ein paar Rest-Getreidekörner drin, und da sind die immer am Rüsseln und am Machen. Das macht halt ein Schwein in der freien Wildbahn auch. Und in der konventionellen Landwirtschaft haben sie das halt nicht. Da sind Betonspalten, mittlerweile werden auch Raufen reingehängt, dass sie ein bisschen Spielmaterial haben. Aber bei uns haben sie halt viel mehr im Angebot. Deshalb haben wir auch nicht das Problem mit Schwanzbeißen oder sowas."

Die kleinen Schweinchen fressen Bohnen und ein Schrotgemisch aus dem Bio-Getreide, das Christoph Förster auf satten 300 Hektar Ackerland anbaut. Industriell hergestelltes Kraftfutter ist tabu. Das alles hat seinen Preis, erklärt der Biobauer: „Ferkelerzeugung ist halt doppelt so teuer. Weil man geringere Würfe pro Sau hat als bei der konventionellen Tierhaltung. Die Tiere müssen alle mit heimischen Eiweißträgern gefüttert werden, was relativ teuer ist. Und auch da wieder: Das Platzangebot mehr als dreimal so groß wie im konventionellen Anbau. Und das verteuert halt alles. Der Arbeitsaufwand ist wesentlich höher, weil mit Stroheinstreu gearbeitet wird. Das Platzangebot ist viel größer, so sind die Baukosten teurer und damit verteuert sich das alles."

Das bestätigt auch Andreas Gattinger. Er ist Professor für Ökologischen Landbau an der Justus-Liebig-Universität Gießen und rechnet vor: „Die Schweinehaltung im Bio-Landbau ist in der Tat eine der anspruchsvollsten Betriebsformen, die es so im Tierhaltungsbereich gibt. Jedes Schwein braucht täglich einen Auslauf an die frische Luft, und das zu vereinbaren heißt: Es können weniger Tiere gehalten werden. Und natürlich auch ökologisch erzeugtes Futter, was für Schweine als Monogastrier auch bedeutet: Bio-Getreide muss zugekauft oder im Betrieb erzeugt werden, was an sich ja auch schon einen höheren Preis hat."

Auf den Feldern von Bio-Landwirt Christoph Förster kann auch nicht immer Futtergetreide wachsen. Eine ausgewogene Fruchtfolge ist im Öko-Landbau essenziell. Alle sechs bis sieben Jahre stehen auf einem Feld zwei Jahre lang Klee oder Hülsenfrüchte, die sogenannten Leguminosen. „Gesundungsfrüchte", sagen die Bio-Bauern.

Sie geben dem Boden Stickstoff aus der Luft zurück. Zu Geld machen kann Christoph Förster sie nicht – das ist der Preis, den er zahlen muss, weil er als Biobauer keinen Kunstdünger ausbringen kann. Für die Umwelt ist das gut. Denn der Kunstdünger ist es, der für zu viel Nitrat im Grundwasser verantwortlich ist.

Auch die Bearbeitung des Bodens ist aufwendiger. Wer keine Pestizide spritzt, muss Unkraut hacken. Oder besser gesagt: hacken lassen. Christoph Förster präsentiert – nicht ohne Stolz – seine High-Tech-Hacke: „Das ist jetzt hier so eine kameragesteuerte Hacke. Die ist 4,50 Meter breit und hat eine Kamera mit zwei Linsen, die erfasst dann die Reihen. Man kann das einstellen: 2-reihig oder 4-reihig. Ein Hydraulikzylinder schiebt die Hacke nach links oder nach rechts, damit sie immer ganz nah an die Reihe ran läuft. Das ist eine sehr teure Technik. Diese Maschine kostet mit der Kamera 60.000 Euro. Deshalb muss sie auch eine gewisse Fläche bringen, damit es sich überhaupt rechnet."

Treibt diese Hightech die Preise hoch? Wie sieht das überhaupt aus mit dem Geld, verdient der Öko-Bauer mehr? Während die Mäster konventioneller Schweine mit etwa 1,65 Euro pro Kilo Schlachtgewicht auskommen müssen, erhalten Christoph Förster und seine Bio-Kolleginnen und -Kollegen etwa 3,70 Euro – also etwa zweieinhalb Mal so viel.[1] Mehr hängen bleibe deshalb trotz-

1 https://www.agrarheute.com/markt/tiere/bio-schweine-kleiner-markt-hohen-preisen-549691

dem nicht, erklärt Christoph Förster: „Wenn man sich mal so die Buchführungsabschlüsse von so Referenzbetrieben anguckt, die ähnlich gelagert sind – bio wie konventionell – dann ist mal der ökologische Landbau ein bisschen besser und mal der konventionelle. Also unter dem Strich tun wir uns über einen 5–10-Jahresschnitt nicht so viel."

Förster hat die Fakten alle im Kopf. Schließlich war er jahrelang hessischer Landeschef des Anbauverbands Naturland.

Muss Nachhaltigkeit teurer sein? Aus der Perspektive der Bauern und Bäuerinnen: ja. Denn kurz gesagt: Man muss mehr reinstecken und es kommt weniger raus.

Und wie sieht es im Handel aus? Lässt sich im Handel mit bio mehr Geld verdienen? Klingt erst mal logisch: Wer sich Gedanken macht, was und wo er einkauft, wer bereit ist, für Bio-Lebensmittel mehr zu zahlen, der schaut vielleicht auch nicht ganz so genau hin, wenn es eben noch ein bisschen mehr kostet.

Bei Rewe, einem der Branchenriesen, gibt man sich zugeknöpft, ein Interview kommt nicht zustande. Anders tegut. Mit nicht mal 300 Filialen und unter einem Prozent Marktanteil[2] ist das zwar ein Zwerg im Business, dafür aber mit einem eigenen Ansatz.

In der Unternehmenszentrale in Fulda hat der Geschäftsführer Thomas Gutberlet seinen Schreibtisch im Großraumbüro stehen, wie die der anderen Mitarbeiter auch. Gutberlet will nahbar bleiben – und versteht sein Unternehmen auch so.

Tegut ist in mancher Hinsicht Pionier. Schon 1986 listete tegut Produkte von Alnatura – Bio-Lebensmittel in einem „normalen" Supermarkt. Was damals revolutionär war, ist heute Standard. Bei tegut macht das Bio-Segment inzwischen fast ein Drittel des Umsatzes aus.[3] Das Wachstum kam in Sprüngen. Verursacht zum Beispiel durch Skandale wie BSE oder Dioxin in Eiern. Thomas Gutberlet erklärt sich das mit der Sorge der Menschen um ihre Gesundheit: „Es ist so: Immer dann, wenn es um gesundheitliche Wirkung von Lebensmitteln geht und sich mehr Menschen damit beschäftigen, was sie gerade essen – aus den verschiedensten Gründen –, und je mehr Menschen sich damit beschäftigen, umso mehr sagen sie: Ich muss mehr auf die Inhaltsstoffe, mehr auf die Frage der Erzeugung achten. Und dann landen sie sehr oft bei Biolebensmitteln."

---

2 https://www.lebensmittelzeitung.net/handel/Ranking-Top-30-Lebensmittelhandel-Deutschland-2018-134606

3 https://www.tegut.com/e-book/tegut-bio-broschuere-2/online-anschauen.html#3

Bio ist natürlich auch bei tegut teurer, ganz klar, sagt auch Thomas Gutberlet. Konkret: Bio-Schweinefilet, abgepackt, eingeschweißt, Kühltruhe Supermarkt, kostet 36 Euro das Kilo. Etwa ein Drittel geht an den Erzeuger, also den Bauern. Noch mal etwa ein Drittel für Schlachthof, Verpackung, Transport. Und was schlägt der Handel drauf? Thomas Gutberlet rechnet die Marge vor: „Bei uns liegt der Aufschlag noch mal so ungefähr zwischen 20 und 30 Prozent, den wir brauchen, um Mitarbeiter, Miete, Kühlung und Kosten zu decken."

Ist das mehr als bei konventionellem Fleisch? Thomas Gutberlet sagt: nein. In der Filiale sei der Aufwand ungefähr gleich. Egal ob Bio oder konventionelles Schweinefleisch in der Kühltheke liege. Tatsächlich meint der Geschäftsführer von tegut, dass an Bio teilweise sogar weniger verdient werde: „Wir verdienen an manchen Stellen sogar weniger, weil es sehr viel komplizierter ist, diese Ware zu handeln. Es ist aufwendiger, erst mal schon, sie zu bekommen, man muss sie suchen, sie wird einem weniger angeboten. Die Industrie kommt eher und möchte ihre Dinge vermarkten, bei Bio muss man gucken und jemanden finden, mit dem man das macht. Und zum anderen zum Beispiel bei Obst und Gemüse: Sie müssen viel genauer auf die Frischhaltung achten, Sie müssen besser mit den Waren umgehen, sie sind lebendiger, sie sind vielfältiger, das ist schön, aber sie machen auch mehr Aufwand."

Doch tegut-Chef Gutberlet kommt auch gleich mit einer Einschränkung. Bei Fleisch sei die Differenz zum konventionell erzeugten Produkt zweifellos groß. Bei Backwaren aber fast nicht existent: „Das Getreide ist zwar teurer. Aber der Preis des Brotes wird viel weniger durch das Getreide bestimmt als der Preis des Fleisches durch den Preis der Erzeugung des Fleisches. Stattdessen haben Sie dort die Arbeit des Backens, den Transport, die Frischehaltung, also eine ganze Menge anderer Dinge, die Sie sehr gut und prozessoptimiert und ein gutes Produkt machen können, ohne dass der Einstandspreis des Bio-Getreides in der gleichen prozentualen Form aufschlägt, so dass wir in der Lage sind, zum Beispiel bei Herzberger[4] unsere Bio-Brote zum gleichen Preis zu verkaufen wie ein konventioneller Bäcker seine Brot- und Backwaren auch verkauft."

Muss Nachhaltigkeit teurer sein? Aus der Perspektive des Handels gilt: Prinzipiell ja, aber nicht bei allen Produkten im gleichen Maße.

Auch bei den Discountern gibt es ganz selbstverständlich Bio-Ware zu kaufen, häufig im Rahmen einer Kooperation mit einem der großen deutschen Bio-Anbauverbände. Rewe arbeitet mit Naturland zusammen, Kaufland mit deme-

---

4 herzberger bäckerei GmbH, gehört zur tegut-Gruppe. Geschäftsführer von Herzberger ist auch tegut-Chef Thomas Gutberlet.

ter und Lidl mit Bioland. Aber prallen da Welten nicht aufeinander: die Billigheimer von Lidl und die Öko-Pioniere von Bioland? Passt das wirklich zusammen? Klar, sagt Andreas Schmid-Eisert, Vorstand von Bioland Hessen, von unfairen Praktiken oder Druck könne er nicht berichten: „Die Absprache, dass faire Preise bezahlt werden sollen, dass nicht über die Preise geworben werden soll – was Lidl und Aldi natürlich sonst im ganz großen Stil machen – bei Bioland-Produkten ist das ausdrücklich verboten. Es ist geregelt, dass nicht bei anderen Produkten der Anschein erweckt werden soll, sie seien von Bioland, indem die nebeneinander stehen im Laden, also dort sind klare Absprachen getroffen und meines Wissens wurden die bisher auch eingehalten."

Muss Nachhaltigkeit teurer sein? Erstmal ja. Aber: Bio-Mentalität und Discounter-Philosophie sind offenbar kein Widerspruch.

Muss Nachhaltigkeit teurer sein? Alle bisherigen Überlegungen beziehen sich auf den Marktpreis, auf die Frage: Zu welchem Preis lässt sich ein Produkt verkaufen? Man könnte aber auch anders rechnen und in der Szene spielen das viele auch gerade durch. Die Debatte läuft unter dem Stichwort „True costs" – übersetzt also „wahre Kosten". Kurz gesagt geht es um die Frage, welche versteckten Kosten die Landwirtschaft verursacht.

Das sind zum Beispiel die Kosten der Wasserversorger, um Nitrat aus dem Grundwasser zu bekommen. Die Verbraucher zahlen das indirekt über kommunale Abwassergebühren. Auf den Preis der Lebensmittel werden sie aber nicht aufgeschlagen.

Oder die Kosten für Treibhausgas-Emissionen – die bisher keiner zahlen musste.

In den Marktpreisen für die Lebensmittel ist all das derzeit nicht einbezogen. Stark industrialisierte Lebensmittel erscheinen deshalb günstiger als Bio oder regionale Ware.

Wissenschaftler der Universität Augsburg haben versucht, zumindest einen Teil der versteckten Kosten zu berechnen. In ihrer 2018 erschienenen Studie „How much is the dish?" untersuchen sie Klimabilanz und die Nitratbelastung in der Lebensmittelproduktion. Das Ergebnis: Die höchsten externen Folgekosten hat konventionell hergestelltes Fleisch. Das müsste eigentlich fast dreimal so teuer sein, schreibt der Wirtschaftsinformatiker Dr. Tobias Gaugler vom Institut für Materials Resource Management der Uni Augsburg.[5] Der Futtermit-

---

5 https://www.presse.uni-augsburg.de/unipressedienst/2018/jul-sep/2018_097/PD-97-18-Gaugler-Tollwood.pdf

telanbau, Beheizung und Belüftung der Ställe schlagen hier zu Buche. Auch industriell produziertes Kraftfutter wird mit hohem Energieaufwand hergestellt.

Zwar verursacht auch Bio-Fleisch Treibhausgase und andere Umweltschäden, aber eben weniger, stellen die Wissenschaftler fest – die versteckten Kosten sind laut der Studie im Vergleich zu konventionellem Fleisch nur halb so hoch.

Bei konventionell erzeugtem Obst und Gemüse müsste laut der Studie für die versteckten Umweltkosten knapp ein Drittel auf den Preis aufgeschlagen werden, bei Bio-Obst und -Gemüse viel weniger, gerade einmal 6 Prozent.

Viele Umweltfolgen konnten die Forscherinnen und Forscher gar nicht einrechnen. Zu den Themen Pestizid-Belastung oder Antibiotika-Resistenzen war die Datenlage zu dünn.

Das Thema der „true costs", der „wahren Kosten" treibt auch Christoph Förster um, den Bio-Landwirt vom Gut Marienborn: „Ich möchte nicht über meine konventionellen Kollegen schimpfen. Die sind auch in einer richtigen Bredouille. Aber wenn man mal die Kosten umlegen würde, die die konventionelle Landwirtschaft verursacht – wir haben das große Thema Nitrat – wenn das alles auf den Endpreis des Produktes mal umgelegt werden würde, dann wäre Bio spottbillig."

Vor allem der mineralische Stickstoffdünger belaste die Gewässer sehr, da sind sich der Landwirt, der Wissenschaftler und der Händler einig. Bio-Bauer Christoph Förster kann erklären, warum das so ist: „Unser Stickstoff ist viel langsamer verfügbar als der mineralische Stickstoff. Mineralischen Stickstoff schmeiße ich auf den Boden und mit ein bisschen Feuchtigkeit ist ein Großteil pflanzenverfügbar. Das ist im Ökolandbau nicht so. Gerade im zeitigen Frühjahr, wenn die Böden nass und kalt und die Mikroorganismen im Boden nicht aktiv sind, dann wird auch kein Stickstoff freigesetzt. Deswegen trägt der Ökolandbau auch viel zu Gewässerschutz bei, weil der Stickstoff immer dann freigesetzt wird, wenn die Pflanze auch die Nährstoffe braucht. Und im konventionellen Landbau ist er sofort verfügbar. Somit gibt es da halt mehr Auswaschungen als im Ökolandbau."

Das ist besser für das Grundwasser, das Endprodukt wird aber eben teurer.

Muss Nachhaltigkeit teurer sein? Nein, wenn man ehrlich rechnen würde, sagt auch Andreas Gattinger, Professor für Ökologischen Landbau an der Universität Gießen. Gemeinsam mit anderen Agrarwissenschaftlern aus ganz Deutschland hat er eine Meta-Studie erstellt (Sanders/Heß 2019). Darin stellen die Forscher die Frage andersherum: Was bringt uns Bio? Wie kann man die gesellschaftlichen Leistungen, die der Öko-Landbau erbringt, quantifizieren? Andreas Gattinger fasst die Ergebnisse knapp zusammen: „Dabei kam raus, dass im

Bereich ‚Boden-Pflanze' der Ökolandbau in der Lage ist – wenn 100 Prozent der landwirtschaftlichen Fläche in Deutschland ökologisch bewirtschaftet werden würden –, bis zu 95 Prozent der Bodenemissionen zu kompensieren. Lachgas und CO_2, was aus den landwirtschaftlichen Böden emittiert wird, können wir durch ökologischen Landbau rückgängig machen. Insofern hätten wir schon 40 Prozent der landwirtschaftlichen Treibhausgasemissionen in ganz Deutschland durch 100-prozentigen Ökolandbau reduziert."

Viele Leistungen, zum Beispiel zum Gewässerschutz oder zum Erhalt der Artenvielfalt, liefern Öko-Landwirte, wie Christoph Förster erklärt, sozusagen frei Haus: „Wir bauen alle möglichen Kulturen an, das ist auch so ein Merkmal des Ökolandbaus. Wir sind sehr vielseitig: Sonnenblumen, Getreide, Sojabohnen, Ackerbohnen, Roggen, Triticale[6], Gerste, Winterweizen, Kartoffeln, Kresse, Mohn bauen wir auch an – also es ist wirklich sehr vielseitig."

Wo viele unterschiedliche Kulturen angebaut werden, blüht fast immer irgendwas. Genug Nahrung für Insekten.

Vergütung für diese positiven Effekte des Öko-Landbaus gibt es nur wenig – über Subventionen; die regelt die Europäische Union. Wie diese Leistungen stärker vergütet werden können, darüber wird aber in Brüssel nur zögerlich diskutiert.

Es gibt auch Berechnungen, die in Zweifel ziehen, dass Bio für alle wirklich besser für die Umwelt wäre. So etwa eine Studie, die britische Wissenschaftler 2019 in der Fachzeitschrift Nature veröffentlichten (Smith u.a. 2019). Sie kommen zu dem Schluss: Würde die Landwirtschaft in ganz England und Wales auf ökologische Produktionsmethoden umgestellt, würde das unter Umständen sogar zu mehr Treibhausgasmissionen führen – weil die geringeren Erträge zusätzliche Lebensmittelimporte nötig machten und so indirekt das Klima sogar mehr belasten könnten.

Brauchen wir ein ganz neues Konzept der Preisgestaltung von Lebensmitteln? Einzelhändler Thomas Gutberlet kann dieser Idee durchaus etwas abgewinnen: „Wenn die Belastung und die Vergütung mal näher aneinander angeglichen würden, dann wäre das einfach gerechter und würde auch den Landwirten – und an die muss man auch denken –eine Möglichkeit geben, mehr zu verdienen. Wer hat denn heute noch Lust in eine kleinteilige Landwirtschaft einzusteigen? Die Landwirte sind heute unter einem Druck, immer mehr auf Menge zu setzen und auf Größe zu gehen, um überhaupt noch auf einen Ver-

---

6 Kreuzung als Weizen („Triticum") und Roggen („Secale"). Wird in Deutschland überwiegend als Futtergetreide angebaut.

dienst zu kommen. Wenn man da nicht die Strukturen ändert, können sich auch die Landwirte nicht ändern. Jetzt machen wir immer Druck auf die Landwirte: ‚ändert euch mal, macht's mal anders', aber wir sind nicht bereit, die Strukturen anzupassen. Ich glaube, das ist sehr unfair gegenüber den Landwirten."

Muss Nachhaltigkeit teurer sein? Bio wird zumindest auf absehbare Zeit teurer bleiben als konventionell hergestellte Lebensmittel. Die Nachhaltigkeit hat ihren Preis. Gewünscht wird sie aber von vielen, allen voran den Kunden.

Auch die Politik setzt auf Bio: Hessen soll Vorreiter werden in Sachen ökologisch bewirtschaftete Fläche. Während die Bundesregierung „mittelfristig" einen Anteil von 20 Prozent anpeilt,[7] hat sich die schwarz-grüne Landesregierung ein ambitionierteres und vor allem zeitlich konkreteres Ziel in den Koalitionsvertrag geschrieben: 25 Prozent bis 2025.[8]

Grundsätzlich ist das ein gutes Ziel, meint Christoph Förster, der Biobauer. Aber der Markt müsse auch hinterherkommen: „Uns Betrieben wäre es, glaube ich, lieber, die Signale kämen vom Markt: ‚wir brauchen mehr Bioware – baut an.', als umgedreht. Jetzt sagen wir: ‚Ok, wir produzieren jetzt erst mal und dann muss der Markt wachsen.'"

Die Produktion von ökologisch erzeugten Lebensmitteln im großen Stil sei durchaus möglich, bestätigen Landwirte und Wissenschaftler. Doch im Moment ist Bio nach wie vor eine Nische. Auch wenn man versucht ist, das anders wahrzunehmen, wo doch gefühlt an jeder Straßenecke ein neuer Bioladen aufmacht – zumindest in den großen Städten.

2018 wurden nach Zahlen des Bundes Ökologische Lebensmittelwirtschaft (BÖLW) knapp neun Prozent der landwirtschaftlich genutzten Fläche in Deutschland ökologisch bewirtschaftet.[9] Hessen liegt mit 14,5 Prozent über dem Durchschnitt.[10]

Im Handel wächst Öko zwar seit Jahren konstant, trotzdem gaben die Verbraucher 2018 im Schnitt gerade mal gut 130 Euro pro Kopf für Bioware[11] aus. Das sind 5,3 Prozent ihres Budgets für Lebensmittel.

Können wir Kunden uns zumindest künftig auf billigere Bio-Lebensmittel einstellen? Und ist das überhaupt erstrebenswert? Nein, sagt tegut-Chef Thomas

---

7 https://www.bmel.de/DE/Landwirtschaft/Nachhaltige-Landnutzung/Oekolandbau/_Texte/VeroeffentlichungZukunftsstrategieOekologischerLandbau.html

8 S. 103 Koalitionsvertrag schwarz-grün: https://www.hessen.de/sites/default/files/media/staatskanzlei/koalitionsvertrag_20._wahlperiode.pdf

9 https://www.boelw.de/service/mediathek/broschuere/die-bio-branche-2019/

10 https://umwelt.hessen.de/landwirtschaft/oekologischer-landbau

11 Agrarmarkt-Informations-Gesellschaft https://www.ami-informiert.de/ami-maerkte

Gutberlet, und bringt in der Antwort auf diese Frage gleich sein Wertegerüst unter: „Fleisch muss so viel kosten. Das andere Fleisch müsste auch so viel kosten. Dass es nicht so viel kostet, liegt daran, dass wir mit der Schöpfung nicht gut umgehen an vielen Stellen. Das ist auch der Grund, warum man ja manchmal Berichte über bestimmte Tierhaltung sieht. Wenn man das dauernd auf Kosten optimiert, leidet letztendlich irgendein Teil der Wertschöpfungskette. Und das ist entweder das Tier oder der Landwirt oder irgendjemand anderes, aber das geht nicht auf. Lebensmittel haben einen bestimmten Preis und den brauchen sie auch."

Die Haltung zu Lebensmitteln müsse sich wandeln, der Sonntagsbraten ein Sonntagsbraten bleiben. Kein Mensch brauche dazu noch den Dienstags- und Donnerstagsbraten.

Der Gießener Agrarwissenschaftler Andreas Gattinger bringt es so auf den Punkt: „Der Bio-Landbau verfolgt nicht das Ziel, das konventionelle Schnitzel durch ein Bio-Schnitzel zu ersetzen."

Erzeuger, Industrie, Wissenschaft und Handel – wichtige Akteure, wenn es um die Frage geht, wie künftig unsere Lebensmittel produziert werden sollen. Doch der mächtigste Akteur – da sind sich alle einig – bleibe der Verbraucher. Und der ist kompliziert, sagt Bio-Bauer Christoph Förster: „Der Verbraucher ist natürlich auch ein bisschen schwierig. Sie finden das alles supertoll, die Bio-Lebensmittel. Aber wenn sie dann auf den Preis gucken, sieht es dann auch wieder ganz schnell anders aus."

Alles bio? Damit viele Arten existieren, Tiere gut leben können, die Böden fruchtbar bleiben, würde es helfen, wenn sich in den Köpfen der Verbraucherinnen und Verbraucher etwas ändert. Beim Einkaufen nachzudenken, zu welchem Produkt man greift: wo es herkommt, wie es produziert wurde und ob es wirklich noch ein weiteres Stück Fleisch sein muss. Teurer ist die Nachhaltigkeit nur auf den ersten Blick. Bezahlen müssen wir Kundinnen und Kunden sie nämlich ohnehin. Es fragt sich nur, an welcher Stelle.

Literatur

Aufbruch im Wandel durch Haltung, Orientierung und Zusammenhalt. KOALITIONSVERTRAG zwischen CDU Hessen und BÜNDNIS 90/DIE GRÜNEN Hessen für die 20. Legislaturperiode. Verfügbar unter https://www.hessen.de/sites/default/files/media/staatskanzlei/koalitionsvertrag_20._wahlperiode.pdf (zuletzt aufgerufen am 02.12.2019).

Bundesministerium für Ernährung und Landwirtschaft: Zukunftsstrategie Ökologischer Landbau. Impulse für mehr Nachhaltigkeit in Deutschland. Verfügbar unter https://www.bmel.de/DE/

Landwirtschaft/Nachhaltige-Landnutzung/Oekolandbau/_Texte/VeroeffentlichungZukunftsstrategieOekologischerLandbau.html (zuletzt aufgerufen am 02.12.2019).

„How much ist he dish?“ – Was kosten uns Lebensmittel wirklich? Studie der Universität Augsburg im Auftrag der Tollwood GmbH und Schweißfurth Stiftung: Verfügbar unter https://www.tollwood.de/wp-content/uploads/2018/09/20180914_how_much_is_the_dish_-_was_kosten_uns_lebensmittel_langfassungfinal-2.pdf (zuletzt aufgerufen am 02.12.2019).

Redaktion LZ (Lebensmittel-Zeitung) (2018): Ranking: Top 30 Lebensmittelhandel Deutschland 2018. Deutscher Fachverlag GmbH. Verfügbar unter https://www.lebensmittelzeitung.net/handel/Ranking-Top-30-Lebensmittelhandel-Deutschland-2018-134606 (zuletzt aufgerufen am 02.12.2019).

Sanders, Jürn/Heß, Jürgen (2019): Leistungen des ökologischen Landbaus für Umwelt und Gesellschaft. Thünen Report 65. Hrsg: Johann Heinrich von Thünen-Institut, Braunschweig. Verfügbar unter https://www.thuenen.de/media/publikationen/thuenen-report/Thuenen_Report_65.pdf (zuletzt aufgerufen am 29.11.2019).

Smith, Laurence/Kirk, Guy J. D./Jones, Philip J./Williams, Adrian G. (2019): The greenhouse gas impacts of converting food production in England and Wales to organic methods. Nature Communications 10, no. 4641. Verfügbar unter https://www.nature.com/articles/s41467-019-12622-7 (zuletzt aufgerufen am 02.12.2019).

tegut … gute Lebensmittel GmbH & Co. KG (Hrsg.): „Ich versteh nur Bio. Was Bio bedeutet und warum wir es gut finden.“. Verfügbar unter https://www.tegut.com/e-book/tegut-bio-broschuere-2/online-anschauen.html#3 (zuletzt aufgerufen am 02.12.2019).

Zinke, Olaf (2018): Bio-Schweine: Kleiner Markt mit hohen Preisen. In: agrarheute, Deutscher Landwirtschaftsverlag GmbH. Verfügbar unter https://www.agrarheute.com/markt/tiere/bio-schweine-kleiner-markt-hohen-preisen-549691 (zuletzt aufgerufen am 02.12.2019).

ANNE BAIER

Die neue Macht der Verbraucher*innen

Wie kann der/die Einzelne mit Ernährung die Welt tatsächlich ein Stück gesünder halten? Ist Vegan-Essen wirklich besser für die Umwelt? Sollten wir vielleicht auf Insekten als Protein-Quelle umsteigen? Oder warum nicht ganz anders denken: Omas Rezepte für's Kochen mit Innereien rauskramen und mutig probieren – Stichwort Ganzkörperverwertung –, die werden sonst weggeschmissen oder in Drittweltländer verramscht.

Wird Welternährung nicht auch von jedem und jeder Einzelnen gemacht? Gerade auch von Menschen, die mitten in der Stadt Gärten anlegen, in Kooperativen vor Ort Bio-Gemüse anbauen, neue regionale Lieferketten aufbauen und konsequent nachhaltig leben. Was kann bewusste Ernährung tatsächlich ändern? Wie viel Macht haben Verbraucher*innen?

Jeder Mensch verbraucht Luft, Wasser, Energie, Früchte, Fleisch, Gemüse, Zucker, Kleidung, Bücher – das sind seine Mittel zum Leben, seine Lebensmittel!

Wer einkauft, trifft jedes Mal eine Entscheidung –bewusst oder unbewusst. Gerade wenn es um Essen geht, wird daraus für immer mehr Menschen eine ethische Frage. Was kaufe ich und wie viel?

In der Warenwelt ist jeder Mensch ein Verbraucher oder eine Verbraucherin! Ein Wesen, das die Dinge zum eigenen Nutzen aufbraucht. Das Wort signalisiert etwas: „Verbrauch" – da ist etwas weg. Aber darf man im Kreislauf der Natur als Verbraucher einfach nur immer etwas wegessen oder kann man etwas tun für den Kreislauf?

Wenn Menschen genug zu essen haben, ist Ernährung Ausdruck von Status. Kaviar und Hummer, Champagner und teure Weine – Luxus drückt sich unter anderem beim Essen aus. Genauso ist Essen ein Statement zur Weltlage. Ich esse kein Hühnchen aus Massentierhaltung, ich weigere mich, Produkte aus einem Land zu kaufen, dessen Regierung sich politisch inkorrekt verhält. Fastfood, Billigfleisch und Verpackungsmüll – wer das kritisiert, macht das nicht selten durch seine Kaufentscheidung deutlich.

Für die Verbraucherforschung ist Konsum ein wichtiger Indikator für Lebensstil, Lebensgefühl und die Einstellung zur Umwelt. Immer mehr Menschen sind überzeugt, dass sie mit ihren Lebensmitteln auch die Basis für Gesundheit, eine intakte Umwelt und ein faires Wirtschaftsleben legen. Sie suchen deshalb nach Alternativen, indem sie nicht alles fraglos essen, sondern sich bewusst ernähren.

Für manche heißt das, auf Fleisch verzichten, einige kaufen nur regionale und saisonale Produkte. Andere fragen sich: Bringt es einen Effekt für die Umwelt, mehr Nahrung aus Insekten zu essen? Und hilft es, wenn Konsumenten auch wieder zu Produzenten werden, zum Beispiel durch Urban Gardening-Projekte, SoLAwis – Solidarische Landwirtschaften – oder die allgemein zu bemerkende neue Lust am Gärtnern und am Anbau von eigenem Obst und Gemüse? Ein Umdenken habe eingesetzt, meint die Münchner Soziologin Christa Müller: „Die kleinen Projekte sind ja eine Antwort auf die großen globalen Probleme. Wenn diese nicht so überwältigend groß wären, hätten die kleinen Projekte gar nicht diese Strahlkraft und Wirkungskraft. Das bedeutet nicht, dass sie sofort die Dinge verändern, sondern es bedeutet einfach, dass sich überall die Gesellschaften nach innen und nach außen im Umbruch befinden und dass unterschiedlichste Akteure Antworten suchen."

Die Urban-Gardening-Bewegung ist dafür ein Beispiel. Weltweit hat sich das Großstadt-Gärtnern durchgesetzt. Im Frankfurter Gallusviertel, eingerahmt von Wohnblocks und Parkplätzen, liegt ein schmaler, etwa 500 Meter langer Grünstreifen. Ein heller Kiesweg führt durch das langgezogene Grundstück, rechts und links gesäumt von vielen kleinen und größeren Hochbeeten. Auf dem hellgrünen gebogenen Schild über dem Eingang steht: „Gallus Garten – gemeinsam gärtnern". Jessica Wiegand kennt hier jedes Beet und auch die Besitzerinnen und Besitzer dazu. Sie organisiert und vergibt die Beete, an alle, die in diesem dicht besiedelten Frankfurter Stadtteil Lust haben zu gärtnern, selbst zu pflanzen, zu gießen, zu ernten. Seit 2016 gibt es den Garten, fast alle Beete sehen gut gepflegt aus. Die Nachfrage wächst, berichtet die Stadtgärtnerin: „Da hinten haben wir Schnittlauch, Dill und Basilikum und verschiedene Salate, dann haben wir hier ein Beet für Insekten und Nützlinge, das andere soll ein Beet für Heilkräuter werden, da müssen wir noch Pflanzen einsetzen. Je mehr wir hier draußen sichtbar sind, desto mehr kommen Leute und fragen ‚Kann ich mitmachen und was muss ich denn tun?' Wir haben über 100 Beete und die meisten sind auch vergeben."

So ist der städtische Grünstreifen zu einem Ort der Umweltbildung geworden. Hier werden Konsumenten zu Produzenten, begeistert sich Jessica Wiegand für ihr Projekt: „Es hat einen ganz anderen Wert, weil man sieht, wie es wächst und was für eine Arbeit und Mühe da drinsteckt.

Gerade jüngere Vertreterinnen und Vertreter der urbanen Gartenbewegung wollen urban leben, aber sie wollen dennoch nicht auf die Möglichkeiten verzichten, die das Gärtnern bietet. Sie wollen wissen, wo das Gemüse wächst, wie Gemüse wächst, welche Sorten lokal angepasst sind, was gerade reif ist und wie saisonales Gemüse z.B. schmeckt."

Die Soziologin Christa Müller ist Geschäftsführerin der gemeinnützigen Stiftung mit dem Namen „anstiftung" (https://anstiftung.de).Gleichzeitig erforscht sie urbane „Do- it-yourself-Räume" und stellt fest: Es gibt sie, die neue Macht der Verbraucher und Verbraucherinnen: „Überall gibt es solche Projekte und sie zeigen auch, dass die Selbstversorgung mit regionalem und saisonalem Gemüse auf jeden Fall eine größere Bedeutung gewonnen hat. Das bedeutet zwar nicht, dass die Leute nicht gleichzeitig auch widersprüchlich konsumieren und trotzdem noch die Ananas kaufen oder Orangen, aber auch das ließe sich über solidarische Landwirtschaften und faire Handelsbeziehungen stärker organisieren und auch hier geht es wieder um den Vorbildcharakter. Es geht darum, dass sich gerade jüngere Generationen ethisch anders orientieren."

Weg vom reinen Konsumieren hin zum Selbermachen. Das ist gar kein neues Phänomen. Schon Ende des 19. Jahrhunderts warnten Sozialreformer vor einem zügellosen Konsumismus. Damals war Florence Kelley die erste Generalsekretärin der National Consumers League NCL, einer amerikanischen Verbraucherorganisation. Sie setzte sich vehement gegen Kinderarbeit ein und für gesundheitliche und arbeitszeitrechtliche Standards. Anfang des 20 Jahrhunderts sagte sie:

> *To live means to buy, to buy means to have power, to have power means to have responsibility."*
>
> *Wer lebt, kauft ein, wer einkauft, hat Macht und Macht zu haben, bedeutet Verantwortung zu haben!*[1]

Ein Satz, der nichts an Aktualität eingebüßt hat und bis heute das Motto der NCL geblieben ist.[2] Nur die Auslegung hat sich geändert. Die Macht von Verbraucherinnen und Verbrauchern ist sehr oft von individuellen Entscheidungen geprägt: Der eine kauft nur im Bioladen ein, die andere baut selbst Gemüse an, wieder andere reduzieren den Fleischkonsum oder verzichten komplett auf Fertiggerichte.

Die verbale oder tatsächliche Abwendung von tierischen Produkten ist zu einem erkennbaren Trend geworden, drückt sich allerdings nicht in einem Rück-

---

1 Zit. nach Christian Bala und Wolfgang Schuldzinski 2015, S. 10

2 https://www.nclnet.org/to_have_power_means_to_have_responsibility

gang beim Pro-Kopf-Verbrauch an Fleisch aus.[3] Signale gegen Massentierhaltung gibt es viele, aber auch beim Gemüse und Obst gibt es Vorbehalte. Gregor Mitsch ist Informatiker und Mitglied der Arbeitsgruppe Ernährung des Bundes für Umwelt und Naturschutz Deutschland, BUND Bergstraße. Er ernährt sich nicht nur vegan, sondern achtet darauf, dass seine Ernährung auch regional und saisonal ist. Das heißt, er kauft bei einer solidarischen Landwirtschaftsinitiative in der Nähe sein Gemüse, wählt vor allem Sorten, die gerade wachsen, und weicht gegebenenfalls auf Alternativen aus, wie er berichtet: „Ich habe am Anfang auch viel Bananen gegessen und Avocados, weil es hieß, die haben viele Proteine usw. Im Laufe der Zeit hab ich gemerkt, ja gut, Proteine sind ja auch in Haferflocken, in Getreide, Linsen, Hülsenfrüchten. Und ich habe dann auch gemerkt, Avocado sind ja auch nicht das Beste, wegen des Wasserverbrauchs. Bananen werden eingeflogen, Bananen sind bei mir jetzt auch etwas Besonderes, bei mir ins Müsli kommen Äpfel rein! und zwar möglichst Bio-Äpfel aus Deutschland. Neuseelandäpfel nicht."

Gregor Mitsch möchte so essen, dass er Tierleid verhindert, sich gesund ernährt und einen Beitrag für eine bessere Welt leistet. Er will als Verbraucher Verantwortung für sich selbst, für die Umwelt und für andere übernehmen. Der Veganer ist der Überzeugung: Mit seinem konsequenten Verhalten ändert er auch ein wenig seine Umgebung: „Vor 10 Jahren oder zumindest vor 20 Jahren gab es noch keine vegan-Auszeichnung, mittlerweile steht in allen Supermärkten überall ‚vegan' drauf, sogar auf dem Wasser! Da denke ich mir dann, gut, das brauch ich jetzt auch nicht, aber zumindest die Auszeichnung gibt es und die kommt nicht daher, dass es irgendeiner beschlossen hat, sondern das kam daher, weil Leute das so wollten, und deswegen ist es auch so wichtig, dass jeder Einzelne das einfordert."

Bewusste Ernährung, weniger Massentierhaltung – bessere Klimabilanz? Wohl eher eine hypothetische Gleichung. Etwa 93 % der Deutschen essen Fleisch. In Zahlen fasst die Ernährungswissenschaftlerin Eleonore Heil das vom Institut für Ernährung an der Justus-Liebig-Universität Gießen zusammen: „Das ist ein pro-Jahres-Verbrauch von 60 kg, und wenn wir das nochmal um-

---

3 Zunahme der Vegetarier, aber kaum Rückgang im Fleisch-Pro-Kopf-Verzehr, Fleischatlas 2018, S. 12: https://www.boell.de/sites/default/files/fleischatlas_2018_iv_web.pdf. Von 1991 bis 2018: kleiner („tendenzieller") Rückgang des Pro-Kopf-Fleischverzehrs in Deutschland. https://de.statista.com/statistik/daten/studie/36573/umfrage/pro-kopf-verbrauch-von-fleisch-in-deutschland-seit-2000/. „Die zum Verbrauch verfügbare Gesamtmenge an Fleisch stieg 2018 im Vergleich zum Vorjahr um 0,8 %. Der hieraus errechnete Pro-Kopf-Verbrauch beträgt 88,6 kg und ist somit, nach zwei Jahren der rückläufigen Entwicklung, wieder gestiegen. Der geschätzte Pro-Kopf-Verzehr lag 2018 bei 60,1 kg."

rechnen auf das ganze Leben eines Deutschen, dann sind es insgesamt 1,5 Rinder, 29 Schweine und 880 Geflügeltiere, die gegessen werden."

Eleonore Heil leitet die Arbeitsgruppe Ernährungsökologie. Eines ihrer Schwerpunktthemen ist der Fleisch-Konsum: „Wenn ich mir Deutschland anschaue, hier gibt es einen leichten Rückgang an Fleisch und Fleischprodukten, die verzehrt werden. Schaue ich aber weltweit, prognostiziert die „Food and Agriculture Organization" tatsächlich noch einen Anstieg bis zum Jahr 2050 auf 455 Mio. Tonnen pro Jahr. Das hängt damit zusammen, dass es z.B. in Schwellenländern mittlerweile eine Annäherung an westliche Ernährungsformen oder die Ernährung der Industrieländer gibt. Damit meint man in erster Linie fastfood, und da ist noch ein Anstieg zu erwarten in den nächsten Jahren."

Angesichts des steigenden Fleischkonsums in den Schwellenländern mache es keinen Unterschied, ob ein paar Millionen Deutsche weniger Fleisch essen, sagen Kritiker. Die Agrarökonomin Nina Langen widerspricht: „Insgesamt ist der Bereich Ernährung, nach Mobilität und Bauen und Wohnen, einer der drei Ressourcen-intensivsten Sektoren, und deswegen macht es auch Sinn, sich den anzuschauen. Schön ist, –dass beim Handlungsfeld Ernährung jeder Einzelne doch einfacher etwas verändern kann. Anders ist das z.B. bei Mobilität, beispielsweise beim Weg zur Arbeit, das ist deutlich komplexer, als zu entscheiden, ob ich ein Brötchen mit Aufstrich A oder B essen mag."

Nina Langen ist Professorin an der TU Berlin und leitet dort das Fachgebiet Bildung für nachhaltige Ernährung und Lebensmittelwissenschaft. Sie forscht zum Konsumverhalten und hat sich in vielen Studien mit dem Thema „Nachhaltige Ernährung" beschäftigt. Der Klimawandel mag ein politisches Problem sein, aber er ist auch ein persönliches, sagt sie: „Essen ist politisch, weil ich durch meine Ernährungsentscheidung deutlich mache, welche Präferenzen ich habe, was mir wichtig ist, welche Werte ich vertrete. Ob es die Nachhaltigkeit ist oder eben was anderes, und deswegen ist es ein politisches Statement, wie ich mich ernähre!"

Der Verbrauch von Ressourcen, die Verarbeitung und der Konsum von Lebensmitteln stehen in direktem Zusammenhang mit der Klimaerwärmung. Darüber gibt es Untersuchungen. So kann man im Fleischatlas 2018, den der BUND, die Heinrich-Böll-Stiftung und die deutsche Le Monde Diplomatique herausgegeben haben, lesen:

> *Weniger und eine umweltschonende Tierhaltung – das sind klimafreundliche, wirksame Mittel für globale Nachhaltigkeit und Gerechtigkeit. Eine bessere Tierhaltung funktioniert nur mit weniger Fleischkonsum. Industrieländer sollten ihn um die Hälfte reduzieren.*

Aktuell verursacht ein Bundesbürger knapp 12 Tonnen des klimaschädlichen Gases CO_2 pro Jahr – laut Umweltbundesamt[4] ist das viel mehr, als zum Erreichen der Klimaschutzziele gefordert wird. Auf eine Tonne sollten wir insgesamt kommen. Dabei ist eine Tonne in etwa so viel, wie wir im Jahr allein durch unsere Ernährung verursachen. Es lohne sich, im Alltag das Konsumverhalten zu überdenken, sagt die Agrarökonomin Nina Langen: „Ich glaube, es ist ein guter Start, bei den ganz alltäglichen Dingen darüber nachzudenken und sich bewusst zu machen, dass genau dieses Kleine ist, der Wasserverbrauch hier, das Essen da, welches Trinkwasser ich nehme, ob ich das aus dem Hahn nehme oder nicht, ob ich das aufbereiten möchte oder nicht, ob es ein Salami-Brötchen ist oder ein Vollkornbrot mit einem Aufstrich … Das ist die relevante Frage, die man sich jeden Tag selbst stellen darf."

Doch genau hier liegt die Herausforderung. Oft fehlen uns im Alltag Informationen über Ressourcenverbrauch oder CO_2-Bilanz eines einzelnen Produktes. Was soll ich kaufen, was ist nachhaltig angebaut? Kann ich meinen CO_2 Verbrauch senken, wenn ich statt dem Bio-Apfel aus Neuseeland den Apfel aus herkömmlicher Obstwirtschaft in Italien nehme? Auch die Wissenschaft kann noch längst nicht auf alle Fragen eine Antwort geben, sagt Professorin Nina Langen: „Man hat schon sehr viele Untersuchungen, beispielsweise zu Äpfeln, gemacht, wann ein Apfel nachhaltig ist, wo er herkommen kann im Winter und Frühjahr, was das mit der Lagerung hier zu tun hat, CO_2-Begasung versus Anlieferung des Neuseeländischen Apfels per Schiff – da zeigen sich große Unterschiede, je nach Jahreszeit, je nach Sorte, je nach Land, wo er herkommt. Das dann transparent zu machen auf der Ebene des einzelnen Produktes, ist überhaupt nicht einfach."

„Fair ist schwer", das war ein Spiegel-Titel aus dem Jahr 2007 über Ethik und Verbraucher-Verhalten. Doch es gibt Möglichkeiten, nachhaltiger zu essen. Z.B. Tiere wieder ganz zu verwerten und nicht nur die Lende oder die Brust–, das wäre eine solche Möglichkeit. Tatsächlich sind es immer nur Teile, die von einem Tier verwertet bzw. gegessen werden. Die Füße, die Ohren und der Kopf von Schweinen zum Beispiel für Schweinskopfsülze, beim Schwein nutzt man so bis zu 70 Prozent des Tieres. Laut der Ernährungsökologin Eleonore Heil sieht die Bilanz z.B. bei Rindern viel schlechter aus: „Aber beim Rind können es nur bis zu 50% sein, d.h. dass 50% des Tieres nicht in den Verzehr kommen, sondern entweder entsorgt werden oder in Biogasanlagen kommen oder ver-

4 https://uba.co2-rechner.de/de_DE/11,6 Tonnen pro Jahr /pp. https://uba.co2-rechner.de/de_DE/. Quelle Umweltbundesamt.

brannt und nicht gegessen werden können. Es gibt beim Rind sehr viele Knochen, die wir nicht essen können."

Viele Fleischreste werden allerdings zu Wurst oder Tierfutter verarbeitet. Ein Teil wird sogar exportiert. Welchen Beitrag können aber Verbraucher in dieser Kette der Fleischverwertung leisten? Sabine Knapp-Barthel ist Fleisch-Esserin und will mit ihrer Ernährung etwas für eine bessere Klimabilanz tun: „Hühnchen kauf ich nur noch als ganze Hühnchen. Ich kaufe auch Hackfleisch und Bratwurst, weil ich eben auch wichtig finde, dass nicht nur die Lende verkauft wird, aber ich kann nicht ein halbes Rind kaufen, dafür habe ich keine Tiefkühltruhe. Ich müsste das dann einkochen und das kann ich noch nicht."

Würden alle Schlachttiere ganzheitlich verwertet werden, ließen sich mit weniger Tieren deutlich mehr Menschen satt kriegen. Doch auch hier fehlt es oft ganz einfach am Wissen, wie man ganzheitlicher und nachhaltiger mit Lebensmitteln umgehen kann.

Der Kochbuchmarkt hat diese Marktlücke entdeckt und geht auf die Verbraucher ein, die verwerten statt verschwenden wollen. Ein verändertes Verbraucherverhalten schafft neue Angebote. Verbraucherinnen und Verbraucher regulieren damit durchaus den Markt.

Im Laufe der Geschichte hat es immer wieder Boykott-Aufrufe gegeben, um über das Verhalten von Verbrauchern politisch Druck zu machen. Im positiven wie im negativen Sinn. Verbraucherverhalten ist ein Machtinstrument, das zeigte sehr drastisch die NSDAP mit ihrem Aufruf „Kauft nicht bei Juden!" Die Nationalsozialisten haben damit in grausamer Weise ihre Politik der Judenvernichtung begonnen. Ganz anders der Boykottaufruf der evangelischen Frauen in den 1970er-Jahren:

„Kauft keine Früchte der Apartheid!"

„Kein Geld für Südafrikas Rassenpolitik!"

Über 15 Jahre lang gab es die Aufrufe, sich diesem Boykott beim Kauf von Obst oder Gemüse anzuschließen. Die wirtschaftliche Schwächung des Apartheid-Regimes in Südafrika war das Ziel. Am 15. Oktober 1990 wurde das erste Apartheidsgesetz gestrichen; bis 1994 fielen alle. Ein paar Jahre später wertete eine der Initiatorinnen des Boykotts, Hildegard Zumach, die Aktion vor allem wegen ihrer Signalwirkung als Erfolg. In einem Interview aus dem Jahr 1997 sagt sie: „Als wir dann zu der Überzeugung kamen, etwas tun zu sollen an einer Stelle, wo wir es auch wirklich in der Hand haben, nämlich als Verbraucherinnen, da ist etwas Wichtiges passiert, was auch, ich glaub das kann man sagen, Schule gemacht hat."

Es sind die Produktionsbedingungen, gegen die sich viele wenden, es ist die Verschwendung von wertvollen Lebensmitteln, die viele kritisieren, es ist der zum Teil unnötige Ressourcenverbrauch, weil zu viel weggeworfen wird.

Konkret richtet sich die Kritik auch gegen die Macht von großen Lebensmittelkonzernen, die den Markt dominieren. Die Listen der Vorwürfe zum Beispiel gegen den weltweit größten Lebensmittelkonzern Nestlé ist lang: Es geht um Plastikmüll und Kaffeekapseln, um Palmöl, das für die Herstellung von Schoko-Riegeln und vielem mehr verwendet wird – und dem große Flächen Regenwald zum Opfer fallen. Vor allem aber geht es den Kritikern um die umstrittene Wasserpolitik des Konzerns.

Die Kritik kommt an. Die Marktwirtschaft reagiert, weil Verbraucherverhalten eine Größe ist, die nicht unterschätzt wird. Und weil ein vorbildliches Verhalten werbewirksam ist.

Viele Supermärkte werben nämlich mittlerweile mit Produkten ohne Palmöl, bieten Gemüse ohne Plastikverpackung an, haben zunehmend mehr Bio-Produkte im Regal oder verzichten sogar ganz auf Produkte von umstrittenen Anbietern.

Dennoch: Lebensmittelregulierung ist ein sensibles Thema. Einer liberalen Gesellschaft etwa aufzuzwingen, wie und was sie essen soll, das ist heikles Terrain. So titelte die Boulevardpresse: „Die Grünen wollen uns das Fleischessen verbieten". Ein Aufschrei ging durch Deutschland. Die Initiative der GRÜNEN für einen Veggieday, bei dem sich Kommunen, öffentliche und private Einrichtungen verpflichten, durch ihre Großküchen an einem Tag nur Essen ohne Fleisch anzubieten, sorgte für Aufregung und kostete die GRÜNEN 2013 wahrscheinlich etliche Wählerstimmen. Ungeachtet dessen haben Unimensen oder Schulen[5], oft nach einer Abstimmung, inzwischen den Veggieday eingeführt.

Zwar gibt es den „ethischen Konsumenten", wie ihn die Verbraucherforschung nennt, und es gibt jede Menge Angebote für ihn. Doch scheint nur eine Minderheit bereit zu sein, ihr Einkaufsverhalten konsequent umzustellen. So lange es Fastfood-Ketten gibt, die Millionen investieren, um die Verbraucher auf ihre Produkte aufmerksam zu machen, so lange der schnelle Burger an der Ecke für viele einfach und attraktiv ist, so lange ist eine konsequente Veränderung nicht in Sicht.

Fragt man die Ernährungswissenschaftlerin Eleonore Heil aus Gießen, dann braucht es andere Ansätze als Verbote: „Wenn wir in der Breite ganz gute

---

5 Ein Beispiel: die Marburger Käthe-Kollwitz-Schule: https://www.kks-marburg.de/index.php/component/search/?searchword=Veggie&searchphrase=all&Itemid=102

Dinge erzielen möchten, haben einige Projekte gezeigt, dann sollten wir auf Nudging-Prozesse setzten und in Kantinen klimafreundliche Speisen anbieten, die schön platziert sind, die leicht zu bekommen sind und auch sehr schmackhaft aussehen, so dass man auch Lust und Freude daran hat, diese auszuwählen ohne den Beigeschmack, auf irgendwas verzichten zu müssen oder ein Verbot aussprechen zu müssen. Das würde dann auch wieder zu gegenteiligen Reaktionen führen."

„Nudging" nennt die Wissenschaft dieses Anstupsen von Verbraucherinnen und Verbrauchern hin zu einer bestimmten Konsumentscheidung. Zum Beispiel: Insekten zu essen. Schon jetzt ernähren sich weltweit etwa zwei Milliarden Menschen von Insekten. Zu den rund 2000 essbaren Insektenarten gehören vor allem Käfer, Raupen, Bienen, Wespen, Ameisen, Heuschrecken, Grillen und Mehlwürmer (siehe Fleischatlas 2018, S. 44). Sie sind eine gute Alternative zum Fleischkonsum – Insekten brauchen weniger Platz und Wasser als Rinder, Schweine oder Hühner und verursachen weniger Treibhausgas-Emissionen. Auch in Sachen Nachhaltigkeit gewinnen Insekten: Ihr essbarer Anteil ist mit 80 Prozent deutlich höher als zum Beispiel beim Rind oder Schwein.

Florian Gloger züchtet zusammen mit Kommilitonen an der Frankfurter Goethe-Universität Maden und verkauft sie in eigens konstruierten Boxen als Tierfutter. 2 cm ist die braune Made, die in 1000-facher Ausführung durch die Box von Florian Gloger kriecht. „Green Grubs" heißt das Projekt.[6] Florian isst die Maden auch selbst. Er hat länger als ein Jahr gebraucht, bis er sich dazu überwinden konnte – heute ist das kein Problem mehr für den Betriebswirtschaftsstudenten: „Wir haben die Maden schon mal angebraten und dann verköstigt, das war nicht so schlecht wie man denken würde, es schmeckt ein bisschen wie Chips. Das ist eine reine Kopfsache, vom Geschmack her ist daran gar nichts auszusetzten. Wenn man das zu Mehl verarbeitet oder ähnlichem, merkt man das gar nicht."

Es wird wohl noch eine Weile dauern, bis bei einem Dorffest auf dem Grill tatsächlich statt einer Bratwurst, ein Burger aus Buffalo-Würmern liegen wird. Doch in Hinblick auf Tierhaltung hat der Umweltgedanke schon viele Kleinzüchter überzeugt. Im Sommer 2019 waren alle Madenboxen ausverkauft. Und der Umweltgedanke ist ein unschlagbares Argument des stolzen Jungunternehmers: „Normalerweise wird als Proteinzusatz quasi in jeder Tierfütterung Soja oder Fischmehl verwendet. Soja wird sehr viel auf ehemaligen Regenwaldflächen

---

6 https://aktuelles.uni-frankfurt.de/forschung/studentisches-projekt-green-grubs-stellt-proteinreiches-tierfutter-her/

angebaut und es wird sehr viel CO_2 während der Produktion freigesetzt, Fischmehl ist ein Beiprodukt der Überfischung der Weltmeere, beides ist also extrem umweltschädigend. Mit der Made bieten wir eine Alternative, die nicht so umweltschädigend ist."

Insekten als Lebensmittel sind bei uns noch relativ neu. Seit 2018 sind sie in der EU als Lebensmittel zugelassen. Erste Studien zeigen, dass hier ein Markt entstehen kann, sagt die Lebensmittelforscherin Nina Langen, denn die Nachfrage ist da: „In Bezug auf die Burger-petties, die aus Insekten angeboten werden, und auch die Proteinriegel kann man sehen, dass eine sportaffine Gruppe als Zielgruppe durchaus bereit ist, das Produkt aufgrund der hohen Eiweißverfügbarkeit anzunehmen."

Es gibt sie, die neuen Wege, die Menschen einschlagen, um als Verbraucher und Verbraucherin einen Beitrag zu leisten für die eigene Gesundheit, für die Umwelt und für andere. Und sie können sich ihrer Macht dabei durchaus bewusst sein.

Literatur

ALBERT SCHWEITZER STIFTUNG: „Selbst wenn Sie Fleisch mögen …". Berlin.

BALA, Christian/Schuldzinski, Wolfgang (Hrsg.) (2015): Der verantwortungsvolle Verbraucher. Aspekte des ethischen, nachhaltigen und politischen Konsums. Verbraucherzentrale NRW. Düsseldorf.

BUND E.V., Heinrich-Böll-Stiftung, Monde diplomatique (Hrsg.) (2018): Fleischatlas. Berlin/Köln.

FOER, Jonathan Safran (2009): Tiere essen. Berlin.

HEIDBRINK, Ludger/Schmid, Imke (2009): Die neue Verantwortung der Konsumenten. In: APuZ 32–33.

JÜNGER, Wiebke (2015): Stadtgrün statt grau. 61 DIY-Projekte fürs Urban Gardening. Stuttgart.

MÜLLER, Christa (Hrsg) (2011): urban gardening. Über die Rückkehr der Gärten in die Städte. München. Verfügbar unter https://anstiftung.de/images/jdownloads/sonstige/urban_gardening.pdf (zuletzt aufgerufen am 29.11.2019).

ROBBINS, John (1995): Ernährung für ein neues Jahrtausend. Freiburg i. Br.

SERBSER, Wolfgang (Hrsg.) (2004): Humanökologie. München.

STOLLE, Dietlind/Micheletti, Michele (2005): Warum werden Käufer zu ‚politischen Verbrauchern'? In: Forschungsjournal NSB, 18 (4)

Links

Bundesministerium für Umwelt, Naturschutz und nukleare Sicherheit: Nachhaltiger Konsum. Verfügbar unter https://www.bmu.de/themen/wirtschaft-produkte-ressourcen-tourismus/produkte-und-konsum/nachhaltiger-konsum/ (zuletzt aufgerufen am 29.11.2019)

Evangelische Kirche in Hessen und Nassau: Frauen für Südafrika. Verfügbar unter https://www.ekhn.de/ueber-uns/geschichte/frauenbewegung-in-der- ekhn/meilensteine-und-initiativen/frauen-fuer-suedafrika.html (zuletzt aufgerufen am 29.11.2019)

Food and Agriculture Organization of the United Nations: Edible insects: future prospects for food and feed security. Verfügbar unter http://www.fao.org/docrep/018/i3253e/i3253e.pdf (zuletzt aufgerufen am 29.11.2019).

Food and Agriculture Organization of the United Nations: Der Beitrag von Insekten zu Nahrungssicherung, Lebensunterhalt und Umwelt. Verfügbar unterhttp://www.fao.org/3/i3264g/i3264g.pdf (zuletzt aufgerufen am 03.12.2019).

Goethe Universität Frankfurt am Main: Studentisches Projekt Green Grubs stellt proteinreiches Tierfutter her. Verfügbar unter https://aktuelles.uni-frankfurt.de/forschung/studentisches-projekt-green-grubs-stellt-proteinreiches-tierfutter-her/ (zuletzt aufgerufen am 29.11.2019)

https://www.ardaudiothek.de/kontext/ghana-und-das-globale-huhn-die-folgen-des-welthandels/59438802

Leonhardt, Ralph: Ohnemist.de: Ein Huhn zerlegen. Verfügbar unter https://www.ohnemist.de/ein-huhn-zerlegen (zuletzt aufgerufen am 29.11.2019)

Statista: Statistiken zu Nestlé. Verfügbar unter https://de.statista.com/themen/1424/nestle/ (zueltzt aufgerufen am 29.11.2019)

https://www.zeit.de/2018/22/nestle-vittel-mineralwasser-trinkwasser

Umweltbundesamt: CO_2-Rechner zum Berechnen der eigenen CO_2-Bilanz. Verfügbar unter https://uba.co2-rechner.de/de_DE/sc-food#panel-scenario (zuletzt aufgerufen am 29.11.2019).

Verbraucherzentrale: Insekten essen: Eine Alternative zum Fleisch? Verfügbar unter https://www.verbraucherzentrale.de/wissen/lebensmittel/auswaehlen-zubereiten-aufbewahren/insekten-essen-eine-alternative-zum-fleisch-33101 (zuletzt aufgerufen am 29.11.2019)

Zur National Consumers League: https://de.qwerty.wiki/wiki/National_Consumers_League (zuletzt aufgerufen am 29.11.2019)

National Consumers League: To have power means to have responsibility. Verfügbar unter https://www.nclnet.org/to_have_power_means_to_have_responsibility (zuletzt aufgerufen am 29.11.2019)

Artikel

AMANN, Susanne/Dohmen, Frank/Hawranek, Dietmar/Klawitter, Nils/Nezik, Ann-Kathrin/Schiessl, Michaela/Tietz, Janko/Tuma, Thomas: Fair ist schwer. In: SPIEGEL, 25.02.2013

EHRENSTEIN, Claudia: Deutsche wollen gesund und verantwortungsvoll essen. In: WELT, 04.10.2013

GLOSE, Jana: Warum Nestlé so unbeliebt ist: orange Handelsblatt, 05.06.2019

GRZANNA, Marcel: Das große Ganze im Blick. In: SZ, 13.09.2018

LEUBECHER, Marcel: Die Macht der Konsumenten kann die Welt verändern. In: WELT, 17.04.2014

LIEBRICH, Silvia/Pfaff, Isabell: Gigant der Skandale. In: SZ, 06.06.2019

SCHIERACK, Sarah: Warum so viele Menschen den Nestle-Boykott bejubeln. In: Augsburger Allgemeine, 03.03.2018

SIEBERT, Jasmin: Die Grille als Gaumenfreude. In: SZ 19.1.2019

UCHATIUS, Wolfgang: Ich habe kein schlechtes Gewissen mehr. In: ZEIT, 12.07.2019

VICIANO, Astrid: Mehlwurm zum Kaffee. In: SZ, 08.10.2018

CHRISTOPH KÄPPELER

Kann das weg oder ist das Essen? – Lebensmittelverschwendung

Der Film „Taste the waste“ von Dokumentarfilmer Valentin Thurn hat aufgerüttelt. Er zeigt zum Beispiel Landwirt Friedrich Wilhelm Graefe zu Baringdorf bei der Kartoffelernte mit seiner Erntemaschine. Zu kleine und zu dicke Kartoffeln werden sofort bei der Ernte wieder aussortiert oder erst gar nicht eingesammelt. Fast die Hälfte bleibt so liegen, sagt der Bauer: „Also, insgesamt werden 40 bis 50 Prozent aussortiert. Das ist ungefähr das, was liegenbleibt, und wer das nicht kennt, der denkt, hier sei noch gar nicht aufgesammelt worden: So viele Kartoffeln liegen hier noch!“

Schon am Anfang der Nahrungsmittelkette, also bei der Ernte, wird rund die Hälfte aussortiert, weil der Handel diese Kartoffeln nicht will. Im Film „Taste the waste“, was so viel heißt wie „Koste den Müll“, sieht man aber auch einen Rentner, der sich einen Eimer mit den liegengebliebenen Kartoffeln füllt. Er mache das öfter, sagt er, und damit komme er durch den Winter.

Im Handel, also im Supermarkt oder im Discounter, wird weiter aussortiert. Vor allem abgelaufene Lebensmittel, Gemüse und Obst, das nicht mehr ansehnlich ist.

Caro und Franzi „containern“, das heißt sie holen diese Lebensmittel aus Containern und Müllbehältern von Supermärkten. Containern ist in Deutschland verboten, Caro und Franzi sind dafür zu einer Geldstrafe verurteilt worden – wegen Diebstahls. Containerin Caro erklärt, wie viele gute Produkte weggeworfen werden: „Wenn man einmal containern war, sieht man, wie viel gutes Essen da tatsächlich noch drin ist. Ich persönlich finde das gerade bei tierischen Produkten, bei Milchprodukten, vielleicht auch Fleisch oder Fisch, je nachdem, wie gut die noch sind, einfach sehr schade, dass die in der Tonne liegen und nicht verwertet werden.“

Ihre Kollegin Franzi ergänzt: „Man findet eigentlich wirklich alles im Müll, von Oliven, Öl über Salz, Tee – und natürlich ganz viel Gemüse und Milchprodukte, Fleisch. Es ist eigentlich alles im Container zu finden.“

Von den Lebensmitteln, die es bis zu den Kunden schaffen, wird dann auch ein Teil nicht gegessen, ein Teil vergammelt im Kühlschrank, in der Speisekammer oder im Obstkorb.

Die Dänin Selina Juul, hat mit ihrem Kampf bei Kühlschränken und Gefriertruhen angefangen: „Stoppt die Lebensmittelverschwendung" heißt ihre Organisation. In vielen Gefrierschränken gebe es „UFO"s – „unidentifizierbare gefrorene Objekte", sagt Selina Juul. Einmal im Monat sollten Kühlschrank und Gefrierschrank durchforstet und solche Überbleibsel gegessen werden, appelliert sie in einem YouTube-Video: *„Stop using your refrigerators as graveyards for your food! We need to stop that!"*[1]

„Hört auf damit, Eure Kühlschränke als Friedhöfe für Euer Essen zu benutzen! Wir müssen das stoppen!"

Vergammelte Speisen im Kühlschrank, krumme Gurken und zu kleine Kartoffeln auf dem Müllhaufen, noch genießbare Ware im Container, weil das Mindesthaltbarkeitsdatum abgelaufen ist – Menschen werfen zu viel, zu schnell weg. Das fängt beim Apfel an, der eine faule Stelle hat, aber noch gut für den Apfelkuchen wäre, oder bei der Banane mit braunen Punkten auf der Schale.

Michael Rosenberger ist Moraltheologe an der katholischen Privatuniversität Linz in Österreich. Er findet, dass wir viel zu leichtfertig im Umgang mit Dingen seien: „Wenn heute ein Gemüse, ein Obst ein bisschen schrumpelig wird oder nicht mehr so ganz ansehnlich ausschaut, wird es gleich weggeworfen, obwohl es vielleicht noch sehr gut essbar ist und gut genießbar wäre. Aber wir haben einen so hohen Anspruch an die Frische und die Qualität unserer Lebensmittel, dass wir dann sehr leichtfertig Dinge wegwerfen."

Benedikt Jahnke hat an der Universität Bern darüber promoviert und arbeitet inzwischen als wissenschaftlicher Mitarbeiter im Fachgebiet Agrar- und Lebensmittelmarketing der Universität Kassel am Standort Witzenhausen. Er findet es wichtig, dass das Problem der Lebensmittelverschwendung ins Bewusstsein der Menschen gelangt: „Das Bewusstsein ist wahrscheinlich erst in den letzten zehn Jahren so wirklich auf das Thema Lebensmittelverschwendung aufmerksam geworden. Der Film ‚Taste the Waste' oder auch insgesamt das ‚Containern' haben für die Bewusstseinsbildung, für das Aufmerksammachen auf dieses Problem ganz entscheidend dazu beigetragen, dass man jetzt das Problem der Lebensmittelverschwendung viel stärker auf dem Schirm hat als noch vor 15 Jahren."

Auch Studenten seines Fachbereiches „Ökologische Agrarwissenschaften" containern und holen genießbare Lebensmittel aus dem Müll von Supermärkten. 2014 wurden drei Studenten angeklagt, Lebensmittel vom Gelände eines

---

1 https://www.youtube.com/watch?v=loYPRj_8K_M

Witzenhausener Supermarktes gestohlen zu haben. Aus Mangel an Beweisen wurden sie freigesprochen.

Sein Pausenbrot wegzuwerfen, sei eine Sünde, hörten früher Kinder von ihren Eltern. Man wirft Essen nicht weg, lehren die Religionen. Schon in der Bibel, im Gleichnis von der wunderbaren Brotvermehrung, ging es auch darum, sagt der Theologe Michael Rosenberger: „Da wird ja am Ende gesagt, dass die Reste von diesem reichhaltigen Mahl, das man da gefeiert hat, eingesammelt werden, und es waren zwölf Körbe voll, die übrig blieben. Man sammelt ein, weil man noch um die Kostbarkeit des Brotes und der anderen Speisen weiß. Es war eine ganz alltägliche Praxis, dass man die nicht einfach wegwirft, sondern dass man sie einsammelt und dann wiederverwendet. Und da kann man sehen, dass dieses Thema in den Religionen tatsächlich eine große Rolle spielt."

Wir müssen also wieder lernen, den Wert des Essens zu schätzen, die Arbeit der Bauern zu ehren. Nahrungsmittel sind etwas Kostbares – nicht nur in Mangelgesellschaften.

Im nordhessischen Witzenhausen ist der Fachbereich „Ökologische Agrarwissenschaften" der Universität Kassel angesiedelt. Professor Ulrich Hamm leitet das Fachgebiet Agrar- und Lebensmittelmarketing. Wie viele Lebensmittel sind es, die weggeschmissen werden? Ulrich Hamm kann das nur ungefähr sagen: „Es gibt ein paar ganz grobe Schätzungen: Eigentlich haben wir für Deutschland genauere Zahlen vorliegen, aber nicht für Europa und nicht für die Welt. In Deutschland spricht man davon, dass sich das irgendwo so um die 13 Millionen Tonnen Lebensmittel bewegt, die im Müll landen. Aber wenn wir das dann umrechnen, je Kopf der Bevölkerung, dann finden wir auch sehr unterschiedliche Angaben in der Literatur. Es gibt eine große Studie der Universität Stuttgart, die kam zum Ergebnis: 85 Kilogramm je Kopf und Jahr werden an Lebensmitteln weggeschmissen. Und eine andere Studie der Gesellschaft für Konsumforschung sagt: 55 kg je Kopf und Jahr. Egal, wie wir die Zahlen nehmen: Es ist sehr viel!"

Rechnet man nicht nur das, was die Verbraucher wegwerfen, sondern auch die Verluste bei Erzeugern und im Handel mit ein, geht pro Kopf noch mehr an Lebensmitteln verloren: Die Welternährungsorganisation der Vereinten Nationen, FAO, das steht für Food and Agriculture Organization, hat in einer Studie[2] für Europa und Nordamerika Zahlen genannt: 280 bis 300 Kilogramm pro Person pro Jahr. Die dänische Aktivstin Selina Juul sagt in ihrem Video anklagend:

2 http://www.fao.org/3/mb060e/mb060e.pdf

„At the moment, on this planet, 40 per cent of the world's agricultural land is used to grow food that no one eats!"[3]

„Derzeit werden auf diesem Planeten 40 Prozent der landwirtschaftlich genutzten Fläche dafür verwendet, Nahrungsmittel anzubauen, die niemand isst!"

Die Welternährungsorganisation FAO setzt sich mit der Initiative „Save Food" dafür ein, diesen Verlust und die Verschwendung von Nahrungsmitteln weltweit zu reduzieren.

Die Vereinten Nationen wollen bis 2030 die Mengen an Lebensmittelabfällen aus dem Handel und vom Endverbraucher halbieren. Diesem Nachhaltigkeitsziel haben sich auch die EU und die deutsche Bundesregierung angeschlossen. Forschungsprojekte der EU zu dem Thema, mit Namen wie „Refresh" oder „Fusions", sind allerdings inzwischen ausgelaufen.[4]

Der Litauer Vytenis Andriukaitis war bis 2019 EU-Kommissar für Gesundheit und Lebensmittelsicherheit. Er sagte 2016 in einem Interview, für ihn habe in diesem Amt von Anfang an der Kampf gegen die Lebensmittelverschwendung die wichtigste Priorität gehabt. Dies erklärte er mit seiner eigenen Geschichte: „Sie müssen wissen, dass ich in einem sibirischen Straflager geboren wurde. Wir haben in solchen Umständen gelebt, dass Lebensmittelverschwendung unvorstellbar gewesen wäre. Es war ein moralisches Verbrechen. Ich hätte meiner Mutter nicht mehr in die Augen blicken können, wenn ich auch nur die kleinste Menge Brei auf meinem Teller übriggelassen hätte. Das steckt ganz tief in mir drin. Für mich ist Lebensmittelverschwendung das Abstoßendste an der Konsumgesellschaft."[5]

Auch Theologe Michael Rosenberger sieht Lebensmittel als Geschenk: „Hier kann natürlich die Theologie tatsächlich etwas beitragen. Wenn wir in den Religionen die Lebensmittel als eine besondere Gabe des Schöpfers ansehen, die er für seine Geschöpfe bereitstellt, damit sie sich ernähren können, dann sind die Lebensmittel ein Geschenk. Und so wie man im alltäglichen Leben mit Geschenken besonders sorgsam umgeht, so gilt das natürlich auch für die Lebensmittel."

3 https://www.youtube.com/watch?v=loYPRj_8K_M

4 https://link.springer.com/article/10.1007/s00506-019-0575-z

5 https://eu-fusions.org/index.php/382-keynote-address-vytenis-andriukaitis-eu-commissioner-health-food-safety

Wie ist es dahin gekommen, dass wir so viel wegschmeißen? Das war lange anders, sagt Thomas Schmidt vom „Johann Heinrich von Thünen-Institut für ländliche Räume, Wald und Fischerei" in Braunschweig, einer Forschungseinrichtung des Bundesministeriums für Ernährung und Landwirtschaft. In der Nachkriegsgesellschaft zum Beispiel, ging man anders mit Lebensmitteln um, erinnert der Umweltwissenschaftler: „Wir hatten dort aber auch eine ganz andere Einkommenssituation. Dort wurde seinerzeit die Hälfte des Haushaltseinkommens für Lebensmittel ausgegeben. Heute sind es gerade noch neun Prozent des Haushaltseinkommens, die wir für Lebensmittel ausgeben. Das bedeutet, dass die Achtsamkeit, davon gehen wir mal aus, entsprechend gesunken ist, der Konsum entsprechend gestiegen und wir viele Verluste zu verzeichnen haben."

Die Lebensmittelkosten sind mittlerweile sehr niedrig im Vergleich zum Einkommen, sagt auch Ulrich Hamm: „Das sieht in ärmeren Ländern vollkommen anders aus. Da sind es Anteile von 60, 70 Prozent für die Lebensmittel. Und wenn man mal hier in der Geschichte etwas zurückschaut, dann weiß man auch, dass es in Kriegsjahren keine Lebensmittelverschwendung gab. Da wurde teilweise Baumrinde gegessen oder es wurden Ratten gejagt."

Heute herrscht zumindest auf dem amerikanischen Kontinent wie auch in europäischen Haushalten kein Mangel mehr. Weil ja von allem genug da ist, scheint es dann auch legitim, etwas wegzuwerfen?

Benedikt Jahnke hat erforscht, wo die meisten Lebensmittel im Müll landen: „Der Hauptanteil fällt bei den Privathaushalten an: Das sind über 50 Prozent. Dann sind der Handel und die Außerhaus-Gastronomie etwa zu gleichen Teilen mit fünf Prozent, sieben Prozent dabei. Je nachdem, welche Zahlen man sich anschaut oder welche Definition von Lebensmittelverschwendung, Lebensmittelabfall man auch nimmt – denn zum Teil wird in den Zahlen der UN oder der EU der ganze Bereich des Produzenten ausgeklammert und es wird erst ab dem Zeitpunkt gerechnet, wenn es dann weiterverarbeitet wird – sind es bei den Produzenten, also der Landwirtschaft, auch etwa 15 Prozent, die dort anfallen."

Die Welternährungsorganisation FAO unterscheidet zwischen „Nahrungsmittelverlusten" und „Lebensmittelverschwendung": „Food losses" und „Food Waste".[6] Nahrungsmittelverluste, so die FAO, gibt es vor allem bei der Ernte, beim Transport und bei der Lagerung. Für „Lebensmittelverschwendung" seien hauptsächlich die Händler und die Verbraucher verantwortlich.[7]

---

6 http://www.fao.org/food-loss-and-food-waste/en/

7 http://www.fao.org/fileadmin/user_upload/newsroom/docs/FAO%20ruft%20dazu%20auf%20weniger%20Lebensmittel%20zu%20verschwenden.pdf

Das meiste verschwenden also wir selbst, die Verbraucher und Konsumentinnen, jedenfalls in den westlichen Industrienationen. In Entwicklungsländern ist es anders. Laut Thomas Schmidt vom Thünen-Institut landen dort am Ende aber ähnlich viele Lebensmittel im Abfall: „Allerdings fallen dort die Lebensmittelabfälle vor allem während der Produktion an und während der Verarbeitung beziehungsweise in der Lagerung. Die Lebensmittel in den Haushalten werden entsprechend hoch wertgeschätzt und weniger entsorgt. Bei uns in der Überflussgesellschaft haben wir weniger Verluste in der Produktionskette und die allermeisten Verluste in den privaten Haushalten, wo wir es tatsächlich mit Überfluss zu tun haben."

Dagegen steht eine andere Zahl: Weltweit leiden über 800 Millionen Menschen an Hunger; obwohl diese Zahl in den letzten Jahrzehnten gesunken ist, steige sie gerade wieder, meldet die Welthungerhilfe am 16. Juli 2019: *Im Jahr 2018 gab es laut UN-Angaben weltweit 821,6 Millionen hungernde Menschen. Im Jahr 2017 lag die Zahl noch bei 811 Millionen. Zunehmende Wirtschaftskrisen, Konflikte und Klimawandel sind die Hauptgründe dafür.*

Dieser Hunger hänge ökonomisch mit der Verschwendung in reichen Ländern zusammen, erläutert der Witzenhausener Agrarökonom Ulrich Hamm: „Wenn wir eine sehr hohe Lebensmittelnachfrage haben, dann bedeutet das, dass die Preise auf den Weltmärkten steigen. Wir haben die hohe Nachfrage, weil wir viele Lebensmittel wegschmeißen. Wir können uns die höheren Weltmarktpreise leisten. Aber in ärmeren Ländern Afrikas oder Asiens hat die Bevölkerung große Probleme, diese höheren Preise zu bezahlen. Und das bedeutet auch, dass unsere Lebensmittelverschwendung dazu führt, dass wir in Entwicklungsländern eine noch stärkere Verarmung der ländlichen Bevölkerung haben."

Wie kommt es dazu, dass so viele Menschen in Industriegesellschaften Nahrungsmittel verschwenden? Die wenigsten täten das mutwillig, meint Benedikt Jahnke: „Da wird sicher ein Stück weit noch dieses Sicherheitsgefühl in uns stecken, dass wir immer gern einen vollen Kühlschrank haben, bereit sind für unvorhergesehenen Besuch oder Gelegenheiten, dass wir spontan entscheiden können, aus einem vollen Kühlschrank heraus: Worauf hab ich jetzt Appetit? Bloß dann ist es natürlich so, wenn ich dann auf etwas keinen Appetit habe und es länger im Kühlschrank ist, dann ist es irgendwann doch wirklich reif für die Mülltonne."

Wann ist etwas reif für die Mülltonne? Menschen werfen Lebensmittel weg, wenn sie verdorben sind oder wenn sie nicht mehr schön aussehen. Solche, bei denen das Mindesthaltbarkeitsdatum abgelaufen ist, obwohl das oft nicht bedeutet, dass ein Lebensmittel nicht mehr genießbar ist. Die Menschen wüssten heute vielfach einfach nicht mehr, wie sie ein Lebensmittel prüfen können oder was sie mit einer trockenen Semmel anfangen könnten: Semmelknödel selbst herstellen zum Beispiel oder Semmelbrösel. Es sei auch ein Bildungsproblem, meint der Moraltheologe Michael Rosenberger: „An der Bildung fehlt es aber auch, wenn Menschen gerade auch in den unteren Bildungsschichten gar nicht wissen, wie viel sie für eine fünfköpfige Familie an Menge brauchen und dann eben zu größeren Portionen greifen im Supermarkt und hinterher zu Hause merken: Hoppla, das war ja viel zu viel, soviel können wir gar nicht essen! Und dann wird eben entsprechend weggeworfen."

Jüngere werfen mehr weg als Ältere, meint Thomas Schmidt vom Thünen-Institut, der Braunschweiger Forschungseinrichtung des Bundesministeriums für Ernährung und Landwirtschaft: Weil die Jüngeren in einer Überflussgesellschaft groß geworden seien. Aber er sieht auch ein Problembewusstsein bei jungen Menschen: „Auf der anderen Seite sehen wir natürlich viele Initiativen von jungen Menschen. Nicht nur bei ‚Fridays for Future', sondern eben auch im Bereich der Lebensmittelretter gibt es sehr viele Jugendliche, die sich hier massiv engagieren und aktiv sind."

So wie Caro und Franzi, die aus Müllcontainern von Supermärkten die Lebensmittel wieder herausholen und sich damit strafbar machen. Sie nehmen diese Strafen in Kauf, aus Überzeugung, das Richtige zu tun.

Es gibt sie also, die privaten Initiativen, die der Lebensmittelverschwendung den Kampf angesagt haben.

Mit Anregungen, wie man Lebensmittel noch verwenden kann, statt sie wegzuwerfen, hat die Dänin Selina Juul seit 2008 großen Erfolg: Sie schlägt eine regelmäßige Kühlschrank-Inventur vor. In Fernsehauftritten und Videos gibt sie Tipps, wie man aus den Resten, die man in seinem Kühlschrank findet, etwas kochen kann. Lebensmittel NICHT wegzuschmeißen, sondern sie kreativ zu verwenden, ist in dem 5,8-Millionen-Einwohner-Land Dänemark durch Selina Juul populär geworden. Mit einem messbaren Erfolg, sagt sie:

„Every second Dane has reduced food waste!"[8]
„Jeder zweite Däne wirft weniger Lebensmittel weg!"

Benedikt Jahnke bestätigt diesen Erfolg: „Über die Jahre wurde in Dänemark die Lebensmittelverschwendung um mehr als 25 Prozent gesenkt. Dort ist es so, dass die Bevölkerung einfach ein sehr viel stärkeres Bewusstsein für dieses Thema entwickelt hat. Durch eine – ja, man muss sagen – eine Einzelperson."

8 https://www.youtube.com/watch?v=loYPRj_8K_M

Die Bundesrepublik Deutschland hat mittlerweile eine „Nationale Strategie zur Reduzierung der Lebensmittelverschwendung". Bundesernährungsministerin Julia Klöckner hatte sie vorgelegt, das Bundeskabinett hat sie am 20. Februar 2019 verabschiedet. Thomas Schmidt vom Thünen-Institut in Braunschweig berät die Bundesregierung beim Erreichen dieser Ziele: „Danach soll die Lebensmittelverschwendung im Einzelhandel und im Konsum bis zum Jahr 2030 halbiert werden. Dieses Ziel haben sowohl die EU als auch die deutsche Bundesregierung übernommen."

Wie sieht so eine Strategie aus, die Lebensmittelverschwendung verringern will? In der Politik und der Wissenschaft bedient man sich zum Beispiel der „Foodwaste"-Hierarchie. Man stelle sich eine umgedrehte Pyramide vor, mit der Spitze nach unten. Sie hat fünf Balken.[9] An oberster Stelle der Pyramide steht der größte Balken „Vermeidung": Erst gar keine Lebensmittel wegschmeißen, sondern sie verzehren – nicht zu viele produzieren, nicht zu viele einkaufen, nicht zu viele im Kühlschrank haben.

An zweiter Stelle steht die „Weiterverwendung". Lebensmittel, die man zu viel hat, kann man an andere weitergeben. Etwa an die „Tafeln", die schon in vielen Städten solche Lebensmittelrettungen machen. Sie bekommen Essen vor allem aus Supermärkten und geben sie dann mit ehrenamtlichen Helfern an bedürftige Menschen weiter – gegen wenig Geld oder kostenlos. Dazu zählen aber auch die Lebensmittel, die Bäckereien, Lebensmittelhändler oder Restaurants nicht mehr verkaufen können. Diese bieten sie online an, vor allem über Apps wie „Too good to go".

In den Niederlanden wurde im März 2018 in einem Supermarkt ein Regal mit Produkten aufgestellt,[10] die aus Zutaten hergestellt wurden, die sonst weggeworfen worden wären. Es war ein Teil des Refresh-Projektes der EU, das von der Universität Wageningen begleitet wurde. Das Projekt hatte Erfolg.[11] Solche Regale wurden seitdem in weiteren Supermärkten aufgestellt, auch in Deutschland. Supermärkte selbst haben ein Interesse daran, weniger Lebensmittel wegschmeißen zu müssen, sagt Thomas Schmidt vom Thünen-Institut: „Der Handel selbst hat zunächst natürlich das ökonomische Interesse, Gewinn zu erwirtschaf-

9 https://www.epa.gov/sustainable-management-food/food-recovery-hierarchy; diese Abfall-Hierarchie findet sich zum Beispiel in der EU-Abfall-Richtlinie; sie wird einfach sinngemäß auf Lebensmittel angewendet, auch die US-Umweltbehörde verwendet eine ähnliche Pyramide.

10 https://eu-refresh.org/refresh-pilots-first-surplus-food-shelf-netherlands

11 Dies bestätigte Prof. Toine Timmermans am 4.9.2019.

ten; versucht natürlich, durch Aktivitäten die Kunden auch zu animieren, mal zweite Wahl einzukaufen. Andere Ideen sind, dass man Gemüse und Obst weiterverarbeitet und in einer Art Salatbuffet weitervermarktet. Es gibt also viele Ansätze, auch seitens des Handels, hier weiter an der Reduzierung zu arbeiten."

In Frankreich oder der Tschechischen Republik ist es Supermärkten mittlerweile sogar gesetzlich verboten, Lebensmittel wegzuwerfen: Sie sind also gezwungen, unverkäufliche Ware weiterzuverschenken oder anders zu verwenden.

Thomas Schmidt sieht so ein gesetzliches Verbot skeptisch: „Dass der Lebensmitteleinzelhandel nicht entsorgen darf, führt natürlich auch dazu, dass man die gesamten Mengen, die übrig bleiben, dann den Tafeln aufdrängt, und wir wissen heute noch nicht, wie sich dies auswirkt, ob die Tafeln dann auch hundert Prozent der aufgenommenen Waren weitergeben können oder wie die Verlustrate sich dann dort entwickelt. Das müssen weitere Erfahrungen zeigen."

An dritter Stelle in der Pyramide zur Vermeidung von Lebensmittelverschwendung werden die Lebensmittel, die immer noch anfallen, als Tierfutter verwendet. Allerdings gelten dafür innerhalb der EU strenge Vorschriften,[12] sie dürfen nicht verunreinigt oder verdorben sein, und nicht alle Lebensmittel dürfen einfach zu Tierfutter umdeklariert werden.

Mit Lebensmittelresten werden zum Beispiel Larven der Schwarzen Soldatenfliege[13] gefüttert, die täglich das Doppelte ihres eigenen Körpergewichts fressen. Die gezüchteten Larven werden anschließend als gesundes, protein- und fettreiches Futter unter anderem in der Tiermast eingesetzt.

An vierter Stelle der Vermeidungs-Pyramide werden Lebensmittel, die sich für Mensch und Tier nicht mehr zum Verzehr eignen, entweder kompostiert oder dafür verwendet, erneuerbare Energien zu erzeugen. In Deutschland gibt es zum Beispiel mehrere Biogasanlagen, in denen so Energie gewonnen wird. Aus vergärenden Speiseresten entsteht Methangas; dieses wird verbrannt und liefert so Strom und Wärme.

Erst an fünfter und letzter Stelle steht dann die Beseitigung auf der Müllhalde – das Ziel ist, dass hier, am Ende der umgedrehten Pyramide, möglichst wenig an nicht mehr brauchbaren Lebensmitteln übrig ist.

---

12 https://eur-lex.europa.eu/legal-content/DE/TXT/PDF/?uri=CELEX:52018XC0416(01)&from=EN

13 https://www.wiwo.de/technologie/green/lebensmittel-recycling-insekten-verwandeln-abfall-in-tierfutter/13553024.html

Lebensmittelverschwendung zu vermeiden, Abfallmengen zu minimieren, das hat sehr viel mit Wertschätzung zu tun. Wertschätzung dessen, womit wir uns ernähren, was wir essen und trinken.

Und die, die versuchen, Lebensmittel vor dem Wegwerfen zu bewahren, wie die jungen Menschen, die illegal aus Containern von Supermärkten noch genießbare Lebensmittel herausholen, sind sie verrückte Außenseiter? Professor Ulrich Hamm von der Uni Kassel-Witzenhausen sagt dazu: „Im Studentenwohnheim gibt es Kühlschränke, in denen containerte Waren drin sind, an denen sich eben mehrere Leute bedienen können, in manchen Wohngemeinschaften. Zudem stellen wir immer wieder fest, dass Studenten, die containern und diese Lebensmittel dann verteilen, eine sehr hohe Wertschätzung haben bei den Mitstudierenden. Also, das kommt auch noch mit dazu, dass die soziale Anerkennung sehr groß ist."

Auch in den Religionen ist das Essen etwas hoch zu Schätzendes, ja Heiliges. In den christlichen Kirchen gilt es als eine der wichtigsten Botschaften, nämlich, dass es keine Selbstverständlichkeit ist, dass wir genug zu essen und zu trinken haben, meint Michael Rosenberger: „Ganz konkret auf das Beispiel Lebensmittelverschwendung angewandt: Der Erntedanksonntag ist bis heute in Deutschland, nach Ostern und Weihnachten, der bestbesuchte Gottesdienst des ganzen Jahres."

Literatur

„FAO ruft dazu auf, weniger Lebensmittel zu verschwenden". Verfügbar unter http://www.fao.org/fileadmin/user_upload/newsroom/docs/FAO%20ruft%20dazu%20auf%20weniger%20Lebensmittel%20zu%20verschwenden.pdf (zuletzt aufgerufen am 29.11.2019)

CHRISTOPH SCHEFFER

Essen und Zeit – Die neue Volksküche

Ein Hinterhof in der Nähe des Frankfurter Hauptbahnhofs. Von der belebten Straße aus ist nicht zu erkennen, dass sich hier – wie immer am Freitagabend – Menschen zum gemeinsamen Essen treffen. Und doch ist die „Freitagsküche" eine Institution in Frankfurt. Ein eher kahler Raum im Hinterhaus, schlichte Stühle und Tische, nur die weißen Tischtücher und frische Blumen in kleinen Vasen erinnern an ein Restaurant. An langen Tischen sitzen Gruppen, die meisten Gäste hier sind um die 30. Angeregte und fröhliche Gespräche übertönen die Musik aus den Lautsprechern. Sie haben ganz unterschiedliche Gründe, hier zusammenzukommen:

> *Wir feiern Abschied, Abschied auf Zeit, weil unsere Freundin Barbara für ein paar Monate nach Jordanien geht.*

> *Das ist optimal hier. Hier ist man immer unter Leuten. Jeder bekommt sehr gutes Essen. Immer mehrere Gänge, sehr gut ausgesucht, sehr liebevoll zubereitet.*

> *Es ist sehr familiär, dass man mit irgendjemand am Tisch sitzt.*

> *Alle bekommen gleichzeitig ihr Essen, das ist wie zuhause oder in der WG.*

Die Köche wechseln häufig, das gehört zum Konzept in der „Freitagsküche". Heute steht Sina Zils am Herd, er hat ein Vier-Gänge-Menu vorbereitet: „Wildkräutersalat mit geräucherter Entenbrust, Walnussvinaigrette und gerösteten Pinienkernen. Dann haben wir als Zwischengang Selleriecremesuppe mit Sauerampfer und Rauchmandeln. Als Hauptgang servieren wir gefüllte Perlhuhnbrust mit Lauch, Rosinen, Pinienkernen in Weißwein geschmort. Dazu gibt es getrüffeltes Kartoffelpüree in Crêpe mit Blattspinat. Und zum Dessert klassisch eine Tarte au Citron mit Vanilleeis und Himbeersorbet. Es wird sehr französisch heute Abend."

Gegessen wird, was auf den Tisch kommt. Eine Wahlmöglichkeit gibt es nur bei den vegetarischen Varianten der einzelnen Gänge.

Es ist eine gute Gelegenheit sich zu unterhalten, man sieht sich ja sonst nicht in so einem großen Kreis.

Zu meinem Geburtstag gibt es auch immer Essen, das ist mir sehr wichtig.

Es ist mal was anderes als eine ganz normale Party.

Zusammenzusitzen ist immer schön, mit Freunden da sein, gutes Essen genießen – das ist Lebensqualität.

In unserem Alter, als Mittdreißiger, da trifft man sich zum Essen, das sind so die Freuden, die man langsam zu schätzen lernt. Man schätzt die Gespräche und die Gesellschaft und Unterhaltung. Früher hätten wir uns wohl eher mit Wodka abgeschossen.

Miteinander zu essen, ist ein kultureller Akt. Das ist doch das Entscheidende, wenn man sich verstehen will, oder? Insofern ist es etwas Besonderes, weil man nicht jeden Tag beieinander sein kann.

Die „Freitagsküche" wurde 2004 gegründet und war ursprünglich ein Projekt von Künstlern, die an der Städelschule in Frankfurt studierten. Dort wurde das gemeinsame Kochen und Essen auch als Möglichkeit gesehen, über die Produktion von Kunst hinaus miteinander ins Gespräch zu kommen. Immer wieder freitags wurden daher Künstler als Gast-Köche eingeladen. Thomas Friemel, einer der Mitgründer der Freitagsküche beschreibt, wie alles angefangen hat: „Wir haben uns früher mit den Gastköchen getroffen und dann den ganzen Tag miteinander verbracht, teilweise erst an dem Tag entschieden, was es am Abend tatsächlich gibt. Wir sind dann einkaufen gegangen, haben Mittag gegessen, und dann wurde das Essen für den Abend produziert. Und selten waren wir pünktlich fertig. Das hatte auch einen großen sozialen Aspekt. Man hat Leute kennengelernt, sich den ganzen Tag unterhalten – da war das Essen-Produzieren ein gutes Vehikel, um jemanden ungezwungen kennenzulernen, den man gar nicht so gut kannte."

Bis heute steht dieser soziale Aspekt im Vordergrund, auch wenn sich die „Freitagsküche" längst professionalisiert hat und inzwischen auch einen täglichen Mittagstisch für Angestellte der Banken und Büros in der Umgebung anbietet. Dass die Gäste sich selbst bedienen, gehöre zum Konzept, sagt Thomas Friemel: „Es ist ein anderes Raumgefühl, wenn man hier nicht reingeht, sich hinsetzt und dann das nächste Mal aufsteht vielleicht zum Toilettengang oder um das Restaurant wieder zu verlassen. Sondern man muss sich auch ein bisschen im Raum bewegen. Das war für uns immer sehr wichtig, dass wir nicht versuchen, ein Restaurant zu sein. Und das blitzt bis heute manchmal durch, dass wir versuchen, nicht alles so ernst zu nehmen und allzu gastronomisch zu denken."

Fast von Anfang an ist der Künstler und Musiker Andreas Diefenbach bei der „Freitagsküche" dabei. Er hat für den heutigen Abend den Nachtisch gemacht, die Tarte au Citron: „Es klingt anspruchsvoll, schmeckt lecker und ist ziemlich einfach. Ich habe einen Mürbeteig gemacht, habe den ausgerollt. Dann wird die Zitronencreme separat angerührt, ein bisschen runter gekühlt und aufgestrichen. Danach wird das Ganze nochmal zwei, drei Stunden gekühlt im Kühlschrank."

Nicht nur das Dessert, auch die großformatigen Bilder an der Wand stammen von Andreas Diefenbach. „Hybrider Pop" – so nennt er seine Werke. Am Computer entstehen Collagen, die er auf große Leinwände druckt und dann mit leuchtender Farbe übermalt.

Ist Kochen Kunst? Über diese Frage haben die Gründungsmitglieder der „Freitagsküche" viel diskutiert. Andreas Diefenbach hat darauf eine einfache Antwort: „Für mich gehört das alles zusammen, dieser Transformationsprozess, der beim Musikmachen anders stattfindet, der aber beim Kochen oder bei mir jetzt als Maler schon ziemlich ähnlich ist. Also man kennt seine Zutaten und weiß damit umzugehen und kann das erweitern."

Bis heute bietet die „Freitagsküche" brotlosen Künstlerinnen und Künstlern eine Erwerbsarbeit. Der Restaurantbetrieb finanziert einen Teil der Miete für das Hinterhaus, in dem sich auch Ateliers befinden.

Für Mitbegründer Thomas Friemel ist das gemeinsame Essen das ideale Medium, um Gespräche über Kunst möglich zu machen. Der frühere Theater-Mann Friemel hat das an mehreren Bühnen erfolgreich ausprobiert. Und so ist die „Freitagsküche" heute immer wieder zu Gast bei großen Theaterfestivals, berichtet Thomas Friemel: „Als Zuschauer kam man dann an den Ort des Publikumsgesprächs, hat sich da an einen Tisch gesetzt, und dort wartete dann schon ein Beteiligter der Produktion – ein Musiker, der Bühnenbildner, Regisseur, Schauspieler, Sänger, der Intendant auch mal – auf einen. Und man kam über das Miteinander-Essen auf Augenhöhe ins Gespräch über das, was eben vorher dargeboten wurde. Der große Trick dabei ist, dass das Essen so eine Art Icebreaker zwischen den Künstlern und den Zuschauern ist."

Der Autor Leander Steinkopf befasst sich in seiner Anthologie „Kein schöner Land – Angriff der Acht auf die deutsche Gegenwart" mit den Verhältnissen in Deutschland. Der Psychologe und Essayist beschreibt darin den Zustand deutscher Esskultur:

Die anderen haben die Kochkunst, wir haben die Ernährungswissenschaft. Doch was ist, wenn all diese Forschungsergebnisse im deutschen Raum nicht gelten? Wo-

möglich ist es gar nicht das Olivenöl, das den Kreislauf schützt, sondern das ausgiebige Mittagessen, gesellig und gemütlich, das eine Insel der Ruhe schafft in der tagtäglichen Hatz. Vielleicht sind es nicht die Phenole im Rotwein, die den Infarkt verhindern, sondern das soziale Drumherum, die Familie und die Freunde, mit denen man ihn trinkt. Vielleicht ist es nicht das Koffein im Kaffee, das vor Alzheimer schützt, sondern die paar Minuten Muße, der Auslauf für die Gedanken, der sie vor Trägheit bewahrt. Dann ist natürlich alle Wirkung dahin, wenn man den Salat mit Olivenöl vorm Computerbildschirm isst, den Rotwein auf der Couch zum Tatort trinkt, den Kaffee im Laufschritt aus dem Becher schlurft zwischen zwei Terminen. Es braucht dann kein Superfood, sondern Respekt vor der eigenen Menschlichkeit. Es ist ein Mangel an Selbstachtung, den eigenen Bedürfnissen keine Aufmerksamkeit zu schenken.

Tatsächlich gib es das gesellige und gemütliche Mittagessen als Insel der Ruhe immer seltener. Nur noch 42 Prozent der gesamten Bevölkerung in Deutschland essen mittags zu Hause. Zehn Jahre zuvor waren es noch 54 Prozent, das ergab eine Umfrage des Instituts Allensbach im Auftrag der Firma Nestlé im Frühjahr 2019. Ein Drittel der Befragten isst einfach dann, „wenn sie gerade Zeit oder Hunger haben", so die Studie. Dennoch gibt es offenbar eine Sehnsucht nach gemeinsamen Mahlzeiten in der Familie. Diese haben für 77 Prozent der Bevölkerung eine „hohe Bedeutung", in Familien mit Kindern sogar für 95 Prozent.

Warum legen Menschen so viel Wert auf gemeinsames Essen in der sozialen Gruppe? Und welche Rolle spielt es tatsächlich in Familien, aber auch in Heimen, Kitas und Schulen? Dazu forscht die Pädagogik-Professorin Lotte Rose und stellt fest: Für die gemeinsame Nahrungsaufnahme gibt es seit jeher strenge Regeln: „Unsere Ernährung ist der konfliktträchtigste Trieb des Menschen. Das Essen, das ich mal zu mir genommen habe, kann kein anderer mehr zu sich nehmen. Das ist bei allen anderen Trieben anders: Wenn ich müde bin und lege mich in die Ecke und schlafe, dann nehme ich Ihnen nicht Ihre Schlafmöglichkeit weg. Damit ist Essen für eine soziale Gruppe hochgradig brisant, gefährlich, weil es Konkurrenzen untereinander schürt, die die Gruppe zersprengen können. Darum muss die Gruppe viel Aufwand treiben, um diese innenwohnende Konkurrenz irgendwie aufzufangen. Die historische Forschung kann auch nachweisen, dass die gesellschaftlichen Regelwerke ums Essen immer sehr viel diffiziler und strenger gewesen sind als zum Beispiel die zur Sexualität."

Lotte Rose ist Professorin für Pädagogik der Kinder- und Jugendarbeit an der Frankfurt University of Applied Sciences. Je mehr Kinder und Jugendliche in Kitas und Schulen zu Mittag essen, desto wichtiger wird es für die pädagogische Arbeit, auch die überlieferten Regeln des gemeinsamen Essens zu verstehen. In den Familien bestimmen traditionell die Eltern über den Zugang zum Essen, sagt Lotte Rose: „Erstmal ist die Essensbevorratung Elternsache und Eltern haben bei aller Liberalisierung weiter die Kontrolle darüber, sie bestimmen, was eingekauft wird, in welchen Mengen und wer wann wie davon essen darf. Ein anderes Beispiel ist der gemeinsame Mahlzeitenbeginn, also dass nicht ein Teil der Familiengruppe sich schon die Bäuche vollgeschlagen hat an den Schüsseln auf dem Tisch und der Rest der Familie sitzt da und guckt ins Leere. Das sind zum Beispiel so Reste, wo quasi die Familiengruppe über Macht, über Generationenmacht sicherstellt, dass die Familie immer ausreichend Essen hat, wenn dann die Mahlzeit stattfindet."

Je weniger Eltern und Kinder tagsüber zu Hause sind, desto schwieriger wird es mit dem gemeinsamen Essen. Ein Frühstück gemeinsam mit anderen kennt laut Allensbach-Studie nur noch gut ein Drittel der Befragten. Allerdings hätten die meisten Menschen gern mehr Zeit für gemeinsames Essen, weiß Lotte Rose: „Es findet seltener statt, aber alle Familien sind darum bemüht, zu irgendwelchen Tageszeiten das gemeinsame Mahl zu retten, zu konservieren gegen alle Widrigkeiten, die das heute für Familien bedeutet. Die ganz schlichte Frage ist: Zu welchem Zeitpunkt geht das eigentlich noch? Aber dennoch gibt es diese Symbolik des Gemeinsamen, der Verbundenheit, die über das Mahl inszeniert, hergestellt wird. Und das ist wahrscheinlich auch der Grund, warum alle Familien versuchen, das zu retten."

Als „Kommunikationsinseln und wichtige Momente, sich miteinander auszutauschen" sehen 87 Prozent der Befragten die gemeinsamen Mahlzeiten. Doch Lotte Rose warnt vor einer Romantisierung. Gerade in der Familie sei der gemeinsame Esstisch auch ein Ort der Macht, das Gespräch bei Tisch eine „Arena der Interessen". Hier werden die Beziehungen innerhalb der sozialen Gruppe oder der Familie geordnet und gefestigt: „Es gibt auch ganz furchtbare Gesprächssituationen am Tisch. Daran haben wir alle Erinnerungen, wie schrecklich das manchmal aus der Kinderperspektive gewesen ist. Wenn man ausgefragt wurde zum Tagesgeschehen oder, noch besser, zur Schule. Das hat dann richtig Spaß gemacht. Es ist eine Kunst, eine Konversation am Tisch herzustellen, die allen Spaß macht. Es gibt viele Schrecklichkeiten: Ich finde kein Thema, es herrscht Schweigen am Tisch oder es wird am Tisch doziert. Aber allein die Tatsache, dass man zusammenkommt, ist natürlich die Chance, miteinander zu kommunizieren."

Eine „Arena der Interessen" ist das gemeinsame Essen auch in der Arbeitswelt. Wer geht mit wem in die Kantine? Wer kommt dabei zu Wort? Über wen und über was wird dabei gesprochen? Das sind heikle Fragen. Wer ganz besonders wichtige Dinge zu klären hat, lädt zu einem Geschäftsessen ein, bei dem das Aushandeln von Interessen den Genuss der Speisen schnell in den Hintergrund drängt. Und selbst beim Treffen mit guten Freunden hat das gemeinsame Essen oft nicht den gewünschten verbindenden Effekt. Pädagogik-Professorin Lotte Rose kennt Beispiele, wie sehr ein solches Essen schiefgehen kann: „Die Einladung von Freunden, auch das kann danebengehen. Ich kann z.B. das Falsche kochen. Das ist vielleicht auch ein Grund dafür, dass solche Essenseinladungen zunehmend gemieden werden, also dass ich lieber in einen kommerziellen Ort einlade, bei dem dann die Verantwortung für die Speise jemand anderes hat und wo Wahlmöglichkeiten bestehen. Es kann viel daneben gehen, weil es ja voraussetzt: Die Grundlage des gemeinsamen Mahls ist die gemeinsame Speise, und in einer hochindividualisierten Gesellschaft wird das immer schwieriger mit der gemeinsamen Speise. Wo wir von Kindesbeinen an darin bestärkt werden, auch beim Geschmack Individualität und Einzigartigkeit zu beweisen, ist es eine Herausforderung, wenn jetzt alle das gleiche Essen schön finden sollen."

Mit der Bedeutung des gemeinsamen Essens befasst sich auch Leander Steinkopf in seinem Essay:

> *Essen ist auch ein soziales Bedürfnis, und tatsachlich haben die dafür vorgesehenen Institutionen ja einmal existiert. Doch der Stammtisch und das Kaffeekränzchen, diese Versammlungen und Verlangsamungen sind fast verschwunden, ihr Muff ist hinweggefegt, eingetauscht gegen ein flott gelogenes „Lass uns bald was machen" im Vorbeigehen und den Selbstbetrug des „noch schnell eine Kleinigkeit essen" in einem unbewusst durchhetzten Tag.*

Dass sich viele Menschen keine Zeit mehr nehmen oder nehmen können, um bewusst einzukaufen, gemeinsam zu kochen und zu essen, beklagt auch der Agrar-Ökonom Benjamin Bodirksy: „Wir gehen auswärts essen, es lohnt sich nicht so richtig zu kochen. Gleichzeitig arbeiten wir mehr und wir haben mehr Freizeit-Stress. Das heißt wir haben ganz viele Alternativen zu der Möglichkeit zu kochen. Wir gehen vielleicht stattdessen lieber ins Kino und ins Fitnessstudio, treffen uns mit Freunden und haben außerdem noch eine wichtige Netflix-Serie, die wir noch fertig gucken müssen. Und dann ist plötzlich keine Zeit mehr da fürs Kochen."

Benjamin Bodirksy arbeitet am Potsdam-Institut für Klimafolgenforschung. Er untersucht, wie sich die Produktion von Nahrungsmitteln auf das Klima auswirkt. Es wird geschätzt, dass Landwirtschaft und veränderte Landnutzung –

zum Beispiel die Abholzung von Regenwäldern – für 20 bis 25 Prozent der klimaschädlichen Emissionen verantwortlich sind. Ein wesentlicher Faktor dabei sei der viel zu hohe Fleischkonsum, sagt Benjamin Bodirsky: „Das liegt daran, dass die Tiere für eine Kalorie in Form von Fleisch, Milch oder Eiern, die wir essen können, eine Vielzahl von pflanzlichen Kalorien als Futtermittel brauchen, die dann von dem Tier nicht vollständig verwertet werden. Das heißt, beim Hühnchen sind wir beim Faktor 1 : 3, bei Schweinen 1 : 5 bis 1 : 8 und bei Wiederkäuern wie Rindern beim Faktor 1 : 10 bis 1 : 100. Und das sorgt dafür, dass wir, wenn wir von tierischen auf pflanzliche Kalorien umstiegen, viel weniger Anbaufläche brauchten, viel weniger Stickstoffdünger-Einsatz, viel weniger Entwaldung und so weiter."

Weil Fleisch früher teuer und schwer zu bekommen war, gilt es vielen Menschen bis heute als Luxusprodukt, von dem man sich nicht verabschieden möchte. Außerdem sei es relativ einfach und schnell zuzubereiten, benennt Benjamin Bodirsky einen weiteren Faktor für die Beliebtheit von Fleischgerichten: „Man kann nicht so viel falsch machen, man muss das in die Pfanne hauen und wenden und dann schmeckt das schon halbwegs gut. Das ist bei vielen Gemüsen tatsächlich viel komplizierter. Da muss man sich ein bisschen auskennen, da muss man ein bisschen Kocherfahrung haben, um zu wissen, welche sich gut kombinieren lassen und wie man die gut zubereitet."

Neben dem zu hohen Fleischkonsum sind vor allem das Wegwerfen von Lebensmitteln und der Transport mit dem Flugzeug eine Belastung für das Klima. Es gibt also einiges zu beachten, wenn man sich klimabewusst, gesund und vielfältig ernähren möchte. Und man braucht Zeit – zum Einkaufen, zum Experimentieren am Herd, zum Genießen. In Gemeinschaft macht das viel mehr Spaß, weiß Benjamin Bodirsky, der selbst zusammen mit seiner Freundin und seinen Mitbewohnern leidenschaftlich gerne kocht: „Man unterhält sich dabei: Wie war der Tag, was ist heute gelaufen? Und man unterhält sich auch oft über das Essen. Am Wochenende waren wir Pilze sammeln und dann ist es natürlich eine Begeisterung, die Pilze zu analysieren und zu schauen, wo kommt der her und kann man den essen oder nicht?"

Sich gemeinsam mit der Herkunft und der Klimabilanz von Nahrungsmitteln, mit dem Einkaufen und dem Kochen zu beschäftigen, das sollte man eigentlich schon in der Schule lernen, fordert Benjamin Bodirsky. Auch Lotte Rose, Pädagogik- Professorin an der Frankfurt University of Applied Sciences, unterstützt solche Konzepte. So könnte die Vorbereitung des Essens in der Schulkantine auch Teil des Unterrichts sein, sagt Lotte Rose: „Ganz viele Bildungsaufträge der Schule könnten da ja integriert werden. Also wie rechne ich ein Rezept für vier Personen auf eine Schulklassengröße um? Was passiert eigentlich chemisch beim Kochen? Wie wollen wir die Mahlzeit ästhetisch gestalten? Da wäre ich bei Kunst. Bei der Gartenarbeit bin ich bei Mobilitätsanforderungen, da kann ich mir manchen Sportunterricht vielleicht sparen. Das lässt sich endlos fortführen, aber es ist sofort klar: Das setzt ein völlig anderes Bildungs- und Schulkonzept voraus. Solange wir weiterhin im Fächerkanon denken und in 45-Minuten-Takten und zwischen Bildungs- und Versorgungsaufgaben trennen, haut das nicht hin."

Nicht nur die Unterrichtszeit in der Schule wird zerstückelt in kleine Häppchen. Auch bei der Nahrungsaufnahme in den Schulkantinen wird die soziale Komponente des gemeinsamen Essens oft zerschlagen. Wo keine Schüsseln auf den gemeinsamen Tisch kommen, wo jeder für sich allein sein Tablett mit Essen abholt und sich dann einen Essplatz sucht, ist das gemeinsame Erleben der Mahlzeit nicht mehr möglich, sagt die Frankfurter Pädagogin Lotte Rose: „Von daher könnte man jetzt ketzerisch sagen, dass dieses Kantinenmodell den kommerziellen Lebensmittelkonsumenten vorbereitet. Die sozialen Relikte des kollektiven Mahls sind dabei verschwunden und so bereitet Schule etwas vor, was sie gleichzeitig beklagt. Denn überall wird über die Vereinzelung beim Essen und die Probleme, die damit verbunden sind, gejammert."

Auch in den Familien geht das Wissen über Essen und seine Zubereitung immer mehr verloren, sagt der Potsdamer Agrar-Ökonom Benjamin Bodirsky: „Inzwischen gibt es eine viel größere Einbindung der Frauen in den Arbeitsmarkt, was natürlich sehr positiv ist. Auf der anderen Seite war es früher so, dass es eine Person im Haushalt gab, die sich ums Kochen gekümmert und die dort auch sehr viel Erfahrung gesammelt hat. Und die gibt es heute oft nicht mehr, wenn beide Partner berufstätig sind. Dann wird tendenziell mehr auf Fertiggerichte umgeschwenkt und Fertiggerichte sind wiederum oft reich an tierischen Produkten und auch ansonsten eher ziemlich ungesund."

Sich Zeit nehmen für das Kochen und Essen in Gemeinschaft – die Vision einer neuen Volksküche verlangt nicht zuletzt andere Arbeitszeitmodelle. Teilzeit für alle – das wäre ein wichtiger Schritt. In Zeiten des demografischen Wandels müssen sich neue Gemeinschaften finden, in denen das gemeinsame Mahl wieder möglich wird, meint der Agrar-Ökonom Benjamin Bodirsky: „Es wird immer mehr dazu kommen, dass Leute alleine wohnen, gerade ältere Personen. Und dann sollten wir uns überlegen: Gibt es neue Gemeinschaften, die es denen ermöglichen, mit Nachbarn, mit anderen Leuten aus ihrem Kiez in Kontakt zu treten und gemeinsam zu kochen? Ich wünsche mir eigentlich, dass verschiedene Sachen mal ausprobiert werden, um zu sehen, was gut funktioniert, ob solche

Nachbarschaftsprojekte zum Beispiel funktionieren könnten. Das ist tatsächlich etwas, das die Gesellschaft erproben und experimentieren sollte.“

Sozial, gesund und ohne Schaden für Klima und Umwelt, diese Anforderungen an unsere tägliche Ernährung sind wichtig. Doch die Lust am Essen und am Genuss darf dabei nicht verloren gehen. Der Psychologe Leander Steinkopf plädiert in seinem Buch auch für den einen oder anderen unvernünftigen Genuss-Moment:

> *Manchmal kommen den verbohrtesten Weltwohltätern Zweifel. Die Ideologen der besseren Viertel, wach vom Herkunftskaffee, aber müde von ihrer Doppelmoral und Verlogenheit, sehnen sich in schwachen Momenten nach einem sogenannten „ehrlichen Schnitzel“. Sie sehnen sich nach einer Auszeit von der klinischen Reinheit ihrer Existenz, sie wollen ein Schnitzel, an dem all die schmutzigen Kompromisse des Lebens kleben, die man machen muss, wenn man sich nicht aus dem Alltag in die Besserwisserei zurückzieht. Dann lechzen sie nach einem Jägerschnitzel alter Machart und ordern auch ein Bitburger dazu, ein Veltins oder Radeberger. Sie nehmen einen Schluck und sehen plötzlich klar: Das Jägerschnitzel ist die Utopie.*

Literatur

STEINKOPF, Leander (2019): „Die Welt in Grund und Boden genießen.“ In: Kein schöner Land – Angriff der Acht auf die deutsche Gegenwart. München: Verlag C.H. Beck.

Herausgeber*innen und Autor*innen

ANNE BAIER ist Diplom-Pädagogin sowie Hörfunk-Reporterin und Redakteurin hr-iNFO-Politik mit dem Schwerpunkt gesellschaftspolitische Entwicklungen.

STEFAN BÜCHELER ist Reporter bei hr-iNFO. Seine Schwerpunkte sind Gesellschaft, Umwelt und Kultur.

REBEKKA DIECKMANN ist freie Journalistin. Sie arbeitet als Radio- und Onlinereporterin für den hr.

PROF. DR. GUNTER ECKERT, Lebensmittelchemiker und Fachpharmakologe, Professur für Ernährung in Prävention und Therapie am Institut für Ernährungswissenschaft der Justus-Liebig-Universität Gießen. Er forscht zum Zusammenhang von Ernährung und altersbedingten Erkrankungen und begleitet das hr-iNFO Funkkolleg Ernährung als wissenschaftlicher Beirat.

FRANK ECKHARDT ist Wissenschaftsjournalist und Hörfunkautor mit dem Schwerpunkt Gesundheit und Ernährung.

STEFAN EHLERT ist Historiker und Journalist. Er berichtet als freier Mitarbeiter für den Hessischen Rundfunk, seine Schwerpunkte sind Klima, Nachhaltigkeit und Konflikte.

DR. SANDRA HABICHT, Ernährungswissenschaftlerin am Institut für Ernährungswissenschaft der Justus-Liebig-Universität Gießen. Sie forscht zu Diabetes Mellitus und begleitet das hr-iNFO Funkkolleg Ernährung wissenschaftlich.

STEPHAN MARCUS HÜBNER ist Diplom-Biologe. Als Redakteur für Bildung und Wissenschaft bearbeitet er für hr-iNFO naturwissenschaftliche Themen.

JULIA HUMMELSIEP ist Sozialwissenschaftlerin. Als Redakteurin und Reporterin berichtet sie für den Hörfunk des Hessischen Rundfunks und der ARD über Politik- und Wirtschaftsthemen.

SAMUEL JACKISCH berichtet für die Radio-Programme der ARD aus Brüssel.

CHRISTOPH KÄPPELER ist Germanist und Politikwissenschaftler. Er arbeitet als hr-iNFO-Politikredakteur.

JUDITH KÖSTERS, Redakteurin für Bildung und Wissenschaft beim Hessischen Rundfunk, mit den Schwerpunkten Wirtschaft- und Politik. Sie leitet das hr-iNFO Funkkolleg Ernährung.

HEIKE LIESSMANN, Germanistin und Historikerin, ist Redakteurin für Bildung und Wissenschaft beim Hessischen Rundfunk, mit den Schwerpunkten Politik, Geschichte und Zukunftstechnologien.

JULIANE ORTH ist Sozialwissenschaftlerin. Sie arbeitet als Autorin und Redakteurin für hr-iNFO.

STEPHANIE PÜTZ arbeitet als Redakteurin und Autorin für den Hessischen Rundfunk, vor allem für hr-iNFO. Dabei sind besonders Gesundheits- und Medizinthemen in ihrem Fokus.

DAGMAR RÖHRLICH ist Geologin und arbeitet als Wissenschaftsjournalistin für die ARD und den Deutschlandfunk.

CHRISTOPH SCHEFFER ist Psychologe und Kulturredakteur bei hr-iNFO. Als Korrespondent berichtete er aus Prag und Wiesbaden.

CHRISTOPH SCHELD ist Politologe und Redakteur bei hr-iNFO, wo er unter anderem für den Bereich Landwirtschaft zuständig ist.

SABINE SCHÜTZE ist Ernährungsberaterin. Sie arbeitet als Redakteurin und Expertin in der Fachredaktion „Umwelt und Ernährung" des SWR.

ANTJE SIEB ist Wissenschaftsjournalistin und Ernährungswissenschaftlerin und arbeitet für unterschiedliche Radiosender.

CORINNA TERTEL ist Hörfunk-Journalistin beim Hessischen Rundfunk.

CHRISTINE WERNER ist Autorin und Redakteurin für verschiedene ARD-Sender, schreibt und produziert regelmäßig Features zu Wissenschaftsthemen.

CHRISTINE WESTERHAUS ist Biologin. Sie arbeitet als freie Wissenschaftsjournalistin und berichtet aus Schweden für den Deutschlandfunk und verschiedene ARD-Sender.

KATRIN ZÖFEL ist Biologin, Wissenschaftsjournalistin und Redakteurin beim Schweizer Rundfunk SRF 2 Kultur.